T0282862

clave

La doctora **Amy Myers** es una de las líderes indiscutibles de la medicina funcional. Ha ayudado a cientos de miles de personas en todo el mundo a recuperarse de enfermedades crónicas a través de su programa enfocado en la dieta, el método Myers. Ha participado en el programa *Doctor Oz Show*, y colaborado en publicaciones como *The Huffington Post*, *The New York Times*, *Women's Health*, *Yahoo Health*, *Prevention Magazine*, *Everyday Health*, *The New York Post* y muchos más. La doctora Myers ha dedicado su carrera a tratar problemas autoinmunes y enfermedades tiroideas porque ella misma es una paciente de la enfermedad de Graves. Su primer libro, *La solución autoinmune*, es un bestseller del *The New York Times*.

Búscala en www.AmyMyersMD.com

Síguela en Facebook, Twitter, Instagram y Pinterest como @AmyMyersMD

La clave está en la tiroides

Adiós al cansancio, la neblina mental y el sobrepeso... para siempre

DRA. AMY MYERS

Traducción de
María Laura Paz Abasolo

DEBOLS!LLO

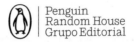

La clave está en la tiroides
Adiós al cansancio, la neblina mental y el sobrepeso… para siempre

Título original: *The Thyroid Connection:*
Why You Feel Tired, Brain-Fogged, and Overweight—
and How to Get Your Life Back

Publicado bajo acuerdo con Little, Brown and Company, Nueva York, Nueva York,
Estados Unidos. Todos los derechos reservados.

Primera edición en Debolsillo: septiembre, 2022
Primera reimpresión: abril, 2023

D. R. © 2016, Amy Myers

D. R. © 2023, derechos de edición mundiales en lengua castellana:
Penguin Random House Grupo Editorial, S. A. de C. V.
Blvd. Miguel de Cervantes Saavedra núm. 301, 1er piso,
colonia Granada, alcaldía Miguel Hidalgo, C. P. 11520,
Ciudad de México

penguinlibros.com

D.R. © 2017, María Laura Paz Abasolo, por la traducción
D. R. 2016, Ali Fine, por los diagramas de interiores
Diseño de portada: Penguin Random House / Paola García Moreno
Imagen de portada: © iStock by Getty Images

ISBN: 978-607-381-870-4

Dedicado a quienes nos ha fallado la medicina convencional

Índice

PRIMERA PARTE
La nueva epidemia tiroidea

SEGUNDA PARTE
Comprende tu tiroides

TERCERA PARTE
Trabajar con tu médico

Introducción

Hola.

Puede que estés leyendo este libro porque crees tener un problema tiroideo o porque *sabes* que lo tienes. De cualquier forma, probablemente tienes la sensación de que tu médico está pasando algo por alto porque insiste en que estás bien, mientras *tú* sabes que "bien" es lo que menos estás.

Quizá has subido de peso, aun cuando te apegas fielmente a tu dieta. Quizá comes y haces ejercicio de la misma forma que siempre —bien, mal o sin prestarle mucha atención—, pero solías tener un peso estable y ahora los kilos se están acumulando.

Tal vez tu problema es el opuesto: tu peso está cayendo rápidamente, aunque comes más de lo usual y sigues con hambre incluso después de terminar una comida sustanciosa. Quizá lidies con un corazón acelerado o con palpitaciones repentinas. Puede ser que estés en un estado crónico de alerta, con una ligera ansiedad que te mantiene al límite constantemente.

Es probable que tengas demasiados achaques y sólo estés en tus 20, o quizá tengas 60, pero *sabes* que tu cerebro debería trabajar mejor. Tal vez te sientes cansado todo el tiempo, apático o deprimido. Es posible que tus hormonas estén brincando por todas partes; que no puedas embarazarte, aunque lo hayas estado intentando durante un tiempo, o que tu libido esté desaparecida. Tal vez tengas otro molesto síntoma: indigestión, constipación, diarrea. Quizá tu ansiedad empieza a convertirse en devastadores ataques de pánico que suceden sin una razón aparente. Es posible que tu problema sean dolores en las articulaciones, manos temblorosas, músculos débiles, piel flácida. Tal vez siempre tienes frío o, lo que puede ser más perturbador, se te está cayendo el cabello.

Cualquiera de estos síntomas puede indicar un problema tiroideo, ya sea una tiroides funcionando de *menos* o de *más* (aunque los síntomas son diferentes, pueden traslaparse), y si tu médico te asegura que *no tienes* un problema tiroideo, que tus análisis son normales y ya te está dando la dosis correcta de suplemento hormonal, que tus problemas son causados por hormonas femeninas (si eres mujer) o baja testosterona (si eres hombre), depresión, estrés, ansiedad o por no ser lo suficientemente disciplinado con tu dieta, pues déjame decirte que, si bien parte de esto puede ser verdad, es posible que tengas un problema de tiroides de todas maneras.

Así es. Tristemente, es posible que los análisis que te estés haciendo no sean los adecuados, que tu médico esté malinterpretando los resultados, te esté medicando poco, tomes el medicamento equivocado o sufras de una mezcla de estos factores. Mientras tanto, te sientes mal, exhausto, viejo antes de tiempo y, dado que tu médico no quiere creerte, probablemente loco. Así que respira hondo y prepárate para sentirte mejor porque con este libro te darás cuenta de que tenías razón desde el principio. *Algo* anda mal contigo. *Sí* tienes una disfunción tiroidea, *sí puede* tratarse y tan pronto como lo hagas te sentirás renovado.

Haz tu propia conexión con la tiroides

Es sorprendente la cantidad de síntomas —chicos, medianos y grandes— que están vinculados a tu tiroides. De hecho, casi cualquier aspecto de tu cuerpo depende del funcionamiento de la tiroides, y si tu tiroides no está trabajando como debe, tú tampoco. Sanar y atender tu tiroides es una de las formas más importantes de conectarte con tu cuerpo y una de las mejores para lograr una salud óptima.

En este libro aprenderás todo sobre tu tiroides: cómo funciona, por qué puede hacerte sentir tan miserable y qué puedes hacer para tener un diagnóstico más acertado. Aprenderás qué análisis debes realizar y qué opciones de tratamiento puedes explorar. También descubrirás cómo transformar tu salud por medio de la dieta y el estilo de vida correctos: sanar tu intestino, obtener los nutrientes necesarios para tu tiroides, evitar alimentos inflamatorios, liberar a tu cuerpo de su carga tóxica, tratar las infecciones y practicar una reducción efectiva de estrés. Hacia este fin, aprenderás qué tanto ejercicio es bueno para tu tiroides; dado que hacer mucho ejercicio o demasiado intenso en realidad puede interrumpir el funcionamiento tiroideo.

Lo mejor de todo es que descubrirás cómo deshacerte de esos síntomas, cómo disipar la niebla, cómo calmar la ansiedad y la depresión, cómo curar esas articulaciones dolorosas y las hormonas rampantes, cómo recuperar tu vida sexual, cómo perder esos kilos de más y nunca volverlos a recuperar, y sí, cómo hacer que tu cabello crezca de nuevo grueso y sano, mejor de lo que nunca lo has visto, y tener una piel brillante y un montón de energía para gastar.

Esto es lo que quiero para ti, una salud radiante por completo, y nada menos. Eso es lo que puedes esperar cuando tu tiroides funciona óptimamente y sigues la dieta y el estilo de vida que promueve una salud excelente. Sé que puedes hacerlo porque miles de pacientes lo han logrado. Si ellos pudieron llegar a su meta, tú también.

Toma el control de tu salud

Hay dos aspectos esenciales en la salud tiroidea, y el más importante depende de ti. Si sigues el plan de conexión con la tiroides del método

Myers, el protocolo para una salud tiroidea completa que detallo en este libro, verás una mejoría dramática en tu salud, en tu vitalidad y en tu bienestar. Después de 10 años de usar este protocolo, tanto en mi práctica clínica como en mí misma, puedo prometerte que nada —y en verdad, *nada*— te hace sentir tan bien como darle a tu cuerpo lo que necesita.

El segundo aspecto de la salud tiroidea involucra trabajar en equipo con tu médico. En este libro aprenderás todo lo que necesitas saber para ello y para que puedas estar cien por ciento seguro de que estás recibiendo el diagnóstico correcto y el tratamiento más efectivo para ti. ¡Y vaya que te sentirás mejor cuando eso suceda!

¿Cómo lo sé? Porque antes de convertirme en una doctora especializada en tiroides fui una paciente de tiroides. Sé qué tan miserable puede volverse tu vida cuando tu tiroides no funciona. Especialmente sé qué tan devastador es pensar que no tienes más opciones, creer que no hay nada que puedas hacer más que resignarte a una vida de cambios de estado de ánimo, aumento de peso, ansiedad, depresión, niebla mental, fatiga y pérdida de cabello.

Lo sé porque lo viví. Cuando tenía 32 años tuve que lidiar con mi propia tiroides. Tenía un desorden espantoso que me hacía sentir como si mi cuerpo ya no fuera mío y mi mente se estuviera saliendo de control. Y aun siendo una estudiante de segundo año de medicina, capaz de comprender mejor que muchos la anatomía básica, mi propio doctor se rehusaba a creerme. "Oh —decía—, es sólo estrés. Además de que los estudiantes de medicina siempre piensan que tienen cada problema del que leen en sus libros."

No. Tenía un desorden tiroideo genuino que mi médico se rehusó a tratar inicialmente, e incluso después de que insistí en hacerme una revisión general y recibir mi diagnóstico, los tratamientos que me ofrecía la medicina convencional muchas veces fueron peores que la enfermedad misma. Es triste, pero la mayoría de los médicos tradicionales —no todos, pero la mayoría— hace un pésimo trabajo en lo que respecta a la disfunción tiroidea. Simplemente no le atinan.

Así que compartiré contigo mi propia conexión tiroidea porque es lo que me ha inspirado a lo largo de mi carrera médica para escuchar a mis pacientes, comprender lo que está sucediendo realmente y buscar los mejores tratamientos posibles, los que se apoyan en la habilidad natural de tu cuerpo para alcanzar una salud óptima. La medicina convencional me falló, no hay otra forma de ponerlo. Es mi misión no dejar que te falle a ti también.

Cuando tu médico no quiere creerte...

Como millones de otros pacientes antes y después de mí, he escuchado la negación de un problema tiroideo y se me ha roto el corazón. Siempre había sido fuerte y sana, sabía cómo trabajar duro y pocas cosas me gustaban tanto como los retos, ya fueran mis dos años en el Cuerpo de Paz o el primer año en la escuela de medicina. Incluso a lo largo de esos terribles y largos meses de la batalla de mi madre contra el cáncer y su muerte temprana, me di cuenta de que podía estar a la altura de las circunstancias. Después de su muerte empecé a trabajar en un laboratorio de investigación donde estudiaba y patentaba un compuesto natural que pudiera evitar que otros murieran como ella.

Pero de pronto, de la nada, mi cuerpo estaba completamente fuera de control. Cada día luchaba con la ansiedad que a veces se convertía en ataques de pánico, con el cuadro entero: pulso acelerado, respiración agitada, una sensación creciente de fatalismo. En las noches estaba acostada despierta, escuchando mi latido sincronizarse con el segundero de mi reloj, incapaz de calmarme lo suficiente para dormir.

También estaba perdiendo peso de una forma alarmante. Si no comía dos rebanadas de pan Ezekiel untadas con mucha mantequilla justo antes de acostarme, despertaba pesando un kilo menos al día siguiente. Y si eso te suena como el plan de pérdida de peso ideal, déjame decirte que era todo lo contrario. Estaba demacrada, cansada y frágil, con músculos que me temblaban tanto cuando bajaba las escaleras, que tenía que abrazar el barandal para cuidar mi vida. Siempre tenía hambre, incluso después de comer. Esto empeoró a tal grado que, sentada en un salón inmenso en la escuela, no podía siquiera tomar notas correctamente, pues mis manos desarrollaron un temblor tan pronunciado que mis dedos no podían controlar la pluma.

Los amigos de cualquiera se habrían preocupado. Mis amigos eran estudiantes de medicina que observaban mis síntomas de primera mano. "Amy, ve a ver a un médico", insistían. Así que fui, sólo para escuchar a la doctora decir que tenía el "síndrome del estudiante de medicina", creer que tenía cada síntoma del que aprendía en la escuela.

"No", insistía ahora yo. Conocía mi cuerpo, y algo terrible estaba pasando. "Tal vez sea sólo estrés", sugirió la doctora, ya preparándose para recibir a su siguiente paciente. "Después de todo, el segundo año de medicina es uno de los más difíciles."

¿Estrés? Había ayudado a cuidar a mi madre moribunda y había superado su funeral. Había pasado más de dos años en el Cuerpo de Paz, en un pueblo tan pequeño de Paraguay que ni siquiera aparecía en el mapa, sin agua corriente y a ocho horas de distancia del teléfono más cercano. Había terminado exitosamente mi primer año de medicina. *Eso* era estrés, pero mi cuerpo nunca había respondido con pérdida de peso, insomnio, pánico y temblores, nada ni remotamente similar.

No fue fácil escuchar mi propio autoconocimiento en lugar de los pronunciamientos autoritarios de mi doctora, especialmente estando tan enferma que a duras penas podía funcionar. Pero siempre he sido una mujer fuerte de Luisiana —así me crió mi madre— y no podía hacer caso de un diagnóstico que *sabía* que estaba tan fuera de lugar.

"Por favor —insistí—, necesito una revisión completa." De alguna manera logré que me hiciera caso y, a regañadientes, ordenó una serie completa de análisis de sangre. Una semana después estaba pasando el fin de semana en casa de mi tía, en la costa, cuando me llamó la doctora. No estoy segura de que se haya disculpado realmente, pero sí me dijo que tenía un serio desorden tiroideo.

Como podrás ver más adelante en este libro, hay dos formas en las que tu tiroides puede desequilibrarse. La más común es el *hipotiroidismo*, cuando tu tiroides funciona de menos. Las condiciones del hipotiroidismo pueden o no ser autoinmunes, pero la versión que sí lo es se llama enfermedad de Hashimoto, la forma más común actualmente de una tiroides hipoactiva. Por otra parte, puedes tener *hipertiroidismo*, es decir, una tiroides hiperactiva. Yo tenía esa condición menos común, y también puede ser autoinmune o no. Yo tenía la clase autoinmune, llamada enfermedad de Graves.

Cuando tienes una enfermedad autoinmune de cualquier clase, tu cuerpo básicamente se está atacando a sí mismo. La gran mayoría de los desórdenes tiroideos es de naturaleza autoinmune, por lo que tu sistema inmunológico empieza a atacar tu tiroides. Para llegar a la raíz del problema necesitas atender tanto la glándula tiroides como el sistema inmunológico, pero tristemente la mayoría de los médicos convencionales sólo ignora el sistema inmunológico y se enfoca en tratar la tiroides. Después descubrí que ésta es una forma incompleta de tratar tanto la enfermedad de Hashimoto como la de Graves.

Más adelante también aprendí que pude haber tratado mi problema por medio de una combinación de dieta, suplementos de alta calidad y cambios en mi estilo de vida, el mismo protocolo que se ha convertido en mi plan de conexión con la tiroides del método Myers. Pero entonces no sabía lo que ahora, así que al referirme con un endocrinólogo —el médico especialista en desórdenes hormonales, incluyendo la disfunción tiroidea— estaba supeditada de cierta manera a lo que él indicara.

"Tienes tres opciones —me dijo—. La primera, tomar un medicamento conocido como propiltiouracilo, o PTU, que apagará tu tiroides y evitará que trabaje de más. La segunda, usar yodo radiactivo —I-131— para 'volar tu tiroides'." (Como Hiroshima, pensé temblando.) "O la tercera, que un cirujano quite toda o parte de tu tiroides."

De hecho, ninguna de esas opciones me agradaba. Mis padres habían utilizado medicina holística y china. Yo crecí con comidas caseras preparadas con alimentos orgánicos. Mi mamá cultivaba jitomates y hojas verdes orgánicos, y nos daba pan de trigo entero horneado en casa, así como yogur natural casero. Hasta que me mudé fuera, no supe que el arroz se daba en cualquier otro color que no fuera café. A los 14 años me volví vegetariana. Incluso cuando entré a la escuela de medicina, pensé en volverme una clase de médico holístico, alguien que se apoya en las propiedades curativas de los alimentos buenos y contempla el cuerpo como un todo, aunque en ese tiempo no tenía idea de cómo lograrlo.

Por supuesto, ahora sé que los lácteos, el gluten, los granos, las leguminosas y las solanáceas (jitomates, pimientos, berenjenas y papas) pueden causar *inflamación* —una respuesta del sistema inmunológico que es el centro de los padecimientos autoinmunes, de la disfunción tiroidea y de muchos otros problemas de salud crónicos—. También sé que mi cuerpo necesita los nutrientes que se encuentran en las proteínas de animales orgánicos para apoyar la salud inmunológica y tiroidea, así como otras funciones corporales. Irónicamente, mi vegetarianismo y los "alimentos sanos" de mi mamá eran parte de lo que me enfermaba. Pero eso fue algo que aprendí con el tiempo.

Mientras tanto, estaba en lo correcto de desconfiar de esas tres opciones convencionales de tratamiento. ¿Fuertes medicamentos con efectos secundarios devastadores? ¿Atacar mi tiroides con veneno radiactivo? ¿Cirugía? Ninguna de las tres se asemejaba a como yo quería tratar a mi cuerpo.

Así que probé otra cosa y trabajé con una doctora de medicina china que tenía sus propias hierbas y protocolos de dieta. Me llenó de alimentos fermentados, granos germinados, polvos asquerosos, tés y tinturas. Los alimentos fermentados pueden ser buenos para tu salud, pero no cuando tu sistema está tan alterado como estaba el mío, y el resto sólo me hizo sentir peor.

Así que, de vuelta con el endocrinólogo, mis síntomas ya eran realmente malos para este punto. El insomnio era una locura; tenía suerte si lograba dormir tres horas cada noche. Mi corazón latía tan rápido que sentía como si se me saliera del pecho, y sí, estaba tomando betabloqueadores, un medicamento para bajar mi ritmo cardiaco, lo que contribuía a la niebla mental. Tenía el mal presentimiento de que el doctor me iba a medicar para cualquier síntoma que mencionara en la consulta. Entonces tendría que lidiar con mi disfunción tiroidea y con todos los efectos secundarios. Gracias a toda esa falta de sueño me costaba mucho trabajo llegar a clase, pero no podía darme el lujo de reprobar medicina. Así que, aun a disgusto, empecé una serie larga, desgastante y descorazonante de tratamientos médicos.

Primero intenté con el PTU porque parecía la elección menos invasiva. Tal vez lo era, pero de todas maneras era bastante brutal. El medicamento secaba mi boca y mi nariz a un extremo agonizante, y encima de todo, las medicinas volvieron mi tiroides hiperactiva en hipoactiva, así que le di la bienvenida a toda una nueva serie de síntomas: fatiga, frío constante, piel reseca y una caída de cabello por mechones.

Después de algunas semanas de sentirme fatal, regresé con el endocrinólogo. Estaba mucho más preocupado por mi fatiga crónica que por cualquier otro síntoma, así que me pidió algunos análisis de sangre. Más tarde ese mismo día, me dijo que el PTU estaba empezando a destruir mi hígado, una condición llamada hepatitis tóxica. Era un riesgo de uno en un millón, pero me había pasado a mí, y si no eliminaba el medicamento de inmediato, eventualmente podía morir de una falla hepática fulminante. Me ordenó permanecer en cama hasta que mi hígado se recuperara, lo que podía tardar semanas o incluso meses.

De acuerdo, en lugar de estas tres opciones convencionales, me quedaban sólo dos: cirugía o la destrucción de mi tiroides con yodo radiactivo. Aunque la opción nuclear me agradaba muy poco, la cirugía parecía un prospecto aún más atemorizante. Estaba tan debilitada y desmoralizada que, si algo salía mal en la cirugía, realmente dudaba de mi capacidad de luchar para vivir. Me pasé un día tras otro buscando tratamientos alternativos, pero no encontré ninguno, así que elegí reducir —o destruir— mi tiroides con yodo radiactivo.

Si uno sigue por este camino, la glándula tiroides puede liberar una gran cantidad de hormonas tiroideas en el torrente sanguíneo mientras se está destruyendo. Eventualmente, no habrá tiroides y será necesario tomar suplementos hormonales tiroideos de por vida. Pero antes de que pudiera llegar a eso, los repentinos aumentos masivos de hormonas me hacían tener ataques de pánico todavía más severos, los cuales eran mucho más perturbadores porque podían ocurrir en cualquier momento. Tuve que añadir Xanax a mi farmacia personal porque literalmente nunca sabía dónde entraría en pánico, en el parque, en el supermercado, en la iglesia... Empecé a evitar salir de mi casa por cualquier razón; el miedo de tener que sufrir un ataque de pánico en público era demasiado.

Más adelante, como si estuviera atrapada en un juego médico, mi sistema rebotó hacia la otra dirección, una tiroides baja. De nuevo estaba exhausta y tenía frío constantemente. Subí cinco kilos rápidamente, y sí, de nuevo estaba perdiendo cabello. Lo peor de todo es que desarrollé síndrome de intestino irritable.

Dado que mi tiroides había sido destruida intencionalmente, ahora necesitaba tomar suplementos hormonales tiroideos, así que mi médico me recetó Synthroid, pero mis síntomas continuaron. Lo irónico es que, aun cuando me sentía morir, *mis análisis de tiroides eran normales*. Describía mis síntomas al médico y qué tan mal me sentía, pero él veía mis análisis y no podía creerlo, lo que era patear al caído.

Pero *yo* te creo

Sé que mi historia es un poco más extrema que la de muchos, pero aun si tu historia es similar o de cierta manera diferente, es probable que estés sufriendo por la misma causa: una tiroides disfuncional, quizá también un desorden del sistema inmunológico y un cuerpo que lucha con un intestino dañado, una carga tóxica, una infección subyacente o una sobrecarga de estrés.

¡Lamento que estés pasando por esto! Mereces sentirte increíble, y la información en este libro puede llevarte a ello. ¿Cómo puedo estar tan segura? Porque he tratado a miles de pacientes de tiroides a lo largo de los últimos 10 años y créeme, he escuchado de todo. He tratado a personas cuyos síntomas eran tan sutiles y cuyos análisis parecían tan normales, que casi no podían creer que tuvieran una disfunción tiroidea, fuera de la niebla mental periódica, la falta de energía, la leve depresión y el sobrepeso que simplemente no desaparecía. He tratado a mujeres que no podían embarazarse y a hombres que sentían que su deseo sexual había desaparecido completamente, y he trabajado con pacientes que, al igual que yo, tenían la enfermedad de Graves, y los ayudé a revertir completamente sus síntomas, dejar los medicamentos y devolver sus hormonas a niveles normales sin usar ninguno de los medicamentos y los tratamientos extremos que a mí me ofrecieron.

Cada una de estas historias tiene detalles únicos y ciertamente la tuya también, pero lo que todas tienen en común es una persona cuya vida está viéndose afectada porque su tiroides no trabaja de la forma que debe.

Además, mis pacientes me cuentan qué tan displicentes eran sus médicos anteriores y lo poco que los habían ayudado, cómo estos médicos insistían en que el problema real era depresión, hormonas sexuales, estrés, ansiedad o incluso que los problemas estaban "sólo en su cabeza". ¡Qué insultante!

Es indignante, pero cierto. La forma en que la medicina convencional observa la tiroides garantiza virtualmente que muchos casos —tal vez la mayoría— se diagnostiquen o se traten mal, y varias veces, ambos. Muchos médicos convencionales no piden suficientes análisis, no los interpretan correctamente, no ofrecen suficientes opciones de tratamiento y no apoyan esos tratamientos con una dieta y un estilo de vida que puedan restaurar la salud de la tiroides. Que es por lo que yo me sentí inmensamente aliviada cuando finalmente descubrí otra forma —una mejor— lejos de la medicina convencional. Se llama *medicina funcional*, y transformó mi vida.

Encontrar una mejor forma

Descubrí la medicina funcional en una cátedra sobre salud integral, y fue como ver una luz brillante iluminar mi oscuridad. Me senté en el auditorio, escuchando a un médico explicar las causas reales de las enfermedades crónicas y pensé: "Claro, *ésta* es la explicación que he estado buscando".

Por primera vez comprendí el papel que tienen la dieta, la salud intestinal, las toxinas, las infecciones y el estrés en mi salud. Descubrí que los alimentos que siempre había considerado saludables estaban afectando mi intestino, mi sistema inmunológico y mi tiroides, especialmente el gluten, los granos y las leguminosas que habían sido lo principal en mi dieta.

Aprendí sobre una condición llamada intestino permeable, en la que el intestino literalmente deja pasar alimentos parcialmente digeridos al cuerpo, comprometiendo al sistema inmunológico y atacando el cuerpo con toxinas. Descubrí muchas otras formas en que las toxinas habían afectado mi salud. Me di cuenta de que lo que parecían infecciones menores estaba debilitando mi sistema inmunológico y que el estrés psicológico era de hecho una contribución primaria a mi enfermedad autoinmune.

Mi vida nunca sería la misma. Después de esa conferencia tomé mi salud en mis propias manos: eliminé los alimentos tóxicos e inflamatorios de mi dieta, y añadí los suplementos de alta calidad que necesitaba para tener un funcionamiento tiroideo óptimo; sané mi intestino; desintoxiqué mi sistema; traté las infecciones subyacentes, y liberé mi estrés. En cuestión de semanas empecé a sentirme sana... por primera vez en siete años.

¡Qué diferencia hacía este nuevo protocolo! Mi ansiedad y mis ataques de pánico se evaporaron, mi energía regresó con creces, mi cabello y mi piel se veían magníficos, y lo mejor de todo fue esa sensación de bienestar que sólo se tiene cuando uno le da al cuerpo exactamente lo que necesita. ¡Bienvenida, salud óptima!

Dejé de ver a los médicos convencionales que querían ignorar todo lo demás y busqué un médico de medicina funcional. También me inscribí en el programa de certificación en el Instituto de Medicina Funcional; quería aprender todo lo que pudiera sobre este nuevo acercamiento a la medicina y la salud para volverme la clase de médico que me había ayudado a mí a obtener resultados tan extraordinarios.

Si hubiera sabido sobre medicina funcional cuando me diagnosticaron énfermedad de Graves, es probable que no hubiera tenido que sufrir los medicamentos ni destruir mi tiroides. Pude haber tratado mi tiroides hiperactiva con hierbas mientras eliminaba los alimentos inflamatorios, sanaba mi intestino y libraba a mi cuerpo de las toxinas, las infecciones y el estrés, que eran la raíz de mi enfermedad. Es impresionante que la dieta y el estilo de vida puedan conquistar enfermedades que la medicina convencional a veces sólo puede controlar. Lamenté no haber descubierto la medicina funcional antes, pero al menos pude compartir esta extraordinaria curación con otros.

Eventualmente dejé mi puesto como médico de urgencias y abrí mi propia práctica de medicina funcional en Austin, Texas. Ahí he tratado a una amplia gama de pacientes, enfocándome en intestino permeable, inflamación, condiciones autoinmunes y disfunción tiroidea. Desarrollé el método Myers, mi propio protocolo de curación, que ha ayudado a miles de personas. Escribí mi primer libro, *The Autoimmune Solution*, que rápidamente se volvió un *bestseller* del *New York Times*, y ahora escribo este libro porque quiero que te beneficies de todo lo que he aprendido.

Un mundo nuevo

Cuando encontré la medicina funcional se abrió un mundo enteramente nuevo para mí, un mundo donde los doctores en realidad *escuchaban* a sus pacientes, donde cada paciente era tratado como un individuo, con un tipo de medicina personalizada que podía hacer toda la diferencia entre arrastrarse por la vida —no enfermo, pero tampoco necesariamente bien— y pasear por ella sintiéndose absolutamente de maravilla. Es un mundo donde la disfunción tiroidea no se malinterpreta como *depresión, ansiedad, obesidad* o *problemas hormonales*, sino que se diagnostica y se trata correctamente con la clase adecuada de suplementos hormonales o medicamentos, además de la dieta y el estilo de vida que tu tiroides y tu sistema inmunológico necesitan. Es un mundo donde el cuerpo tiene el apoyo de los alimentos adecuados, el ejercicio, el sueño y la correcta liberación de estrés para lograr una salud óptima completa.

La medicina funcional me ha permitido ayudar a miles de pacientes y, magníficamente, a curarme a mí misma. Ahora es tu turno, así que voy a ayudarte a comprender qué está sucediendo en tu cuerpo, incluyendo lo que están haciendo tu tiroides, tu sistema inmunológico y tu intestino. Si quieres encontrar un practicante de medicina funcional, te daré los recursos para ello, pero si quieres continuar con tu mismo médico convencional, te ayudaré a trabajar más eficientemente con él para que puedas tener los análisis, el diagnóstico y el tratamiento que necesitas y mereces.

En este libro aprenderás qué análisis de sangre se piden regularmente y lo que significan esas cifras. Descubrirás qué otros análisis debes pedir para que tu médico y tú puedan tener una imagen mucho más clara de lo que está sucediendo. (Sí, la mayoría de los médicos convencionales no solicita suficientes análisis, pero muchos de los análisis que te comento son básicos y pueden hacerse en cualquier laboratorio.)

También te explicaré qué tipos de suplementos hormonales tiroideos se prescriben usualmente y qué otras opciones tienes. La mayoría de los doctores prescribe una forma sintética de suplemento conocido como levotiroxina (las marcas comunes son Synthroid, Levoxyl y Tirosint). Esta forma de suplemento hormonal presenta a su vez beneficios y problemas, y te ayudaré a comprender exactamente cuáles son. También sabrás qué beneficios y problemas presenta la tiroides porcina disecada (las marcas populares son Armour, Nature-

Throid y Westhroid), una alternativa natural que funciona mejor para muchas personas, así como otras opciones, incluyendo compuestos especiales de suplementos hormonales tiroideos creados para tu precisa biología.

En un estilo real de medicina funcional, te ayudaré a desarrollar un plan de salud *personalizado* que pueda ayudar a tu tiroides, a tu sistema inmunológico y a tu intestino. En la quinta parte también podrás descubrir si sufres de los problemas intestinales más comunes, como crecimiento de levaduras, sobrecrecimiento bacteriano en el intestino delgado y parásitos, así como disfunción suprarrenal, y te sugeriré remedios específicos para cada condición.

Por último, aunque no menos importante, te daré una guía completa del plan de conexión con la tiroides del método Myers. Los planes de comida, las recetas, los suplementos y las recomendaciones de estilo de vida que reiniciarán tu función tiroidea, ayudarán a tu sistema inmunológico y sanarán tu intestino, haciéndote sentir más sano en general. Si tu disfunción tiroidea es resultado de una condición autoinmune, el método Myers es aún más importante para ti, pues las personas que ya tienen una condición autoinmune son tres veces más propensas a desarrollar una segunda. Seguir el método Myers puede ayudarte a revitalizar tu sistema inmunológico y eliminar tus síntomas mientras previenes otros desórdenes y enfermedades adicionales.

No quiero que sufras un día más porque tu médico no te ofrece el diagnóstico o el tratamiento correctos, no quiero que tengas que hacer lo que yo, tomar medicamentos tóxicos o sufrir un procedimiento médico que no puede revertirse, y no quiero que te preocupes por no poder perder peso. El conocimiento es poder —es un cliché, pero es cierto—, y en este libro encontrarás todo el conocimiento que necesitas para unirte a tu médico y tomar el control de tu salud. Estoy muy emocionada por ti porque sé que *puedes* sentirte de maravilla: ligero, lleno de energía y fuerte. Así que cambia la página y empecemos. Te espera todo un mundo nuevo.

PRIMERA PARTE

La nueva epidemia tiroidea

Capítulo 1

La crisis de la tiroides

Hay una nueva epidemia arrasando en el mundo y probablemente tu médico no lo sabe. Esta epidemia puede causar que de pronto subas de peso y no puedas volver a bajar, o puede causar que *pierdas* peso a un ritmo alarmante, incluso si comes y tienes hambre constantemente.

Una versión de esta epidemia te deja sintiéndote cansado y fatigado, drenado de energía y motivación. Otra llena tu vida con ansiedad y temor, los cuales emergen frecuentemente en ataques de pánico fulminantes.

Algunas personas con esta epidemia sufren de niebla mental (pérdida de claridad y enfoque, lapsos frustrantes de memoria, "momentos de vejez"), otros luchan con depresión; la pérdida de cabello es otro síntoma, lo mismo que dolores de articulaciones y musculares, un corazón acelerado, temblores en las manos, músculos débiles, sentirse viejo antes de tiempo —incluso si estás en tus 20—, dificultad para quedarse dormido y dificultad para *permanecer* dormido.

En las mujeres, esta epidemia podría aumentar su probabilidad de abortar, o de entrada evitar que queden embarazadas. Puede aniquilar el deseo sexual o hacer que sea difícil tener un buen desempeño sexual, tanto en hombres (disfunción eréctil) como en mujeres (resequedad vaginal). Puede incluso ponerte en un riesgo elevado de desarrollar una enfermedad autoinmune.

La peor parte es que la medicina convencional frecuentemente la diagnostica mal. Tu médico convencional puede decir: "Tus análisis son normales. Esos síntomas que tienes son lo que sucede cuando uno envejece", "Tus resultados están en el rango, así que, si no te sientes bien, probablemente sea sólo estrés", o si eres mujer, "Tus análisis de sangre se ven bien. Si te sientes cansada, es normal al acercarse la menopausia".

Si tu médico falla en su diagnóstico, puede prescribir incorrectamente un antidepresivo o un ansiolítico. Es posible que te recete pastillas anticonceptivas para regular el ciclo menstrual o un tratamiento de remplazo hormonal (TRH) para tratar los cambios de estado de ánimo. También puede ser que tu médico sólo diga: "Descansa un poco, no trabajes tanto. ¿Qué tal unas vacaciones?"

Esta epidemia afecta unos 200 millones de personas en el mundo, pero millones más no han sido diagnosticados. Aunque es más común en las mujeres mayores de 40 años, esta epidemia puede atacar a cualquiera, donde sea; de hecho, mis colegas y yo hemos visto un aumento considerable de casos, especialmente entre mujeres de 20 o 30 años.

La epidemia se llama *disfunción tiroidea*, y si no se trata adecuadamente, puede destruir tu vida.

Cuando tienes muy poca hormona tiroidea...

* Sueles sentir frío y es posible que no sudes.
* Puedes estar constipado.
* Subes de peso o no puedes perder peso.
* Desarrollas niebla mental: lapsos de memoria, dificultad para concentrarte.
* Puedes sentirte desmotivado y apático.
* Luchas contra la fatiga.
* Duermes mucho más de lo usual.
* Puedes deprimirte o tener cambios de estado de ánimo.

- Se te cae el cabello.
- Tu piel se siente reseca y sin vida.
- Sufres de irregularidades hormonales.
- Se te diagnosticó infertilidad o tienes abortos.
- Puedes ver un bocio en tu cuello o experimentar inflamación en el cuello.
- Te sientes mal, como si no fueras tú mismo.
- Tienes un ritmo cardiaco lento.
- Se te diagnosticó colesterol alto.

Cuando tienes demasiada hormona tiroidea...

- Sueles sentir calor o tener un aumento de transpiración.
- Te sientes ansioso, nervioso, y tienes cambios de estado de ánimo.
- Luchas con el insomnio.
- Puedes desarrollar ataques de pánico.
- Tu corazón se acelera y puedes desarrollar palpitaciones.
- Sufres de evacuaciones sueltas o diarrea.
- Puedes desarrollar temblores.
- Pierdes peso sin proponértelo.
- Puedes desarrollar debilidad muscular.
- Tus ojos parecen salir de sus cuencas.
- Puedes ver un bocio en tu cuello o experimentar inflamación en el cuello.
- Puedes tener periodos menstruales irregulares o infertilidad.
- Puedes tener erupciones o un engrosamiento de la piel en las espinillas.
- Se te puede caer el cabello.
- Puedes sufrir de urticaria crónica.

Cuando tienes una disfunción tiroidea también puedes tener síntomas de *ambas* listas al mismo tiempo, o alternar entre una y otra. Puedes sentirte cansado y nervioso, exhausto e incapaz de dormir, ansioso y deprimido. He tenido pacientes cuya respuesta a una tiroides hipoactiva es la *pérdida* de peso en lugar del aumento porque sus glándulas suprarrenales sobrecompensan el problema tiroideo al producir más hormonas de estrés. El sistema de señalización de la tiroides es muy complejo y hay muchas formas en las que puede fallar. Es por ello que hacer un perfil tiroideo completo de análisis es tan importante para poder examinar los síntomas a veces confusos, y hacer un diagnóstico confiable.

La epidemia tiroidea

Muy bien, lo que sucede es esto: en Estados Unidos, por ejemplo, la Asociación Americana de Tiroides dice que, en el transcurso de una vida, al menos 12% de la población sufrirá de disfunción tiroidea. Eso es una de cada ocho personas, y las mujeres tienen de cinco a ocho veces más probabilidad de verse afectadas que los hombres. De acuerdo con la asociación, hasta 60% de las personas con disfunción tiroidea ni siquiera se han dado cuenta de que tienen un problema.

Con tantas personas sufriendo, uno pensaría que la medicina convencional haría sonar la alarma. Uno esperaría que los médicos convencionales mantuvieran a raya la disfunción tiroidea, haciendo análisis con regularidad, dando la cantidad correcta y el tipo de medicamento o suplemento hormonal tiroideo adecuado, asegurándose de que el paciente tenga la clase de dieta, suplementos, sueño y descanso correctos para mantener la tiroides en óptimas condiciones, pero no, y ni cerca de hacerlo. En cambio, los médicos convencionales nos están fallando de tantas maneras en lo que respecta a la disfunción tiroidea, que es difícil listarlas todas. Éste es un intento:

- Incluso cuando presentas síntomas tiroideos, muchos médicos no hacen los análisis para desórdenes tiroideos y diagnostican mal la condición; especialmente si tienes menos de 40 años o si eres hombre.
- Cuando sí te piden análisis, muchas veces no son todos los que necesitas.
- Cuando ya te diagnosticaron y trataron, si eres hipotiroideo (tienes una tiroides hipoactiva), no sueles tomar la cantidad correcta de suplemento hormonal tiroideo, o en la forma correcta.
- Si eres hipertiroideo (tienes una tiroides hiperactiva), tus opciones de medicina convencional pueden provocar efectos secundarios severos, algunas veces incapacitantes, o un daño irreversible,

y no se te dice sobre tratamientos naturales herbarios que pueden ser igualmente efectivos y evitarte otros problemas.

- Nunca te enteras de los extraordinarios efectos que puedes provocar al hacer ciertos cambios en tu dieta y estilo de vida: consumir los nutrientes que tu tiroides necesita, evitar alimentos que promuevan la *inflamación* (una respuesta del sistema inmunológico que puede traer muchos problemas), sanar tu intestino, deshacerte de tu sobrecarga tóxica, tratar las infecciones subyacentes, evitar hacer ejercicio de más, dormir bien y liberar el estrés.

- No encuentras cómo revertir las condiciones autoinmunes y apoyar tu sistema inmunológico, una necesidad crucial, pues la gran mayoría de las disfunciones tiroideas se debe a la autoinmunidad.

Los tratamientos que se supone deben funcionar, no lo hacen o no lo suficientemente bien, o te dejan luchando contra los efectos secundarios. Los síntomas empeoran más y más y más, mientras tu médico los descarta e insiste en que estás recibiendo el tratamiento adecuado.

Todo esto ya es bastante malo, pero lo que realmente me molesta es que nos han engañado a todos. Nos han dicho que la depresión, la niebla mental y el aumento de peso son una parte inevitable del envejecimiento; que la pérdida de deseo sexual, la falta de energía y los problemas de memoria son algo con lo que debes aprender a vivir. Nos han engañado diciendo que incluso a los 20 o 30 años debemos esperar sentirnos estresados, desgastados y miserables. El ideal de una salud y un funcionamiento óptimos para cada aspecto de nuestro cuerpo —y de nuestra vida— acaba pareciendo alguna clase de sueño imposible, una fantasía *New Age*, en lugar de una meta médica totalmente posible, que cada uno de nosotros debería poder alcanzar.

Bien, pues estoy aquí para decirte que una salud radiante y espléndida *no* es una fantasía. Mis pacientes lo logran todos los días, y tú también puedes hacerlo. Cuando finalmente tu tiroides esté equilibrada, no podrás creer qué tan fabuloso te sientes.

Así que bienvenido a *La clave está en la tiroides*, el libro que te hará dar un giro para ayudarte a mejorar.

¿Por qué es tan importante tu tiroides?

Cuando tu funcionamiento tiroideo es malo, te sientes pésimo. Cuando es óptimo, te sientes fantástico: revitalizado, lleno de energía, optimista. ¿Cómo puede una pequeña glándula tener efectos tan diversos? ¿Qué le da a tu tiroides tanto poder? De hecho, tu tiroides es absolutamente crítica para cada célula de tu cuerpo. Las células tienen un receptor de hormona tiroidea, lo que significa que ninguna célula puede funcionar sin ella. La hormona tiroidea es como la gasolina para tu auto; necesitas un flujo constante para alimentar cada célula.

Sin embargo, no es suficiente tener "algo" de hormona tiroidea. Cada célula necesita *exactamente la cantidad correcta*; ni mucha ni poca. ¿Tú crees que Ricitos de Oro era maniática? No tienes idea de lo frenéticas que se pueden poner tus células sin la cantidad óptima de hormona tiroidea. Muy poca, y tu metabolismo se vuelve lento: tienes frío; estás depresivo y constipado; tienes una niebla mental que aturde tu pensamiento y una apatía que mina tu energía; subes de peso por cualquier cosa, y tus hormonas sexuales pueden volverse un desastre. Demasiada hormona tiroidea y tu metabolismo va a la velocidad de la luz: te vuelves nervioso, ansioso; quedas plagado de evacuaciones constantes, incluso diarrea; pierdes peso aun si comes constantemente; tus músculos se sienten débiles, y tus manos empiezan a temblar.

Éstos son extremos dramáticos, pero aun si las cosas no están tan fuera de control, la cantidad equivocada de hormona tiroidea puede volver tu vida una miseria. Es como un saboteador sutil debilitando tu buena salud y tu bienestar gota a gota.

No sólo tu tiroides está involucrada: la glándula tiroides está en el centro de la compleja red de comunicaciones que incluye tu hipotálamo, tu hipófisis, tu tiroides y finalmente cada una de tus células. Este sistema involucra múltiples ciclos de comunicación, creando un flujo constante de información para que, de nuevo, cada una de tus células reciba exactamente la cantidad correcta de hormona tiroidea. La red se llama *sistema de señalización de la tiroides*, y es tan detallado e intrincado, que opaca al internet.

Este sistema interactúa con todas tus demás hormonas, incluyendo las hormonas de estrés, las sexuales y todas las que permiten a tu cerebro procesar pensamientos y emociones. Cuando tu tiroides está mal, no procesas el estrés adecuadamente; tu desempeño sexual puede verse mermado de muchas formas distintas: deseo sexual disminuido, desempeño sexual perjudicado, irregularidades menstruales, dificultades para embarazarse o conservar un embarazo; tu cerebro también se ve afectado: la disfunción tiroidea tiene un impacto en tus niveles de ansiedad y depresión, así como en tu habilidad para pensar, recordar y concentrarte.

Muy bien, lograr un funcionamiento tiroideo óptimo es ahora tu meta número uno. ¿Cómo lo logras? En la mayoría de los casos debes seguir dos acercamientos al mismo tiempo: necesitas tener una dieta y un estilo de vida sanos —el plan de conexión con la tiroides del método Myers—, pero también es posible que necesites el tratamiento médico adecuado.

El plan de conexión con la tiroides

- Consume los nutrientes que tu cuerpo necesita para un funcionamiento tiroideo óptimo: yodo, proteína (para proveerte de tirosina, un aminoácido), selenio, zinc, hierro, vitamina D, vitamina A, ácidos grasos omega-3 y una variedad de vitaminas B.
- Evita los alimentos inflamatorios, especialmente gluten y lácteos.

- Para condiciones autoinmunes, también evita todos los granos y las leguminosas.
- Sana tu intestino.
- Libera a tu cuerpo de su carga tóxica:
  - Evita la exposición a las toxinas.
  - Apoya la habilidad natural de tu cuerpo para desintoxicarse.
- Cura cualquier infección residual que puedas tener, incluyendo las más sutiles, de las que puedes no estar al tanto.
- Libera el estrés:
  - Practica la relajación: respiración pausada, neurorretroalimentación, tanques de flotación, acupuntura, yoga, meditación, sauna, pasa tiempo en la naturaleza, haz algo divertido y placentero, lo que sea que disminuya tu estrés. Haz el ejercicio correcto, nada que sea demasiado extremo o intenso para tu cuerpo.
  - Ten el suficiente sueño reparador cada noche.

Ya sea que tu tiroides esté *hipo*activa (*hipo*tiroidismo) o *hiper*activa (*hiper*tiroidismo), tu dieta y estilo de vida deberán ser básicamente los mismos (aunque mis recomendaciones de ejercicio son en cierta manera diferentes para cada uno); sin embargo, tu tratamiento médico diferirá ampliamente, así que desglosémoslo.

Si tu tiroides está *hipoactiva*...

Empecemos por preguntar *por qué* tu tiroides está trabajando de menos. Hay dos posibilidades básicas: autoinmunidad o algo más.

Si tienes un desorden autoinmune...

Ésta es la forma de disfunción tiroidea más común: una condición autoinmune en la que, con el tiempo, tu sistema inmunológico ataca y destruye tanto tu tiroides, que ésta ya no puede producir suficiente hormona para dar energía a tus células.

Si éste es el problema, nuestra meta es calmar tu sistema inmunológico y hacer que deje de atacar tu tiroides. Lo lograremos por medio de los protocolos de dieta y estilo de vida del método Myers.

Si podemos revertir la disfunción a tiempo, podremos preservar toda o la mayor parte de tu glándula tiroides. Ése es un gran resultado, pues entonces tu tiroides todavía podrá producir la hormona tiroidea que necesitas, y no deberás tomar suplementos hormonales.

Sin embargo, la mayoría de los médicos convencionales ni siquiera intenta revertir una condición autoinmune; simplemente no creen que sea posible. No sugerirán una dieta y un estilo de vida antinflamatorios, sólo te darán suplementos hormonales tiroideos.

Si ésta es tu situación, tu tiroides puede ya estar parcialmente destruida. Eso, por desgracia, es irreversible; todavía no sabemos cómo regenerar tejido tiroideo. Probablemente sí necesitarás un suplemento hormonal tiroideo, dependiendo del tiempo que has tenido tu condición autoinmune y de cómo hayan sido tu dieta y estilo de vida hasta ahora. En ese caso, nuestra meta es asegurar que tu médico te esté dando exactamente el tipo y la cantidad correctos. (No te preocupes, en la tercera parte aprenderás lo que necesitas precisamente para trabajar de forma eficiente con tu médico.)

Mientras tanto, seguir el plan de conexión con la tiroides ayudará a prevenir un mayor daño a tu tiroides e impedirá que desarrolles otra condición autoinmune. Recuerda, tener una condición autoinmune te vuelve tres veces más propenso a desarrollar otra.

Si no tienes un desorden autoinmune...

Aunque la mayoría de los desórdenes tiroideos es de naturaleza autoinmune, hay algunos que no lo son. Si tu tiroides está trabajando de menos, pero no por un desorden autoinmune, éstos son los factores más comunes en juego:

- Tu glándula tiroides no está recibiendo los nutrientes que necesita para producir hormona tiroidea.
- Tu cuerpo no está recibiendo los nutrientes que necesita para convertir la hormona tiroidea en una forma activa que tu cuerpo pueda usar realmente.
- Tu cuerpo no está recibiendo los nutrientes que necesita para permitir a la hormona tiroidea penetrar en tus células.
- Algún otro desequilibrio en tus hormonas de estrés o sexuales está mermando tu funcionamiento tiroideo.
- Demasiada hormona tiroidea está *ligada* a las proteínas en tu sangre, volviéndola inaccesible para tus células.

En estos casos también necesitarás hacer cambios en tu dieta y estilo de vida. Si nunca has tomado suplementos hormonales tiroideos, el plan de conexión con la tiroides del método Myers puede ser suficiente para revertir la disfunción y ayudarte a mejorar. Pero en algunos casos puedes necesitar también los suplementos hormonales, especialmente si ya los estás tomando. En ese caso, de nueva cuenta, nuestra meta es asegurarnos de que tu médico te esté recetando la dosis y el tipo correctos. Es posible que, con el tiempo, seguir el método Myers te deje en tan buena forma, que puedas reducir o eliminar la cantidad de suplementos hormonales tiroideos.

Si tu tiroides es *hiperactiva*...

Si tienes una tiroides hiperactiva, definitivamente podemos llevarte a un estado de salud óptima. Sólo toma más tiempo —algunas veces mucho más tiempo— que con una tiroides hipoactiva. Como les digo a mis pacientes, tener una tiroides hipoactiva es como intentar convencer a un caballo de salir del corral, mientras que, con una tiroides hiperactiva, el caballo ya salió corriendo y se fue a todo galope. Convencer al caballo lento suele ser más fácil que capturar al más rápido, ¡pero al final podemos terminar con dos caballos bien entrenados!

Como sucede con el hipotiroidismo, el hipertiroidismo es usualmente —aunque no siempre— de naturaleza autoinmune. Lo sea o no, te sentará bien seguir el plan de conexión con la tiroides, además de que tomarás hierbas que pueden ayudar a calmar tu glándula. Pueden pasar varios meses antes de que tu "caballo desbocado" regrese a un estado óptimo de calma, pero una vez que lo haga podrás disfrutar de una magnífica salud. En ese punto ya no necesitarás tomar las hierbas, pero en todos los casos deberás continuar con el método Myers, especialmente si tienes una condición autoinmune. También necesitarás seguir trabajando con tu médico para que revise tus análisis y vigile tu progreso, en especial porque una tiroides hiperactiva conlleva una gran cantidad de riesgos, incluyendo osteoporosis, arritmia y falla cardiaca. Mientras tanto, el método Myers puede ayudar a prevenir otro desorden autoinmune y dar apoyo a tu tiroides y a todo tu cuerpo.

Grandes esperanzas: ¿qué tan bien puedes estar?

Si tienes una tiroides hipoactiva...

Una vez que estés tomando la dosis y el tipo correcto de suplemento hormonal tiroideo, ¡vaya que tu condición mejorará!, especialmente si haces la dieta y los cambios de estilo de vida que apoyan un funcionamiento y una salud óptimos: el exceso de peso desaparece como por arte de magia, tu energía ausente vuelve a fluir, tu niebla mental se evapora, tu cabello deja de caerse y se vuelve más grueso y hermoso que nunca antes, tu depresión y tu ansiedad se van, tu deseo y desempeño sexual vuelven a la normalidad, te sientes vital, poderoso, atento y enfocado, irradiando la clase de salud esplendorosa que es tu derecho de nacimiento. Todo lo que necesitas son algunos cambios sencillos, aunque parezca un milagro de la medicina.

Si tienes una tiroides hiperactiva...

Este proceso es más lento, pero con el tiempo, el cambio es igual de asombroso. Puede tardar varios meses o incluso más para que tu salud mejore, pero con el tratamiento correcto, finalmente podrás librarte de los ataques de pánico, del corazón acelerado y de las manos temblorosas. Podrás dormir de nuevo, relajarte de nuevo, concentrarte de nuevo y disfrutar de la vida. Te sentirás mucho más que increíble: tranquilo y con energía, vital y relajado, con una salud boyante y confiable. Tu viaje puede tomar más, pero cuando finalmente llegues a un estado de salud sorprendente, disfrutarás de tu propio milagro médico.

Los siete mitos principales sobre la tiroides

En la segunda parte de este libro te daré una explicación exhaustiva sobre tu tiroides y tu sistema inmunológico. En la tercera parte aprenderás lo que la mayoría de los médicos pasa por alto y obtendrás todo lo que necesitas para trabajar más eficientemente con tu doctor. En la cuarta parte encontrarás cómo el plan de conexión con la tiroides puede ayudarte a revertir tus síntomas y apoyar tu cuerpo con un protocolo de dieta y estilo de vida comprobados.

Pero no quiero que tengas que esperar tanto para romper con los mitos desmoralizantes que rodean la disfunción tiroidea. Quiero que tengas algunos hechos sólidos a tu disposición desde ahora. Cuando tu médico te dice que no tienes un problema tiroideo y que te está tratando adecuadamente, puede ser realmente difícil creer lo opuesto. Cuando varios médicos están de acuerdo en que no tienes una disfunción tiroidea, es todavía más difícil contradecirlos. ¡La sabiduría convencional es una bestia muy poderosa!

Bien, es tiempo de matar a la bestia y liberarte de los mitos de la tiroides. Sólo porque muchas personas creen algo no quiere decir que sea verdad, y que muchos médicos crean algo no lo vuelve más verdadero. En mi primer libro, *The Autoimmune Solution*, relaté la historia de Ignaz Semmelweis, el médico húngaro que intentó convencer a sus compañeros médicos durante décadas de lavarse las manos entre partos para que no transmitieran gérmenes de una madre a otra. Se necesitaron más de 50 años para que esta noción moderna se volviera la norma, aun cuando su razonamiento nos parezca tan obvio ahora. Creo que en 50 años —esperemos que menos— estos mitos comunes sobre la tiroides parecerán igual de extraños como no lavarnos las manos. Pero quiero que tengas esta información *ahora*, así que empecemos:

Mito 1: Subir de peso, perder energía y tener poco deseo sexual son partes comunes del proceso de envejecimiento, y no hay mucho que puedas hacer al respecto.

Realidad: Estos síntomas suelen ser indicadores de disfunción tiroidea y hay mucho que puedes hacer al respecto.

Aquí es donde la medicina funcional es simplemente mucho mejor que la medicina convencional. Esta última tiende a ver el declive como inevitable y asume que el cuerpo se rompe naturalmente con la edad. Por supuesto, eso es cierto, pero hasta cierto punto, no necesariamente al grado en que la medicina convencional quiere que creas. De hecho, si apoyas el funcionamiento óptimo de tu cuerpo (si sabes lo que cada órgano y cada sistema necesitan para funcionar bien), puedes mantener un metabolismo activo, un deseo sexual vigoroso y un peso esbelto y sano, sin mencionar una fuente de energía fuerte y constante durante toda tu vida. Sí, puedes bajar la velocidad un poco con cada década, pero sólo un poco, pues la edad no es realmente el problema, sino el funcionamiento.

El problema es que la mayoría de las personas no sabe cómo apoyar el funcionamiento óptimo de su cuerpo y, por ende, cuando envejece, su funcionamiento empieza a colapsarse. Sin embargo, eso no es la edad, es una mala dieta; un intestino permeable; demasiadas toxinas de un mundo que está sobrecargado de metales pesados, químicos industriales y alimentos procesados; infecciones subyacentes; poco ejercicio o la clase de ejercicio equivocada, y demasiado estrés acumulado. Un exceso de medicamentos aumenta el abuso a tu cuerpo, incluyendo los antibióticos; los cuales, por cierto, afectan el funcionamiento intestinal y destruyen todas las bacterias buenas mientras promueven el aumento de peso, entre otros problemas.

La buena noticia, sin embargo, es que todo este mal funcionamiento puede corregirse por medio de decisiones más sanas, lo que es particularmente más emocionante para cualquiera con una disfunción tiroidea, un desorden autoinmune o ambos. Puedes mejorar tu funcionamiento y eliminar tus síntomas, y puedes lograrlo a cualquier edad. Nunca tendré el placer de conocer a la mayoría de ustedes, pero puedo ofrecerles el beneficio de mi experiencia en las páginas de este libro.

Mito 2: Estás en la perimenopausia o la menopausia, o acabas de tener un bebé, y la niebla mental, la depresión, el aumento de peso, los problemas hormonales y en general sentirte desgraciada son lo normal en este momento. El mejor tratamiento son pastillas anticonceptivas o remplazo hormonal.

Realidad: La disfunción tiroidea comienza frecuentemente cuando se acerca la menopausia o después de tener un bebé, pero el tratamiento adecuado puede hacer que te sientas optimista y enfocada, mientras mantienes un peso sano.

Una de las cosas que me enojan más sobre la medicina convencional es lo pesimistas que parecen los médicos convencionales sobre los prospectos de sus pacientes. ¡Aceptan mucho menos para sus pacientes de lo que yo estoy dispuesta a aceptar para los míos! Quiero que estés radiante y lleno de energía, esbelto y fuerte, y mentalmente lúcido mientras te sientes tranquilo y feliz. Sé que puedes lograrlo si tu tiroides está recibiendo el apoyo que necesita, al igual que el resto de tu cuerpo.

Muchos de los síntomas que parecen causados por hormonas femeninas tienen sus raíces en una tiroides enferma. Cierto, los cambios hormonales del embarazo, el parto y la menopausia suelen provocar una disfunción tiroidea, pero a veces es un funcionamiento tiroideo defectuoso lo que provoca la crisis de hormonas sexuales. De cualquier forma, cuando veo a una paciente con problemas de hormonas femeninas, me aseguro de revisar su tiroides también, y casi inevitablemente un tipo de problema hormonal conlleva otro. Esto significa que debemos tratar tanto la tiroides como los problemas de estrógenos y progesterona; de lo contrario, es probable que el sistema no tratado empeore al otro.

Así que, si estás cerca de la menopausia, o en ella, o lidiando con problemas de posparto, no asumas que no tienes *también* una disfunción tiroidea. Es enteramente posible que puedas resolver tus problemas de hormonas femeninas mediante un tratamiento de tiroides y del método Myers sin haber tomado nunca una pastilla anticonceptiva o remplazo de estrógenos.

Incluso si necesitas un tratamiento de remplazo de hormonas bioidénticas, lo más seguro es que esté incompleta sin la atención adecuada a tu tiroides, tu dieta y tu estilo de vida. Quédate tranquila con saber que resolver la disfunción tiroidea y apoyar la salud general de tu cuerpo hará una inmensa diferencia en cada una de tus hormonas.

Mito 3: La dieta no afecta tu tiroides.

Realidad: Por supuesto que sí, especialmente si tu disfunción tiroidea tiene un componente autoinmune.

Como aprenderás en la segunda parte, un aspecto significativo de las condiciones autoinmunes es el fenómeno conocido como *mimetismo molecular*. Eso es lo que puede ocasionar que tu sistema inmunológico se confunda entre un tipo de alimento y una parte de tu cuerpo.

Demos un paso hacia atrás y consideremos el problema de la sensibilidad alimentaria. Esto ocurre cuando tu sistema inmunológico decide que un alimento en particular es peligroso para tu cuerpo. El gluten —un grupo de proteínas encontrado en el trigo, la cebada, el centeno y muchos otros granos— suele provocar este tipo de sensibilidad. Cuando tu sistema inmunológico confunde el gluten como un invasor peligroso, moviliza un ataque de químicos asesinos cada vez que consumes un alimento con gluten. El pan, la pasta y los alimentos horneados son los que contienen más comúnmente gluten, pero éste también se utiliza como conservador y para espesar, así que puedes encontrarlo en un número importante de alimentos y salsas preparados y empaquetados.

Esta reacción violenta a una invasión de gluten puede provocarte efectos secundarios, como una nariz constipada, niebla mental, dolor de articulaciones, fatiga, erupciones en la piel, dolor de cabeza, indigestión u otra respuesta al intento de tu cuerpo de combatir al enemigo. Sin embargo, dado que la estructura molecular del gluten parece ser similar a la estructura de una célula tiroidea, consumir gluten también puede provocar un ataque a tu tiroides.

Ésa es la razón de que, cuando hago que mis pacientes de tiroides dejen totalmente el gluten, vemos una mejoría inmediata en su funcionamiento tiroideo y un descenso severo en sus anticuerpos tiroideos (indicadores de que el sistema inmunológico está listo para atacar la tiroides). La dieta hace totalmente la diferencia en su funcionamiento tiroideo, y si tienes una disfunción tiroidea autoinmune, hará una gran diferencia en tu salud general y en todo tu sistema inmunológico también.

En la cuarta parte aprenderás muchas otras formas en las que el funcionamiento tiroideo se ve afectado por la dieta. En la quinta parte tendrás la oportunidad de poner en acción el plan de conexión con la tiroides, así que podrás ver por ti mismo qué diferencia tan significativa puede hacer una dieta.

Mito 4: La salud de tu intestino no afecta tu tiroides.

Realidad: La salud intestinal es uno de los factores más importantes que afectan tu tiroides.

Aunque la salud intestinal es importante por muchas razones, es absolutamente vital para tratar y prevenir las condiciones autoinmunes. Después de todo, casi 80% de tu sistema inmunológico se encuentra justo del otro lado de tu pared intestinal. Si a tu pared intestinal le falta integridad —si toxinas y alimentos parcialmente digeridos se cuelan por ella—, tu sistema inmunológico recibirá el golpe. Como veremos en la segunda parte, puede provocar una condición autoinmune y un número de otros síntomas también. Mis pacientes con enfermedades autoinmunes —incluyendo la enfermedad de Hashimoto y de Graves— se sienten inmediatamente mejor cuando su intestino empieza a sanar.

Aprenderás más sobre la importancia de tu intestino en la segunda y en la cuarta parte, y en la quinta tendrás la oportunidad de descubrir si tienes una o ambas de las infecciones intestinales más comunes: sobrecrecimiento de levadura (conocida como *Candida*) y sobrecrecimiento de bacterias en el intestino delgado (SBID). De ser así, aprenderás cómo tratarlos y prevenirlos. También verás qué tan rápido te ayuda el plan de conexión con la tiroides a sanar tu intestino, el cual provee gran parte de tu salud general y la de tu tiroides. Por ahora, déjame decir nuevamente que éste es un aspecto de la salud que la medicina convencional tiende a ignorar. La medicina funcional, en contraste, se enfoca en la salud intestinal como el centro de tu bienestar general.

Mito 5: En estos días todos estamos estresados y dormimos poco. *Ése* es el problema, no un mal funcionamiento tiroideo.

Realidad: El estrés y los problemas de sueño nos causan muchos problemas, en parte por la forma en que interfieren con el funcionamiento tiroideo.

Como verás en la cuarta parte, estaré muy pendiente de tus hábitos de sueño y también haré hincapié en el problema del estrés. Si no tienes suficiente sueño reparador cada noche, tu tiroides sufrirá, y también tu sistema inmunológico. Si no encuentras formas de liberar el estrés, será doblemente malo. Tener un buen descanso y desestresarte son cruciales en el método Myers y en cualquier tratamiento efectivo de la tiroides y la disfunción autoinmune.

Sin embargo —y esto es muy importante—, puede que estés luchando con el sueño y el estrés *porque* tu tiroides está fuera de equilibrio. Cuando tu tiroides no funciona bien, todo tu cuerpo lo padece. Es un círculo vicioso, un callejón sin salida. Como aprenderás en la segunda parte, cada una de las células de tu cuerpo necesita hormona tiroidea para encenderse. Mientras que el sueño es una experiencia relajante y maravillosa, crear un sueño sano requiere cierta cantidad de trabajo de tu cerebro. Si tu cerebro no tiene suficiente hormona tiroidea, puede que no sea capaz de organizar el sueño.

De la misma manera, tu tiroides y tus glándulas suprarrenales —las cuales producen las hormonas de estrés— están relacionadas íntimamente. Así que, si tu tiroides se encuentra desequilibrada, tu funcionamiento suprarrenal también estará mal. Puede que tengas menos reservas para lidiar con el estrés, una tendencia mayor para explotar con nimiedades o una total falta de motivación y entusiasmo. Lo que es peor, tus hormonas de estrés pueden sobrecompensar por una baja hormona tiroidea, manteniéndote tenso hasta muy entrada la noche. Entonces, el insomnio, la irritabilidad, la apatía y el nerviosismo suelen deberse a una disfunción tiroidea, así como a una disfunción suprarrenal, por lo que darte la cantidad correcta de suplementos hormonales tiroideos puede hacer un mundo de diferencia.

Por último, los problemas de sueño y de estrés pueden resultar de una dieta y un estilo de vida pobres. Si no estás dándole a cada órgano, glándula y sistema lo que necesitan para funcionar; si tu cuerpo está sobrecargado con toxinas; si nunca liberas tu estrés, tu sueño y tus niveles de estrés se alterarán, junto con tu tiroides y tus glándulas suprarrenales. Y es así que un funcionamiento tiroideo y suprarrenal pobre sólo empeorará todo. Es un círculo vicioso; pero tienes el poder de romperlo. Ayuda a tu tiroides y a tus glándulas suprarrenales con el plan de conexión con la tiroides y te sorprenderá cómo se disuelven tus problemas de sueño y de estrés.

Mito 6: Si te sientes deprimido, ansioso, sin motivación o apático, es depresión, no disfunción tiroidea.

Realidad: Un funcionamiento tiroideo pobre *genera* depresión, ansiedad y falta de motivación, problemas que frecuentemente se resuelven o al menos se mejoran por medio de un tratamiento efectivo para la tiroides.

Soy la primera en estar de acuerdo en que la depresión es una condición compleja, al igual que la ansiedad, la niebla mental y la pérdida de motivación. Pueden estar involucrados muchos factores, una mezcla intrincada de lo físico y lo psicológico. Una vez dicho esto, es extraordinario lo mucho que tu cuerpo puede afectar tu estado de ánimo, e incluso más extraordinario el impacto que la dosis correcta de suplemento hormonal tiroideo puede tener sobre tus habilidades para procesar las emociones. Lo he visto una y otra vez: pacientes que están seguros de que sufrirán depresión toda su vida —incluyendo pacientes con una historia familiar de depresión— notan una transformación completa en su estado de ánimo tan pronto como se ajustan adecuadamente sus hormonas tiroideas.

Otro aspecto significativo de la depresión, la ansiedad y la niebla mental es la salud intestinal. Después de todo, 95% de tu serotonina —un antidepresivo natural crucial— se crea en el intestino. Cuando tus niveles de serotonina están bajos, te sientes ansioso, deprimido y pesimista, y puedes también lidiar con problemas de sueño. Cuando tus niveles de serotonina son óptimos, te sientes tranquilo, optimista, seguro de ti mismo y fuerte. Un aspecto clave del plan de conexión con la tiroides es sanar tu intestino, y eso también hará mucho por curar la depresión y la ansiedad, mientras se mejora significativamente el funcionamiento cerebral.

Así que, si estás luchando contra la depresión, la ansiedad, la niebla mental o una falta de motivación en general, por favor, por favor, *por favor*, considera que tu tiroides puede estar jugando un papel *significativo* en tu condición. Usa este libro. Trabaja con tu médico. Consigue el mejor diagnóstico y el mejor tratamiento posibles. Es probable que te sorprenda lo rápido que emerges a un mundo más claro y brillante.

Mito 7: Cuando te sientes "x" o mal, por lo general no hay nada que puedas hacer.

Realidad: Si comprendes cómo apoyar el funcionamiento de tu cuerpo, casi siempre puedes pasar de *mal* a *magnífico*.

Aunque dejé este mito al final, es probablemente el más importante de todos y el que quisiera que tuvieras más presente. Muchos problemas no aparecen en el radar de la medicina convencional; tu cuerpo puede estar funcionando dentro del rango referencial básico, pero te sientes fatal de todos modos. Muchos problemas que *sí* aparecen son casi imposibles de tratar con medicina convencional, excepto quizá con medicamentos que suelen causar sus propios problemas. La mayoría de los médicos convencionales simplemente no considera un problema genuino que te sientas menos que magnífico.

Pero yo sí, y lo considero un gran problema. Yo sé que si no te sientes de maravilla —lleno de energía, vital, con la mente clara y un peso sano—, entonces alguna parte del funcionamiento de tu cuerpo está mal. Tal vez tu tiroides no funciona bien, o tus hormonas sexuales están desequilibradas, o tus suprarrenales no tienen el desempeño que debieran. Lo más seguro es que tu intestino haya perdido parte de su integridad y esté empezando a permear. Estos problemas afectan tus neurotransmisores, tu sistema inmunológico, tus articulaciones, tus músculos y cada uno de tus órganos. Ese pequeño problema —"simplemente no me siento bien gran parte del tiempo"— indica problemas mucho más grandes a lo largo de toda tu anatomía.

Tal vez puedas soportar no sentirte tan bien durante muchos años, o quizá, tarde o temprano, "no tan bien" se vuelva enfermedad cardiaca, diabetes, una condición autoinmune u otro tipo de desorden crónico.

Tener una disfunción tiroidea puede volver tu vida una miseria. Cuando tu tiroides funciona bien, te sientes concentrado, con energía y completamente vivo. Escribí este libro para ayudarte a llegar ahí, para darte una visión detallada de cómo trabaja tu tiroides, qué puede estar mal y cómo corregirlo. Parte de esto puedes corregirlo trabajando con tus médicos, y parte puedes hacerlo tú solo. De cualquier forma, quiero que recibas la ayuda que necesitas para cambiar ese "no tan bien" por un "¡magnífico!" Quiero que tengas el apoyo que mereces para asegurar que tu tiroides, tu intestino, tu sistema inmunológico y todas las otras partes de tu anatomía funcionen totalmente bien. Eso es lo que te mantiene esbelto, con energía, radiante y optimista, y es la salud óptima a la que tienes derecho desde que naciste.

Capítulo 2

Sí puedo ayudarte

Cuando te sientes enfermo, cansado y asustado, no hay nada peor que escuchar a un médico darte respuestas, en mi opinión, imprudentes —diciendo, entre otras cosas, que no puede ayudarte—, lo que francamente hace que me hierva la sangre. Son demasiado comunes entre los médicos convencionales, y lo triste es que la mayoría de los pacientes las cree.

Eso termina aquí. En este capítulo conocerás a otros pacientes cuyos médicos les dijeron que la medicina *convencional* no podía ayudarlos, y quienes después buscaron ayuda en la medicina *funcional*. Quiero que sepas que no estás solo, que *sí puedes* recibir ayuda y que cualquier médico que descarta lo que le dices o te ignora está fallando en su deber profesional.

Este capítulo se trata de comprender lo frustrante que es recibir esa respuesta de tu médico —especialmente si ya la has recibido de varios—, por lo que quizá te verás identificado con las siguientes historias de otros pacientes. Y después de que las hayas leído veremos más de cerca por qué y cómo es que la medicina convencional les falla a tantos pacientes de tiroides.

También quiero que veas qué tan poderosos pueden ser ciertos cambios: obtener los nutrientes, las vitaminas y los minerales que tu tiroides necesita para producir hormona tiroidea y que tu cuerpo necesita para responder correctamente a esa hormona; sanar tu intestino; bajar tus niveles de inflamación; hacer la clase de ejercicio correcta para tu cuerpo, ni mucha ni poca; disminuir tu exposición a toxinas y mejorar la habilidad de tu cuerpo de desintoxicarse; curar infecciones subyacentes, y contrarrestar el estrés en tu vida con suficiente relajación para mantener tus hormonas de estrés en un nivel óptimo. Estos elementos del plan de conexión con la tiroides no son ficción, pero sí suelen ser minimizados por médicos convencionales como cambios que "realmente no harán mucha diferencia".

Pero, de hecho, la diferencia que hacen puede ser sumamente profunda; mientras tus síntomas se van, tu energía vuelve, tu ansiedad y tu depresión se quitan, y todo tu cuerpo disfruta de una vitalidad y un bienestar constantes y seguros.

Empezarás a experimentar estos beneficios cuando hayas completado el plan de 28 días del método Myers. Depende de tu condición, pero podrás sentirte cien por ciento mejor después de ese tiempo o quizá necesites varios meses para lograr una salud óptima completa. También puedes utilizar hierbas para calmar tu tiroides hiperactiva (si eres hipertiroideo) o trabajar con tu médico para determinar el tipo y la cantidad correctos de suplementos hormonales tiroideos (si eres hipotiroideo). De cualquier forma, como descubrieron los pacientes en este capítulo, los cambios contenidos en el método Myers pueden transformar tu salud y tu vida.

¿Cómo se ve el éxito?

La buena noticia es ésta: virtualmente todos los que están leyendo este libro pueden esperar alcanzar un estado de salud y bienestar radiantes. Si sigues el plan de conexión con la tiroides y, de ser necesario, trabajas con tu médico, finalmente puedes librarte de los síntomas listados en las páginas 30 y 31, sentirte vital y con energía, con un estado de ánimo equilibrado, un peso sano y una sensación de calma y optimismo.

Hay muchas rutas hacia esta meta, dependiendo de varios factores: ya sea que tengas hipotiroidismo o hipertiroidismo, que seas autoinmune o no, durante cuánto tiempo hayas tenido disfunción tiroidea y si tienes cualquier otra condición crónica. Esos otros factores ayudarán a determinar qué tanto tiempo te tomará sentirte de maravilla, así como lo que necesitas hacer después. Porque al final del día tu tiroides es un órgano vital; no puedes vivir sin ella. Si ha sido reducida con I-131, quirúrgicamente extirpada o incluso dañada por una inflamación crónica, necesitarás tomar cierta cantidad de suplemento hormonal tiroideo.

En mi libro *The Autoimmune Solution* te mostré cómo revertir los síntomas autoinmunes y renovar tu salud sin ningún medicamento o suplemento hormonal. Pero la tiroides y el sistema inmunológico son diferentes en ese aspecto. Esto es porque el sistema inmunológico es un conjunto que bioquímicos, los cuales son más flexibles y fáciles de modificar. La tiroides es un órgano vital, y una vez que se daña una parte significativa de ella, el daño es permanente. En ese caso, necesitamos compensar la hormona que la tiroides ya no produce.

Sin embargo, las noticias son todavía muy, muy buenas, porque una vez que hayas hecho los cambios de dieta y estilo de vida que tu cuerpo necesita, y una vez que estés tomando el suplemento hormonal tiroideo (*si* lo necesitas), puedes sentirte fantástico y disfrutar de una vida radiante y sana. Éstas son todas las opciones para ese buen resultado:

- Si eres hipotiroideo y descubriste tus problemas de tiroides temprano, tal vez puedes revertir tu condición completamente con el plan de conexión con la tiroides del método Myers. Puede ser que nunca necesites un suplemento hormonal tiroideo o cualquier otro tipo de tratamiento médico, y puedas depender enteramente de suplementos de dieta y cambios de estilo de vida.

- Si has sido hipotiroideo durante varios años, el daño a tu tiroides puede ser tan significativo que ya no puede producir suficiente hormona tiroidea para cubrir tus necesidades. Seguir el método Myers sí te ayudará a sentirte sano y fantástico, pero sólo si tu médico también te prescribe el tipo y la dosis correctos de suplemento hormonal tiroideo para compensar lo que tu tiroides ya no puede producir.

- Si eres hipertiroideo y no has tenido una reducción con I-131 o cirugía, es muy probable que puedas revertir tu condición a través del plan de conexión con la tiroides. Esto es cierto, ya sea que estés tomando actualmente un medicamento supresor tiroideo o no. Depende de tu condición, pero es posible que necesites varias semanas o incluso meses para dejar tu supresor y alcanzar una salud óptima. Una vez que lo hayas conseguido, sin embargo, continuar con el método Myers será básicamente todo lo que necesites; no más medicamentos ni hierbas, sólo la dieta y el estilo de vida correctos.

- Si eres hipertiroideo y te han reducido o quitado toda o parte de tu tiroides, o si tu tiroides se ha dañado de alguna otra forma, necesitarás tomar algún suplemento hormonal tiroideo para compensar la que tu tiroides ya no puede producir. No podemos regenerar tu tiroides, pero el método Myers puede ayudar a revertir tus síntomas y también podrás ser capaz de bajar tu dosis de suplemento hormonal.

De aquí en adelante, cuando mencione *revertir* en este libro, me refiero a revertir el daño a tu cuerpo y a tu sistema inmunológico, no el daño a tu *tiroides*. Podemos revertir los *síntomas* y una *respuesta autoinmune*. No podemos revertir el daño tiroideo, pero afortunadamente podemos compensarlo con la clase y la dosis correctas de suplemento hormonal tiroideo.

Martina: "Tus análisis se ven bien, simplemente estás envejeciendo"

Martina siempre había sido una mujer poderosa y llena de energía. Como abogada en un pueblo pequeño de Texas, era conocida y apreciada, así que, a finales de sus 40 años, decidió postularse para el concejo de la ciudad.

El esposo de Martina, un hombre de negocios local, apoyaba completamente la decisión de su esposa, y sus dos hijos —uno en el último año de preparatoria y el otro en el primer año de universidad— estaban orgullosos y emocionados por su madre. Aun así, el estrés de dirigir su campaña, además de mantener su práctica legal, empezó a ganarle a Martina y desarrolló una serie de síntomas que no había experimentado antes: fatiga, niebla mental, sentir frío frecuentemente, un aumento repentino de cinco kilos de peso más o menos, y lo más terrible de todo, pérdida de cabello.

Habían diagnosticado a Martina con hipotiroidismo después del nacimiento de su segundo hijo y había estado tomando una pequeña dosis de suplemento hormonal tiroideo durante los últimos 18 años. La tiroides de Martina simplemente no producía suficiente hormona tiroidea, así que necesitaba el suplemento para cubrir lo necesario. Hasta ahí, todo iba bien.

Entonces Martina empezó con los síntomas. Después de todos esos años, algo no estaba funcionando. Le pidió a su médico que revisara de nuevo sus análisis: "Sólo estás envejeciendo. Es normal bajar la velocidad. Intenta tomarlo con calma durante los próximos meses".

Martina no iba a aceptar que a los 48 años ya no pudiera vivir una vida ambiciosa y demandante. También conocía su cuerpo y *sabía* que algo andaba mal. Quería una mejor solución que "sólo relájate".

"No puedes cuestionar los análisis —insistió su médico—. Todo está ahí, en blanco y negro. Pero ya casi *tienes* 50, así que puede ser perimenopausia." Le recetó pastillas anticonceptivas para regular cualquier desequilibrio de las hormonas sexuales.

En lugar de mejorar las cosas, las pastillas empeoraron todo. Después de unas cuantas semanas, Martina estaba desesperada, tenía cambios de estado de ánimo, insomnio y oleadas ocasionales de ansiedad, además de su fatiga y su niebla mental ya existentes. Subió otros dos kilos y perdió incluso más cabello.

Martina había escuchado algunos de mis podcasts, en los que hablé sobre la importancia de escuchar al paciente. Eso le gustó, así que vino a verme. "Estos síntomas no me dejan vivir —me dijo—. No puedo trabajar. No puedo soportarlo. Quería que lo arregláramos juntos mi médico y yo, pero no me hizo caso. Como si yo debiera ajustarme al tratamiento, en lugar de él ajustar el tratamiento para *mí*."

Claramente, Martina estaba sufriendo, y yo estaba determinada a ayudarla, así que le hice una serie de análisis, incluyendo un perfil tiroideo completo, mucho más detallado de lo que su médico convencional había ordenado.

Mientras esperaba los resultados de Martina, le recomendé que empezara con el plan de conexión con la tiroides, el cual incluye varios suplementos que le darían a su tiroides los nutrientes necesarios para funcionar adecuadamente, así como los cambios de dieta y estilo de vida.

También quería que Martina dejara las pastillas anticonceptivas. Le expliqué que cuando tu sistema tiene demasiado estrógeno —especialmente el estrógeno sintético encontrado en las pastillas anticonceptivas y los tratamientos de remplazo hormonal—, tu cuerpo genera más de una proteína llamada *globulina fijadora de tiroxina* (TBG). Por lo general, la mayoría de tus hormonas tiroideas se une a las proteínas en tu sangre, dejando una porción libre para penetrar en tus células. Eso está bien, pero cuando tienes demasiada TBG, mucha más de tu hormona tiroidea se *une* y no queda suficiente *libre* para entrar en tus células. Es por eso que las pastillas anticonceptivas y el tratamiento de remplazo hormonal pueden empeorar una disfunción tiroidea.

De hecho, cualquier fluctuación en el estrógeno u otra hormona sexual puede limitar el funcionamiento de tu tiroides, así como cualquier interrupción de éste puede llegar a desajustar las hormonas sexuales. Ésa es la razón por la que restaurar el funcionamiento sano de la tiroides muchas veces permite que la mujer se embarace o ayude a concluir satisfactoriamente un embarazo. También es por lo que el embarazo, el posparto, la perimenopausia y la menopausia pueden desequilibrar el funcionamiento tiroideo.

Pensé que esto era parte de lo que había sucedido con Martina. Su segundo hijo había presionado su sistema al grado de necesitar una pequeña dosis de suplemento hormonal tiroideo. Ahora la perimenopausia lo estaba presionando aún más, al grado de que esa pequeña dosis ya no era suficiente.

Por último, aunque de ninguna manera menos importante, pensé que el estrés de la campaña de Martina estaba demandando demasiado de su tiroides. Muchas personas piensan que el estrés es un problema psicológico, pero estoy aquí para decirte que cuando te sientes estresado, ansioso o abrumado tu cuerpo responde a ello físicamente, tanto por medio de tus hormonas tiroideas como de tus hormonas de estrés. Tu tiroides, tus hormonas sexuales y las de estrés están interconectadas, por lo que cualquier cambio en cualquier parte de este sistema puede desajustar todo lo demás.

ESTRESORES FÍSICOS Y EMOCIONALES QUE PUEDEN DESEQUILIBRAR TU TIROIDES

Emocionales

- Abuso
- Envejecimiento de los padres
- Nacimiento de un hijo
- Problemas constantes con los niños
- Muerte de un ser querido
- Divorcio o ruptura, la pérdida de un amigo
- Conflictos familiares
- Dificultades financieras
- Enfermedad
- Despido o pérdida del trabajo
- Matrimonio
- Cambio de casa
- Trabajo nuevo, promoción, nuevo proyecto, otros retos laborales, incluyendo los esperados
- Relaciones nuevas, enamorarse (¡Sí, eso puede ser estresante!)
- Accidente
- Presiones en el trabajo

Físicos

- Enfermedad
- Insomnio, problemas de sueño; no dormir lo suficiente por cualquier razón
- Saltarse comidas
- Hacer ejercicio excesivo (ejercicio que es demasiado intenso o durante mucho tiempo)
- Trabajo físicamente demandante, que requiere cargar cosas, estar de pie durante largos periodos o cualquier otro esfuerzo excesivo
- Embarazo y posparto
- Accidente

Cuando hablé con Martina sobre el problema del estrés se enfureció y me dijo que no iba a dejar su campaña. "Por el contrario", le dije. Yo tengo una vida ocupada y demandante, como la mayoría de mis pacientes. La meta no es eliminar el estrés, sino *liberarlo*; alternar momentos estresantes con relajantes. De esa manera tu cuerpo tiene tiempo de recuperarse, tus hormonas de estrés se vuelven a equilibrar y tanto tu tiroides como tu sistema inmunológico se benefician inmensamente. Es por ello que "liberar el estrés" es una parte tan importante del plan de conexión con la tiroides.

Catorce días después, Martina me escribió a la oficina y me dijo que ya había perdido 1.5 kilos, y que se sentía más tranquila. Estaba durmiendo mejor y tenía mucha más energía. "¡Y todo eso sin medicamentos!", escribió maravillada.

Alrededor de ese tiempo recibí los análisis de Martina. Su médico podía haber pensado que se veían bien, pero yo no, de ninguna manera. Para empezar, tenía más información que él, pues los médicos convencionales tienden a analizar sólo un par de tipos de hormonas tiroideas. Yo busco tener una visión mucho más amplia. También interpreté los resultados de manera diferente. Los médicos convencionales buscan rangos de referencia normales, los cuales son muy amplios. Yo tengo estándares más altos para tu salud: busco niveles *óptimos*, que son mucho más estrechos. No quiero que simplemente puedas funcionar, quiero que lo hagas en el nivel más alto posible.

Si yo hubiera estado a cargo del cuidado de la tiroides de Martina justo después del nacimiento de su segundo hijo, habríamos podido arreglar su tiroides con hacer sólo algunos cambios en su dieta y estilo de vida. Pero después de 18 años de disfunción su tiroides ya no podía producir la cantidad adecuada de hormona por sí misma. Por lo tanto, además de hacer que Martina siguiera el método Myers, necesitaba recetarle la dosis y el tipo correctos de suplemento hormonal tiroideo. Con base en sus análisis, pensé que Martina no necesitaba aumentar la *cantidad* de suplemento hormonal, sino cambiar a un *tipo* más natural y efectivo.

La historia de Martina es un clásico ejemplo de por qué es tan importante tener un perfil tiroideo completo y no sólo confiar en una o dos cifras. También es un buen ejemplo de qué tan dinámicos pueden ser los problemas de tiroides y cómo tu médico necesita revisar tu situación continuamente. Durante años, Martina había estado bien con su dosis anterior de suplemento hormonal, pero luego empezó a enfrentarse a nuevas fuentes de estrés, tanto de la perimenopausia como de su campaña. Como resultado, su cuerpo respondió de forma diferente, así que su dosis anterior y el tipo de suplemento ya no estaban trabajando.

Prescribir pastillas anticonceptivas o un tratamiento de remplazo hormonal es una respuesta común cuando una mujer tiene problemas hormonales. Pero si esos problemas son causados en realidad por una disfunción tiroidea, ambos tratamientos frecuentemente empeoran las cosas en lugar de mejorarlas. Es lo que sucede cuando no llegas a la raíz del problema.

Le receté a Martina un nuevo suplemento hormonal tiroideo y después de días me escribió para decirme que sentía como si una luz se hubiera encendido de nuevo en su cerebro. Su mente estaba despejada. Durante las siguientes semanas tenía más energía de la que había sentido en años. Dejó de sentir frío y empezó a sentirse cómoda, lo que inmediatamente le dio esperanzas para el nuevo tratamiento. Alrededor de ocho semanas después ya había perdido el exceso de peso que tenía y, en menos de tres meses, su cabello estaba más grueso y sano que nunca, además decía sentirse 20 años más joven.

"Mi médico anterior me hizo sentir como una mujer quejumbrosa —dijo Martina en su última visita—. Como si sólo hubiera estado actuando difícil o quisquillosa, o algo así. Incluso cuando yo *sabía* que algo estaba mal, no me escuchaba, sólo veía los análisis. Soy una persona competente, una funcionaria profesional recién elegida, pero me trataba como una niña tonta que no podía entender de ciencia."

Respiró hondo. "Creo que durante todos esos años en realidad no estaba prestando mucha atención. Sólo me tomaba las pastillas que me daba y estaba contenta con que funcionaran. Lo bueno de toda esta situación es que ahora comprendo finalmente lo que sucede en mi cuerpo y lo que puedo hacer para permanecer sana."

Thomas: "Eres hombre, no puedes tener un problema tiroideo"

Thomas era director del departamento de contabilidad de una casa de bolsa local. Era un hombre cuidadoso y metódico, acostumbrado a documentar y analizar incluso los eventos más insignificantes, mismo rigor que tenía sobre el cuidado de su salud. Cada vez que veía al médico quería saber qué se estaba analizando, cuáles eran sus resultados y lo que el médico recomendaba. Luego quería que su doctor mantuviera un historial de qué tan bien funcionaban sus recomendaciones y si necesitaban modificarse.

A los 42 años, Thomas fue con su médico quejándose de fatiga, falta de tonicidad muscular y baja libido. Sentía que había perdido completamente su motivación y que tenía muy poca fortaleza física y emocional.

"Estoy acostumbrado a entrenar para maratones —le dijo a su médico—. Corro en dos cada año; ahora a duras penas puedo arrastrarme kilómetro y medio. Solía desear salir a correr; ahora le tengo pavor."

Thomas también le dijo a su médico que había aumentado cuatro kilos en los últimos tres meses, "aun cuando he estado llevando una bitácora de alimentación para asegurarme de que no estoy comiendo de más". Thomas había dejado los postres, el alcohol, la pasta y las papas, le aseguró al doctor. Sin embargo, su peso permanecía fuera de rango.

Finalmente, Thomas explicó: "Mi vida sexual parece estar en un alto permanente". Aunque le dijo al médico que su esposa y él habían disfrutado de una relación sexual activa antes, "ahora tenemos suerte si hacemos el amor una vez al mes".

El médico revisó los niveles de testosterona de Thomas y, claramente, estaban bajos. Le recetó una pequeña dosis de suplemento de testosterona, lo que le dio un poco más de energía y aumentó ligeramente su interés sexual. Sin embargo, el peso de Thomas continuaba incrementándose, además de que también comentó tener niebla mental, momentos en los que no podía recordar algo que acabara de hacer, dificultad para tener tres cosas en mente a la vez, incluso confundiendo dos grupos de cifras diferentes en el trabajo.

"Estas cosas suceden conforme vas envejeciendo —le dijo el médico—. Puedo aumentar la dosis de testosterona, pero algunas personas sufren de dolores de cabeza y acné cuando la dosis es muy alta. Puedo ofrecerte un antidepresivo, pero eso también puede causar niebla metal para algunos. Realmente no hay otro remedio que pueda darte."

Esta respuesta no le cayó bien a Thomas en lo absoluto. Los números y la precisión eran la forma de vida de Thomas, al igual que su orgullo. "Si no puedo hacer bien mi trabajo, no merezco tenerlo —me dijo en nuestra primera cita—. Y cuando mi cuerpo y mi cerebro están *mal*, ¡no puedo hacer mi trabajo bien!"

Thomas llegó conmigo recomendado por un amigo que había leído uno de mis blogs sobre el funcionamiento óptimo de la tiroides. Su amigo comprendió que yo ofrecía un rango más amplio de análisis y que había encontrado muchas veces la solución a problemas que otros médicos no podían resolver. Thomas pensó que valía la pena intentarlo.

Lo primero que pensé fue una disfunción tiroidea cuando Thomas me contó su problema. Pero cuando vi su historia clínica me di cuenta de que su médico anterior ¡ni siquiera había analizado su tiroides! Estaba horrorizada, pero no sorprendida. Muy seguido, los médicos simplemente asumen que los hombres —especialmente menores de 60 años— no tienen una disfunción tiroidea. Como resultado, no la analizan.

Es cierto que la disfunción tiroidea es siete veces más común entre mujeres que entre hombres, pero eso no significa que los hombres no pueden tenerla también. Vamos, ¡es un desorden de igual oportunidad! Muchos médicos convencionales, sin embargo, buscan en otras partes cuando tratan hombres, por lo que algunos otros, como Thomas, son mal diagnosticados.

En mi opinión, esto se encuentra muy cerca de una negligencia médica. Debería pedírsele un perfil tiroideo completo a cualquiera —hombre o mujer— que se quejara de alguno de los síntomas listados en las páginas 30 y 31, o de cualquiera de los desórdenes listados abajo. Es un estándar en la medicina funcional, pero no en la medicina convencional. Los médicos convencionales tienden a ser mucho menos sensibles a las señales de disfunción tiroidea, especialmente cuando el paciente no es una mujer de mediana edad.

Mientras esperábamos los resultados de los análisis de Thomas, le indiqué que iniciara el plan de conexión con la tiroides. Le dije que esto podía hacer una enorme diferencia en sus niveles de energía, en su estado de ánimo y en su equilibrio hormonal en general. Cuando recibiéramos los resultados, podríamos entonces considerar la necesidad de tomar un suplemento hormonal tiroideo.

Thomas estaba emocionado con el método Myers porque nunca le había gustado la idea de tomar suplementos hormonales "todos los días de su vida", como lo dijo. "¿Puedo hacer todo por medio de dieta y estilo de vida? —me preguntó—. ¿Eso sería suficiente?"

Le expliqué que si la disfunción tiroidea se diagnostica a buen tiempo, muchas veces la dieta y el estilo de vida sí *pueden* ser suficientes. Podemos ayudar a que la tiroides funcione mejor al darle lo que necesita (nutrientes, vitaminas, minerales) y eliminando los obstáculos de su funcionamiento (sensibilidades alimentarias, intestino permeable, toxinas, infecciones, ejercicio excesivo y estrés). Lo que no podemos hacer, sin embargo, es *regenerar* la tiroides; si se ha dañado, el daño permanecerá y será necesario un suplemento tiroideo.

"Así que —le dije a Thomas— empecemos con el plan y veamos qué sucede. Las siguientes semanas deberán darnos una buena idea de si necesitas el suplemento hormonal o no."

DESÓRDENES QUE PUEDEN INDICAR UNA DISFUNCIÓN TIROIDEA

Si un paciente de cualquier edad o género presenta cualquiera de los siguientes síntomas o desórdenes, por rutina le pido una batería completa de análisis de tiroides:

- Trastorno por déficit de atención e hiperactividad (TDAH)
- Disfunción suprarrenal
- Anorexia
- Ansiedad
- Autismo
- Enfermedad autoinmune
- Niebla mental o problemas de memoria
- Enfermedad cardiovascular
- Constipación crónica
- Demencia
- Depresión
- Diabetes
- Disfunción eréctil
- Bocio o inflamación en el cuello
- Urticaria
- Desequilibrios hormonales
- Síndrome de intestino irritable (SII)
- Infertilidad o tendencia al aborto espontáneo
- Insomnio, inhabilidad para quedarse dormido o permanecer dormido
- Discapacidad para aprender o desarrollo tardío
- Problemas neurológicos
- Obesidad
- "Senilidad", cualquier problema emocional o mental similar relacionado con la edad
- Sobrecrecimiento bacteriano en el intestino delgado (SBID)

A Thomas le encantó la idea de tomar el control de su salud y siguió el método Myers al pie de la letra. Sin embargo le sorprendió mi recomendación de encontrar una forma de ejercicio menos intensa que correr, lo que había presionado su tiroides de más.

"Creí que el ejercicio era saludable —protestó—. Esperaba tener más energía para poder empezar a correr otra vez."

Le expliqué que nuestro cuerpo necesita una cierta cantidad de reto, de estrés, pero que hay un punto de rendimiento bajo o incluso negativo. Si presionas demasiado a tu cuerpo, tu tiroides y tus glándulas suprarrenales se rebelarán. Sueles empezar a producir demasiado cortisol, una hormona de estrés muy poderosa que puede afectar tanto tu tiroides como tu funcionamiento inmunológico. Hacer ejercicio en exceso puede minar tu tiroides, volver lento tu metabolismo e incluso hacer que subas de peso. Los cuerpos de algunas personas están diseñados para una presión muy dura, pero muchos de nosotros funcionamos mejor con un ejercicio menos demandante. Es la razón de que muchos de mis pacientes que corrían maratones o hacían triatlones, carreras Ironman o CrossFit descubrieron que su ejercicio intenso estaba acabando con su tiroides, y que una forma de ejercicio más ligera, aunque efectiva, podía realmente ayudarlos a tener más energía y bajar de peso.

Thomas estuvo de acuerdo con cambiar a Pilates y caminatas, lo que ayudaría a fortalecer su abdomen sin añadir estrés a su cuerpo. Para su sorpresa, se sintió lleno de energía casi inmediatamente, y pronto empezó a perder su exceso de peso. Después de sus primeras dos semanas con el método Myers, acordamos quitarle el suplemento de testosterona porque claramente no lo necesitaba ya: su vitalidad y su deseo sexual eran normales después de un mes. Su niebla mental se había disipado y Thomas se sentía realmente más ágil y enfocado que antes.

Mientras Thomas seguía el método Myers, su salud siguió mejorando y sus análisis lo demostraban. Su funcionamiento tiroideo no sólo volvió a la normalidad, sino que alcanzó niveles óptimos, y nunca necesité recetarle suplementos hormonales tiroideos. Thomas estaba feliz tanto de la mejoría en su salud como del control que sentía sobre su cuerpo.

"Lo que quiero de un médico es que me ayude a promover mi propia salud —me dijo enfáticamente en nuestra última cita—. Lo que me gusta del método Myers es que me permite tomar mi salud en mis propias manos."

Gloria: "estamos más preocupados por tu lupus"

Algunas veces, un paciente presenta otra condición seria, lo que hace que un médico convencional se enfoque en otra parte y se olvide de la tiroides. Esto es lo que sucedió con Gloria, una diseñadora independiente que había luchado durante años con lupus, un desorden autoinmune que se trata convencionalmente con medicamentos diferentes, la mayoría con efectos secundarios severos y una ventana de recuperación muy estrecha. Muchos pacientes autoinmunes están cambiando de medicamentos inmunosupresores cada seis o 12 meses, siempre esperando que la siguiente prescripción sea la que funcione mejor y durante más tiempo.

Ésta era la historia de Gloria también, y durante la última década había estado en la mayoría de los centros médicos más prestigiosos de Estados Unidos. Cuando finalmente llegó a mi oficina, después de leer *The Autoimmune Solution*, se sentía escéptica, pero esperanzada, especialmente al darse cuenta de lo extensos que eran mis análisis en comparación con los de sus médicos anteriores.

Ya sabíamos que Gloria tenía lupus, una condición que la dejaba sintiéndose fatigada y desmotivada. Esos eran síntomas de tiroides también, así que sus médicos simplemente asumieron que eran causados por el lupus. Sus doctores hicieron una revisión rutinaria de algunos aspectos de su funcionamiento tiroideo, pero al igual que con Martina, usaron un perfil de análisis limitado —muchos menos de los que yo pido— y, lo más significativo, no revisaron los *anticuerpos* de su tiroides.

La mayoría de las condiciones tiroideas es de naturaleza autoinmune, es decir, provocada por un sistema inmunológico fuera de equilibrio, atacando la tiroides. Tu sistema inmunológico utiliza anticuerpos para detectar a un invasor extraño, una bacteria o un virus que pueda causar daño a tu cuerpo. Cuando tienes una condición autoinmune, tu sistema inmunológico crea anticuerpos que atacan una parte de *ti*; en este caso, tu tiroides.

Ésa es la razón por la que mis análisis siempre incluyen a dos de los anticuerpos tiroideos más comunes, la peroxidasa tiroidea (TPO) y el anticuerpo de tiroglobulina (TG). Si los veo, sé que hay una disfunción autoinmune creciente. Algunas veces los anticuerpos aparecen años antes de que se presente la disfunción tiroidea, es decir, los anticuerpos están ahí, pero el sistema inmunológico todavía no empieza a atacar la tiroides, o no lo suficiente para causar algún daño. En ese caso, se puede prevenir muchas veces el daño a la tiroides siguiendo el método Myers y revirtiendo la disfunción autoinmune.

De hecho, cuando revisé los análisis de sangre de Gloria vi que algunos de sus resultados tiroideos eran normales e incluso óptimos, exceptuando que sí tenía altos niveles de anticuerpos. Cuando compartí mi diagnóstico con ella, quedó impactada.

"No comprendo cómo pudo haber sucedido —decía—. He visto a tantos especialistas prestigiados. ¿Me quieres decir que ninguno de ellos se dio cuenta de esta otra condición?"

Aunque para mí era inaceptable que no la hubieran diagnosticado, podía darme cuenta de cómo había sucedido. La medicina convencional cree que, al ser responsable el sistema inmunológico por los desórdenes autoinmunes, incluyendo el lupus, la respuesta correcta es suprimir el sistema inmunológico por medio de un inmunosupresor. Como los médicos de Gloria habían estado tan enfocados en examinar su sistema inmunológico y sus síntomas de lupus, nunca se habían molestado en revisar sus anticuerpos tiroideos.

La buena noticia era que había notado los anticuerpos con tiempo para prevenir el daño a su tiroides. Como un enorme bono añadido, seguir el método Myers podía bajar el nivel de anticuerpos tiroideos para que su sistema inmunológico dejara de atacar su tiroides. También podíamos revertir su lupus y mejorar en general el funcionamiento de su sistema inmunológico.

Para su agrado, nuestra atención a su sistema inmunológico, su intestino y su tiroides dio grandes resultados. Cuando revisamos nuevamente los niveles de sus anticuerpos tiroideos, ya estaban a la mitad. Después de tres meses eran casi imperceptibles y sus síntomas de lupus habían mejorado enormemente, dejándola sin dolor y llena de energía por primera vez desde la adolescencia. Finalmente pudo dejar de tomar su medicamento para el lupus, lo que para Gloria pareció un milagro, y su tiroides revitalizada le dio una calma emocional y una claridad mental que nunca antes había experimentado.

"Por primera vez desde que tengo uso de razón, me siento realmente *sana* —me dijo—. No sólo nos deshicimos de algunos síntomas o revertimos la enfermedad, creamos toda una reserva de salud."

Taylor: "Sólo necesitas relajarte"

Taylor era una mujer joven y entusiasta de 20 años, que trabajaba como asistente legal en un despacho de abogados muy grande. Cuando empezó a trabajar ahí, amaba la presión, pero para cuando vino a verme estaba ansiosa y al límite, casi incapaz de quedarse sentada en una silla.

Taylor me dijo que su médico le había diagnosticado hipertiroidismo, una tiroides hiperactiva que ocasionaba temblores en sus manos y debilidad muscular. Se sentía nerviosa e irritable, y explotaba con cualquier desacuerdo o problema. Había estado perdiendo peso lentamente, aunque, me aseguró, "como igual que un cerdo; simplemente tengo hambre *todo el tiempo*". También estaba preocupada por tener de pronto evacuaciones frecuentes. Lo más preocupante era que en lugar de poder caminar rápidamente por uno o dos kilómetros —"lo que podía hacer antes"—, ahora tenía que descansar cada una o dos cuadras —"con el corazón desbocado"—.

Su médico convencional le dio las mismas tres opciones que yo tuve: medicamentos fuertes, reducción radiactiva de la tiroides o cirugía para quitar toda o parte de la glándula. Esas opciones aterrorizaron a Taylor, al igual que a mí. Cuando buscó en internet "tiroides, opciones naturales", encontró el podcast donde contaba la misma historia que leíste en la introducción. Decidió pedir mi ayuda porque sabía que comprendería por lo que estaba pasando.

Le conté a Taylor sobre las hierbas que recomendaba por lo general para suprimir una tiroides hiperactiva naturalmente. También le comenté sobre el plan de conexión con la tiroides del método Myers y cómo ayudaría al funcionamiento de su tiroides, su sistema inmunológico y su salud en general. Le dije que intentar suprimir una tiroides hiperactiva suele ser más difícil que ayudar a optimizar una tiroides hipoactiva, por lo que su tratamiento podía tomar varios meses.

Comprendía qué tan difíciles podían ser la ansiedad, los temblores y el insomnio, pero pensé que los métodos naturales tal vez funcionarían con ella si estaba dispuesta a llegar hasta el final. "Necesitas ser paciente y muy, muy gentil contigo misma —le dije—. Sólo tenemos que dar un paso a la vez."

El compromiso de Taylor dio resultados. Ocho meses después se vio premiada con la desaparición de sus síntomas y un impulso general a su salud. En su última visita hablamos sobre la diferencia entre su experiencia con la medicina funcional y con la medicina convencional.

"La medicina convencional ofrece estas soluciones generalizadas que a veces funcionan rápidamente, pero suelen tener efectos secundarios terribles —dijo pensativa—. Y una siente que todo está fuera de su control, como si fuera el médico el que estuviera al mando. Pero los médicos no pueden garantizar de todas maneras un buen resultado; podrías tener efectos secundarios o tus medicamentos podrían dejar de funcionar, o lo que sea." Respiró hondo. "Con tu visión, tomó meses antes de que me sintiera bien, ¡pero ahora me siento de maravilla! Siento que ahora sé cómo estar y mantenerme sana. Las decisiones son mías, el poder es mío. Para mí, eso bien vale un poco de paciencia."

¿Por qué la medicina convencional falla tan seguido?

No estoy diciendo que la medicina convencional *nunca* le atine a un problema tiroideo. Algunas veces un paciente tiroideo acude con un médico convencional, recibe una dosis efectiva de suplemento hormonal tiroideo y los síntomas se van. Pero también —como descubrieron Martina, Thomas, Gloria y Taylor—, la medicina convencional no da en el blanco.

Pacientes como Thomas no son diagnosticados adecuadamente. Pacientes como Martina no reciben la dosis correcta de suplemento hormonal tiroideo. Pacientes como Gloria no tienen los análisis que necesitan. Pacientes como Taylor no reciben buenas opciones. Con una frecuencia alarmante, los pacientes son medicados por otras condiciones que no son disfunción tiroidea: pastillas anticonceptivas o tratamiento de remplazo hormonal para calmar problemas de perimenopausia y menopausia, testosterona para la poca energía y el bajo deseo sexual, betabloqueadores para un corazón acelerado, pastillas para dormir por el insomnio, antidepresivos para la depresión, ansiolíticos para la ansiedad… y la lista sigue.

Para los pacientes autoinmunes, el problema es aún peor. Si tienes enfermedad de Hashimoto —condición autoinmune de una tiroides hipoactiva—, por lo general se prescribe un suplemento hormonal tiroideo, pero rara vez se ofrece cualquier información sobre lo que está sucediendo realmente en tu cuerpo, ya no digamos cómo usar la dieta y el estilo de vida para revertir tus síntomas y prevenir otra enfermedad autoinmune. (Recuerda, una vez que tengas una enfermedad autoinmune, eres tres veces más propenso a desarrollar otra.) Si tienes enfermedad de Graves, sólo están las terribles opciones que te mencioné en la introducción, medicamentos fuertes, destruir la tiroides con yodo radiactivo o quitarla por completo.

Y si tienes otra condición autoinmune y una tiroides disfuncional, como Gloria, tus opciones son aún peores. El medicamento inmunosupresor que se prescribe convencionalmente para muchas condiciones autoinmunes puede aliviar algunos síntomas, pero suele estar acompañado de efectos secundarios debilitantes. Aún más, estos medicamentos realmente suprimen tu sistema inmunológico, lo que puede dejarte abierto a desarrollar otra enfermedad autoinmune o peor, incluso cáncer. Estos medicamentos pueden no funcionar en lo absoluto o pueden funcionar sólo durante algunos años o algunos meses. Luego debes aumentar la dosis o cambiar a un nuevo medicamento inmunosupresor. Puede ser un proceso desmoralizante, y a veces devastador.

Mientras tanto, lo que virtualmente ningún médico convencional ofrece —para cualquier tipo de condición tiroidea o autoinmune— es una dieta y un estilo de vida que puedan llegar a la raíz del problema. Como expliqué en *The Autoimmune Solution*, puedes mejorar extraordinariamente un desorden autoinmune al seguir los cambios de dieta y estilo de vida descritos en el método Myers. Como Thomas y muchos otros pacientes han descubierto, pueden hacer mejorías similares en un desorden tiroideo (aunque en algunos casos sea necesario tomar cierto suplemento hormonal tiroideo también).

Entonces ¿qué sucede? En mi opinión, todo vuelve a las diferencias entre la medicina convencional y la funcional. Veámoslo más de cerca.

Medicina convencional *versus* medicina funcional: ¿cuál es la diferencia?

La medicina convencional es la que la mayoría de los médicos ejerce y la que se enseña en la escuela de medicina. Es la que seguramente ejerce tu médico también. La medicina convencional tiende a enfocarse en definir un diagnóstico para una enfermedad en específico. Después, se trata esa enfermedad —o quizá sólo sus síntomas— con un medicamento en específico. Si el medicamento tiene efectos secundarios, los médicos convencionales muchas veces recetarán más medicamentos para tratarlos. Si un paciente tiene dos desórdenes diferentes —digamos, lupus y un problema tiroideo—, el médico convencional probablemente enviará a ese paciente con dos especialistas diferentes, quizá un reumatólogo y un endocrinólogo.

La medicina funcional hace un acercamiento muy distinto. En lugar de dividir el cuerpo en sistemas y especialidades separadas, lo ve como un sistema completo e integrado. En lugar de intentar tratar sólo los síntomas, la medicina funcional se enfoca en atender la raíz de una enfermedad, en prevenirla y en lograr una salud absoluta, es decir, alcanzar el *funcionamiento* óptimo de todos los aspectos del cuerpo.

Dejemos algo claro: tanto la medicina convencional como la funcional se basan en ciencia. Mientras que algunos practicantes funcionales son quiroprácticos, neurópatas y osteópatas, muchos de nosotros somos médicos y fuimos a las mismas escuelas de medicina que los doctores convencionales. Por ejemplo, yo estudié medicina, luego hice una residencia de tres años en urgencias. Fui incluso médico residente en urgencias y para el departamento de pediatría durante varios años. Y después de todo eso, pasé dos años haciendo entrenamiento adicional en el Instituto de Medicina Funcional.

De hecho, la medicina funcional suele apoyarse en investigaciones médicas de vanguardia que todavía no se aplican en la medicina convencional. Increíblemente, la mayoría de las investigaciones requiere en promedio 18 años para volverse parte de la rutina común de un médico, pero los doctores de medicina funcional tienden a ser pioneros, encontrando nuevas formas de incorporar los descubrimientos médicos en su práctica.

El diagnóstico es el final para el médico convencional: encontrar el diagnóstico y la pastilla correcta para tratar la enfermedad o el síntoma. En la medicina funcional, el diagnóstico es sólo el principio. A partir de ahí nos enfocamos en encontrar el *porqué*: ¿Por qué te dio esta enfermedad en particular? ¿Cuál es la causa principal? ¿Cómo podemos arreglar el problema de raíz y revertir la enfermedad, y cómo podemos prevenir futuras enfermedades?

Otra diferencia clave es el tipo de tratamiento en que nos enfocamos. Los médicos convencionales se apoyan generalmente en medicamentos hechos para desórdenes y síntomas en específico. Los doctores de medicina funcional usan medios naturales tanto como sea posible para mejorar el funcionamiento completo del cuerpo, así como para enfocarse en órganos y sistemas en particular. Nos apoyamos en dieta, suplementos, hierbas y estilo de vida, incluyendo sanar el intestino, controlar las toxinas, curar infecciones y liberar el estrés. También prescribimos medicamentos y cirugías cuando son las mejores opciones.

Para las condiciones tiroideas, la medicina funcional usa análisis de laboratorio de última generación para crear el diagnóstico más preciso. Usamos los mismos análisis tiroideos disponibles para los médicos convencionales, pero pedimos perfiles más completos y los interpretamos de forma diferente. Muchos de los médicos convencionales quedan satisfechos si tus análisis entran dentro de los rangos de referencia básicos considerados normales. Los doctores de medicina funcional no buscan lo normal, sino lo excelente, óptimo, la mejor salud y el mejor funcionamiento posible para cada parte de tu cuerpo.

Esto todavía me hace cuestionarme por qué la medicina convencional hace un trabajo tan sorprendentemente malo al tratar las condiciones tiroideas. ¿Por qué no hacen los análisis que nosotros hacemos? ¿Por qué no usan las opciones de tratamiento tan vastas que tenemos? Todos se basan en ciencia segura y harían una inmensa diferencia, incluso sin los extraordinarios beneficios de la dieta y el estilo de vida.

¿Debemos culpar a las escuelas de medicina que enseñan casi nada sobre los efectos de la dieta y los cambios de estilo de vida? ¿O a las compañías de seguros que no quieren pagar por muchos análisis y les permiten a los médicos sólo 15 minutos de consulta?

¿El problema es que los médicos convencionales tienden a estar extremadamente ocupados y saturados, haciendo que les sea difícil mantenerse al tanto de las últimas investigaciones? ¿Por qué al menos no han cambiado sus rangos de referencia, lo cual recomendó la Asociación Americana de Endocrinólogos desde 2003? No lo sé, pero la mayoría no lo ha hecho.

La disfunción tiroidea es ciertamente difícil de diagnosticar para cualquiera de nosotros. Los síntomas pueden imitar los de otras enfermedades y suelen estar interconectados con otros desórdenes. La depresión, la ansiedad, la niebla mental, la fatiga, el aumento de peso y el insomnio pueden tener múltiples causas, lo mismo que la debilidad muscular, los temblores y las palpitaciones cardiacas. Lo que es peor, muchos medicamentos tienen efectos secundarios que se asemejan a una disfunción tiroidea, y si te está tratando un médico convencional —sobre todo cuando estás envejeciendo—, lo más probable es que tomes uno o más medicamentos. (Una persona común entre los 65 y los 69 años toma casi 14 prescripciones al año; de los 80 a los 84, la cifra aumenta a 18.)

Una ventaja enorme de la medicina funcional es ser *personalizada*, un acercamiento individualizado a cada paciente. Por consiguiente, pasamos gran parte del tiempo escuchando a cada persona que acude para recibir nuestra ayuda, asegurándonos de escuchar toda la historia e identificar todos los múltiples factores que pueden estar involucrados. Mi primera cita con un paciente dura 80 minutos para que realmente tengamos tiempo de cubrir cada posible elemento que pueda afectar su salud. La medicina convencional se inclina hacia unos cuantos diagnósticos rápidamente identificables, por lo que muchos médicos saturados tienden a querer elegir el primer problema que reconocen, ignorando las preocupaciones y las opiniones del paciente. Esto puede ser un problema particular para las mujeres, especialmente mayores, quienes pueden disparar los estereotipos de sus médicos, considerándolas "histéricas", "siempre quejándose" y "preocupadas por trivialidades".

Tal vez lo más importante es la forma en que muchos médicos convencionales han creído el mito de que nuestro cuerpo *está destinado* a descomponerse y que esa salud radiante es una meta realmente inalcanzable, especialmente cuando envejecemos. Si eres un médico y ésa es tu visión de la salud, entonces te conformarás con menos.

La medicina funcional es mucho más optimista. Sabemos que la edad no es el problema principal, sino el funcionamiento. Si tú le das a tu cuerpo el apoyo correcto de alimento y actividades, y si lo proteges de las toxinas y los alimentos dañinos que lo merman, permanecerás vital y lleno de energía toda tu vida. *Sabemos* que puedes lograr una salud y un funcionamiento óptimos a cualquier edad, y no vamos a detenernos hasta que llegues ahí.

Ciertamente, en las enfermedades autoinmunes —las cuales incluyen una vasta porción de desórdenes tiroideos— las diferencias son sorprendentes. Como expliqué en *The Autoimmune Solution*, la mayoría de los médicos convencionales acepta un estándar de mejoría muy bajo cuando se trata de autoinmunidad. Están convencidos de la noción de que un sistema inmunológico roto no puede componerse, por lo que sólo tratan de medicar tus síntomas, con todos los problemas que eso conlleva: medicamentos que no funcionan bien, medicamentos que dejan de funcionar, efectos secundarios molestos, perturbadores o devastadores que después requieren también de medicamentos.

En contraste, el método Myers puede revertir las condiciones y los síntomas de autoinmunidad por medio de medios naturales, incluso si no puede revertir cualquier daño ya hecho a tu tiroides. Aun así, e incluso si debes tomar un suplemento hormonal tiroideo, el método Myers te permite lograr una vida libre de dolor y de síntomas, llena de energía, vitalidad y bienestar. Ha sucedido para miles de mis pacientes y decenas de miles de mis lectores. Puede funcionarte a ti también.

SEGUNDA PARTE

Comprende tu tiroides

Capítulo 3

¿Qué es la tiroides?

Si diera premios a diferentes partes del cuerpo, le daría a la tiroides el premio de la más importante y la menos apreciada. Esta pequeña glándula en forma de mariposa es la verdadera fuente de energía de todo tu cuerpo porque las hormonas que produce pueden crear energía para cada una de tus células. Sin la cantidad exacta y el tipo correcto de hormona tiroidea, tus células no pueden reproducirse adecuadamente, tus órganos no pueden funcionar a niveles óptimos y tu metabolismo se desequilibra por completo, ya sea volviéndose tan lento que parece gatear (*hipo*tiroidismo) o acelerando a una velocidad frenética (*hiper*tiroidismo).

De hecho, tu tiroides produce no uno, sino cuatro tipos de hormonas tiroideas, dos de los cuales se convierten en otros tipos de hormonas. Podemos estar agradecidos de que este sistema sea tan complejo porque obtener exactamente la cantidad y el tipo correcto de hormona tiroidea para cada célula es una tarea inmensamente importante. Sólo un ligero desequilibrio y te sientes fatal.

Tu necesidad de hormona tiroidea es también compleja y dinámica. En días en los que estás muy activo, estresado de más o luchando contra un resfriado, tu tiroides trabaja más duro; cuando no duermes lo suficiente, tu tiroides lo padece; cuando comes alimentos que estresan tu intestino, tu sistema inmunológico o tus glándulas suprarrenales, tu tiroides sufre, y cuando tu equilibrio hormonal cambia —como sucede para las mujeres durante el embarazo, el posparto, la perimenopausia y la menopausia, y para los hombres durante la andropausia—, tu tiroides también recibe el golpe.

La buena noticia es que una vez que comprendes cómo dar apoyo a tu tiroides, puedes asegurarte de que este órgano vital reciba todo lo que necesita para realizar su complejo y demandante trabajo. Así que veamos más de cerca cómo tu cuerpo crea, regula y entrega tus hormonas tiroideas, un proceso intrincado que empieza en lo profundo de tu cerebro.

Tu hipotálamo, el cual reside en tu cerebro, tiene que hacer muchas tareas reguladoras vitales. Determina cuando sientes hambre y qué tanta, regula tu sed, maneja tu sueño, controla tu temperatura corporal y dirige la producción de una gran cantidad de hormonas, incluyendo todas las formas de hormona tiroidea.

Yo veo el hipotálamo como un gerente ocupado, sentado frente a un inmenso panel de control; de cierta manera, como el controlador de vuelo de tu cuerpo. Constantemente entra información que tu hipotálamo debe interpretar. Después, basándose en su compresión de esa información, manda los comandos de varias respuestas bioquímicas, como un controlador de vuelo cambiaría el trayecto de un avión que fuera a llegar.

Para manejar tu tiroides adecuadamente, tu hipotálamo supervisa constantemente los niveles de hormona tiroidea en tu sangre. Si tus niveles parecen bajos, tu hipotálamo libera un mensajero bioquímico: la hormona liberadora de tirotropina, o TRH. La meta principal de esta hormona es —como su nombre sugiere— asegurarse de que cierta hormona tiroidea se libere hacia tu torrente sanguíneo. Pero el hipotálamo no puede comunicarse directamente con tu tiroides; debe ir por otro canal, a través del órgano vital conocido como *hipófisis*.

EL HIPOTÁLAMO: TU GLÁNDULA MAESTRA

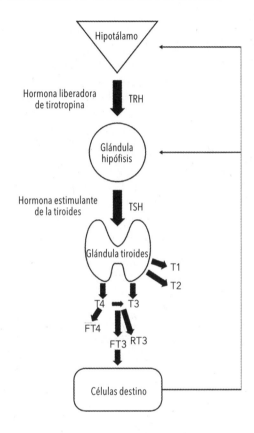

Tu hipófisis: la segunda al mando

La hipófisis es una glándula del tamaño de un chícharo localizada en la base de tu cerebro. Recibe un montón de órdenes de parte de tu hipotálamo y está justamente debajo de él. Tu hipófisis se encarga de regular varios procesos principales, incluyendo el crecimiento, la reproducción, la lactancia y el estrés.

Es así que, cuando tu hipotálamo envía sus TRH a la hipófisis, ésta libera una hormona por su cuenta, la hormona estimulante de la tiroides, o TSH, la cual va directamente a tu tiroides, *estimulándola* para liberar algunas hormonas tiroideas en tu torrente sanguíneo.

Hasta aquí tienes dos cuestiones:

- **Cada vez que pienses en tu tiroides, tienes que pensar en toda la red de órganos, glándulas y bioquímicos.** Un funcionamiento tiroideo adecuado no depende sólo de un órgano, sino de tres: tu tiroides, tu hipotálamo y tu hipófisis. Como veremos más adelante en este capítulo, las hormonas sexuales y las hormonas de estrés también entran en juego, y como veremos en el capítulo 4, el sistema inmunológico y el intestino también están involucrados. Así que no pienses en *tiroides*, piensa en *red*. Esto te ayudará a visualizar todas las formas diferentes en las que tu tiroides necesita apoyo y todas las formas en las que tienes el poder de dárselo.
- **Tus niveles de TSH son una fuente importante de información sobre tu tiroides.** Aunque tu hipófisis produce tu TSH, es un indicador crucial del estado de tu tiroides. Si los niveles de TSH son demasiado altos, sugiere que tu tiroides necesita más estímulos, lo que a su vez sugiere que tal vez algo anda mal con ella. Es la razón de que muchos profesionales analicen los niveles de TSH, aunque no se produzca en la tiroides.

Tu tiroides: combustible y energía para tu cuerpo

Cuando tu tiroides siente ese ligero golpe de la TSH, ¿qué sucede? De tu sangre toma *yodo* (un mineral) y *tirosina* (un aminoácido), y los usa para producir *hormonas tiroideas*, las cuales libera después a tu torrente sanguíneo.

Para ser más específicos, tu tiroides convierte la tirosina en *tiroglobulina* y luego la une a uno, dos, tres o cuatro átomos de yodo. Llamamos a estos cuatro tipos de hormonas tiroideas T1, T2, T3 y T4, respectivamente.

Para ser honestos, no sabemos mucho de la T1 y la T2; comprenden sólo un minúsculo porcentaje de la producción de tu glándula tiroides. Pero debo admitir que despiertan mi curiosidad. El cuerpo no hace nada sin una muy buena razón, así que quizá algún día descubriremos toda una nueva frontera en la salud de la tiroides cuando aprendamos más sobre estas misteriosas hormonas. Mientras tanto, a menos de que seas un investigador científico, puedes olvidarte en general de ellas y enfocarte en la T3 y la T4.

La T4 (tiroglobulina más cuatro átomos de yodo) es la producción principal de tu glándula tiroides. Ésta es la forma de *almacenaje* de la hormona, circulando por todo tu torrente sanguíneo y guardada en tus tejidos. Sin embargo, la T4 no entra realmente en tus células, así que no afecta tal cual tu energía, tu metabolismo o tus síntomas. Para eso necesitas la T3, la forma *activa* de la hormona: tiroglobulina más tres átomos de yodo.

Tienes dos fuentes de T3. Tu tiroides misma libera cierta cantidad, pero otra parte se convierte a partir de la T4. Éste es un sistema realmente elegante y efectivo. La presencia constante de la T4 en tu torrente sanguíneo y tus tejidos significa que tu cuerpo puede sacar un poco de T4 del depósito y convertirlo en T3 cada vez que necesite un poco más de ésta. Piensa en la T4 como dinero en el banco y en la T3 como dinero en tu mano. Cuando tu sistema de señalización de la tiroides trabaja óptimamente, tienes dinero en tu mano de forma instantánea cada vez que lo necesites, pero nunca tienes *más* del que necesitas. Como cualquier buen administrador, mantendrás todo tu dinero extra a salvo en el banco.

Muy poca T3 en tus células y desarrollarás *hipo*tiroidismo, dejándote en riesgo con los síntomas mencionados en las páginas 30 y 31. Demasiada y tendrás *hiper*tiroidismo, señalada con los síntomas en la página 31. (Y por supuesto, algunas veces tendrás síntomas inusuales para cada condición, como la gente que *pierde* peso cuando es hipotiroidea. Ése es otro ejemplo de lo complejo e intrincado que puede ser el sistema de señalización de tu tiroides.)

Libre o ligada: ¿qué tanta hormona tiroidea está realmente disponible?

Ahora bien, podríamos hablar sobre lo intrincado del sistema endocrino todo el día, pero lo que realmente quieres saber es cuánta T3 está disponible para dar energía a tus células y cuánta T4 está disponible para convertirse en T3. Esto parece una simple pregunta, pero también puede llegar a ser muy complejo.

¿Qué tal si analizamos una muestra de sangre para saber cuánta T4 y cuánta T3 están presentes? Esto no nos diría realmente cuánta hormona tiroidea está disponible para encender tus células porque mucha de la hormona tiroidea no está libre, sino *ligada*: atada a proteínas que ayudan a transportarla a través de tu sangre.

La proteína clave a la que la hormona tiroidea se vincula se llama *globulina fijadora de tiroxina* (TBG). La T4 y la T3 se unen a la TBG —así como a otras proteínas—, volviéndolas no disponibles para tus células y tejidos hasta que tu cuerpo está listo para usarlas. De hecho, 99% de la hormona tiroidea en tu torrente sanguíneo está ligada, lo cual es simplemente otra forma muy elegante de tu cuerpo para asegurarse de que *nunca* se quede sin hormona. Esto puede verse desde que evolucionamos como humanos, cuando la gente no siempre podía contar con obtener los nutrientes que necesitaba su cuerpo para producir hormona tiroidea.

Un cuerpo sano tiene el nivel adecuado de TBG, es decir, el nivel que permite a tu hormona tiroidea operar lo más eficientemente para dar energía a tus células. Sin embargo, ciertos factores pueden alterar la producción de tu cuerpo de TBG. De nuevo, es cuestión de equilibrio: con muy poca TBG *no* se unirá suficiente hormona, lo que puede resultar en hipertiroidismo; con demasiada TBG se unirá *demasiada* hormona y puedes desarrollar hipotiroidismo.

Una gran cantidad de factores pueden afectar los niveles de TBG de tu cuerpo, principalmente los siguientes:

* **Niveles de estrógeno.** Tristemente, éste es un problema común porque muchos de nosotros —tanto hombres como mujeres— estamos sobrexpuestos al estrógeno. Las mujeres que toman pastillas anticonceptivas o tratamiento de remplazo hormonal están en riesgo de un exceso de estrógeno, así como todos los que estamos expuestos a los *xenoestrógenos*: químicos industriales que imitan el comportamiento de los estrógenos. Estos químicos pululan en el aire, en los alimentos y en el agua, así como en muchos productos de aseo personal (champú, desodorante, cremas y cosméticos).

- **Niveles corticoesteroides.** Si estás en tratamiento con *cortico-esteroides* —poderosos medicamentos antinflamatorios, como cortisona, hidrocortisona y prednisona—, tus niveles de tbg también se verán afectados. Dado que este tipo de medicamento se prescribe frecuentemente a pacientes autoinmunes, están en riesgo de un desequilibrio de TBG.

Dado que la hormona atada no afecta tu cuerpo mientras que la hormona libre sí, siempre mido la T4 y la T3 *libres*. Algunos médicos convencionales lo hacen también, pero muchos analizan sólo las cifras totales, lo cual no provee ni remotamente suficiente información, y muchos no miden siquiera estas hormonas. Ésta es una de las razones que vuelve tan importante comprender los análisis que tus médicos solicitan para asegurarte de que indiquen todos los que necesitas.

El proceso de conversión

Muy bien, entonces tienes todo ese resguardo de T4 en tus tejidos… ¿Cómo lo *saca* tu cuerpo del depósito y lo convierte en T3? Lo primero que debes comprender sobre el proceso de conversión es que lo provoca *localmente* la parte del cuerpo que necesite más hormona tiroidea. Sin embargo, la conversión en sí se realiza principalmente en el intestino, el hígado, los músculos esqueléticos, el cerebro y la tiroides. Éste es uno de los increíbles aspectos del sistema de señalización tiroideo, y permite respuestas precisas a una gran variedad de condiciones. Si tu estómago tiene problemas y necesita digerir un alimento en particular, las células de tu estómago necesitan más hormona tiroidea. Si tu cerebro tiene el desafío de una demanda estresante en particular —tu molesto compañero de trabajo dice algo insultante y tú estás haciendo acopio de tu autocontrol para no contestarle algo igualmente grosero—, tus neuronas necesitan más hormona tiroidea. Si tus piernas están sufriendo en una clase inusualmente intensa de *spinning*, las células de los músculos de tus piernas necesitan más hormona tiroidea. Dado que la hormona tiroidea da energía a cada una de tus células, la necesidad de tu cuerpo de ella es urgente, específica y cambiante.

Ésta es la razón por la que el sistema de señalización de la tiroides es tan intrincado. Diferentes partes de tu cuerpo se enfrentan continuamente a diferentes retos a lo largo del día y de la noche, y cada uno de esos retos requiere una cantidad diferente de hormona tiroidea. Digerir una ensalada requiere menos energía que digerir un filete; caminar a la esquina requiere menos energía que correr; soportar a tus compañeros de trabajo requiere menos energía que una pelea intensa con tu pareja, así que tu cuerpo ha desarrollado este impresionante sistema para atender una amplia variedad de demandas físicas, mentales y emocionales.

Pero al igual que una computadora puede romperse más fácilmente que un ábaco, tu sistema de señalización de la tiroides puede romperse en muchas partes. Su propia complejidad, flexibilidad y especificidad significa que hay muchas formas en que algo puede salir mal.

Ahora bien, ¿cómo exactamente convierte tu cuerpo la T4 en T3? Hay una enzima llamada *deiodinasa*, esencial para el proceso. Esta enzima necesita selenio, zinc y hierro para funcionar adecuadamente; un motivo más por el que la dieta es crucial para un buen funcionamiento tiroideo. Le quita uno de los átomos de yodo *externos* a la T4, convirtiéndola en T3 libre, la cual está ahora lista para entrar en tus células y darles energía.

El proceso de entrada

¡Espera, no tan rápido! La T3 puede estar lista para entrar en tus células, pero eso también es un proceso complejo. Para que pueda pasar a través de la membrana de cada célula, la T3 necesita la ayuda del *cortisol*, un bioquímico increíblemente poderoso e importante involucrado en un sinnúmero de funciones vitales. Hablaremos más de él cuando veamos la relación entre la función tiroidea, las glándulas suprarrenales y el estrés, pero por ahora sólo digamos que si tus niveles de cortisol están bajos, a tu T3 le costará trabajo pasar de tus tejidos, donde realmente no te ayuda, a tus células, donde sí. Resumen:

- *El cortisol es vital para un sano funcionamiento tiroideo.* Sin suficiente cortisol en tu sistema no tendrás suficiente T3 en tus células y terminarás con los síntomas hipotiroideos debilitantes listados en las páginas 30 y 31.

Otro factor en este proceso de entrada es la salud de tu pared celular. Paredes celulares o *membranas* fuertes y sanas mejoran en gran medida el funcionamiento celular, permiten que tus células *dejen pasar* las hormonas y los nutrientes que necesitan mientras les ayudan a *dejar afuera* toxinas y otras sustancias que puedan interferir con su funcionamiento.

Un gran número de nutrientes son de ayuda para la salud celular, pero el principal de ellos es la grasa saludable. La razón es que tus paredes celulares están hechas de grasa, ¡así que querrás asegurarte de darles materiales de construcción de alta calidad! Comer grasas dañinas, especialmente grasas trans o hidrogenadas, destruye la salud de tus paredes celulares, además de interferir con tu salud intestinal. Aprenderás más al respecto en la cuarta parte.

La energía dentro de tus células

Has convertido exitosamente T4 en T3 y has usado el cortisol para mover la T3 hacia tus células. ¿Ahora qué? Éste es el momento de la verdad, por así decirlo, porque es cuando tu tiroides en realidad gobierna tu metabolismo. Dentro de cada célula hay estructuras conocidas como *mitocondrias*, las verdaderas fuentes de energía de tus células, asimilando la glucosa (un tipo de azúcar) y el oxígeno, y convirtiéndolos en energía. La T3 ayuda a regular este proceso.

Toma un momento e imagina los trillones de mitocondrias jalando el azúcar y el oxígeno de tu sangre y transformándolos en energía, célula tras célula tras célula. Piensa en todas esas pequeñas plantas de energía trabajando juntas para mantenerte encendido; luego visualiza tu tiroides enviando justo la cantidad adecuada de hormona tiroidea a cada célula, manteniendo la mitocondria funcionando en el nivel correcto. Ése eres tú, vital y con energía.

Estas reacciones a nivel microscópico trabajan juntas para controlar todos tus procesos metabólicos cruciales: el ritmo cardiaco, la regulación del peso, los niveles de energía, la función cerebral y muchos más. Por lo que, cuando tu tiroides no funciona bien, desequilibra el funcionamiento celular en uno o en todos estos sistemas. El resultado es una amplia gama de síntomas que pueden parecer inconexos (la razón de que la disfunción tiroidea muchas veces no se diagnostique), pero que pueden rastrearse hasta tu tiroides.

T3 inversa: metiendo el freno

El sistema de señalización de la tiroides tiene una forma más de regular el delicado equilibrio de la tiroides y la producción de energía en tus células. Existe otra hormona, llamada T3 inversa, la cual se forma a partir de la T4, al igual que la T3. Recordarás que la T4 se vuelve T3 cuando uno de sus átomos *externos* de yodo se va. La T4 se vuelve T3 inversa cuando uno de sus átomos hormonales *internos* se va.

Al igual que la T4, la T3 inversa es *inactiva*, es decir, no regula ni estimula la producción de energía dentro de tus células. Lo que hace es adherirse a los receptores dentro de tus células, donde la T3 libre se alojaría normalmente. Si la T3 inversa toma un receptor, deja menos espacio para la T3 libre. Es la inteligente forma de tu cuerpo para modular la cantidad de T3 libre en tus células. Si la T3 libre es el combustible alimentando esos motores mitocondriales, la T3 inversa es el freno, bajando la velocidad.

Puedes ver por qué es importante medir tu T3 inversa, así como la proporción entre la T3 libre y la T3 inversa. Ambas medidas son un indicador crucial de lo que está ocurriendo realmente dentro de tus células, lo que te permitirá saber si están obteniendo la cantidad correcta de combustible o demasiado freno. Desafortunadamente, la mayoría de los médicos convencionales no analiza la T3 inversa.

¿QUÉ ESTIMULA LA PRODUCCIÓN DE TU CUERPO DE T3 INVERSA?

- Metales pesados —particularmente arsénico, cadmio, plomo y mercurio—, los cuales entran a tu cuerpo por medio de una gran variedad de factores ambientales. (Para más información sobre metales pesados y otras toxinas, ve el capítulo 8.)
- Ejercicio extenuante porque tu cuerpo no puede distinguir entre CrossFit, Ironman y maratones, y las clases de esfuerzos desgastantes que amenazaban la supervivencia de nuestros ancestros primitivos.
- Dietas de hambre u otros ejemplos de planes de pérdida de peso bajos en calorías. En otro retroceso a tiempos primitivos, tu cuerpo piensa que se está muriendo de hambre y moviliza todos sus recursos para retener grasa y evitar la pérdida de energía.
- El estrés, incluyendo físico, mental y emocional. (Para más sobre estrés, ve el capítulo 10.)

Apoyar al sistema de señalización de tu tiroides

Como puedes ver, me maravilla la belleza y la complejidad del sistema de señalización de la tiroides, y cuando estoy tratando a un paciente, sé que debo revisar cada aspecto de ese sistema para ver dónde pudo haber salido algo mal:

- Tu hipófisis puede liberar la cantidad equivocada de TSH, ya sea mucha o poca.

- Puedes tener demasiada TBG en tu torrente sanguíneo, por lo que demasiadas T4 y T3 están ligadas, y no hay suficientes libres.
- Tu tiroides puede liberar la cantidad incorrecta de T3, ya sea mucha o poca.
- Tu tiroides puede liberar la cantidad equivocada de T4, ya sea mucha o poca.
- Tu cuerpo puede tener dificultad para convertir T4 en T3, creando una escasez de T3 libre, activa.
- Tus células pueden tener dificultad para recibir la T3, así que aun cuando estén recibiendo suficiente hormona, no pueden usarla adecuadamente. Esto se conoce como *resistencia tiroidea*, y puede llevar a toda clase de problemas.
- Tu cuerpo puede estar convirtiendo demasiada T4 en T3 inversa, por lo que el exceso de T3 inversa bloquea la efectividad de tu T3 libre.

Pero hay una buena noticia. Aunque todavía es posible que necesites un suplemento hormonal tiroideo para compensar una tiroides dañada, o hierbas para bajar la velocidad de una tiroides hiperactiva, puedes dar grandes pasos al apoyar todo tu sistema de señalización tiroideo y promover el funcionamiento tiroideo, celular y mitocondrial óptimos por medio del plan de conexión con la tiroides del método Myers. Le estarás dando a tu tiroides todo lo que necesita para funcionar a su máximo y quitar todos los obstáculos en el camino hacia una salud óptima.

Cuando tu funcionamiento tiroideo es malo

Como hemos visto, tu tiroides puede perder su equilibrio de dos formas:

- Hipotiroidismo (una tiroides hipoactiva). Ve la lista de síntomas en las páginas 30 y 31.

LA FORMA COMO EL PLAN DE CONEXIÓN CON LA TIROIDES APOYA AL SISTEMA DE SEÑALIZACIÓN DE TU TIROIDES

- Provee los nutrientes que tu cuerpo necesita para producir, convertir y regular la hormona tiroidea (*yodo, selenio, vitaminas B, zinc, hierro, vitamina A, vitamina D*) y suficiente proteína para que tu cuerpo pueda crear el aminoácido *tirosina*.
- Apoya el funcionamiento celular con grasas saludables.
- Promueve el equilibrio hormonal general (para que tu tiroides no tenga que contentarse con exceso de estrógenos que puedan estimular demasiado las hormonas atadas).
- Reduce la exposición a toxinas y promueve la habilidad de tu cuerpo de desintoxicarse (nuevamente, para que tu tiroides no tenga que contentarse con el exceso de estrógenos).
- Reduce la inflamación (para que no tengas necesidad de corticoesteroides y medicamentos similares que estimulan demasiado la unión de hormonas).
- Promueve la salud del intestino, un factor clave para minimizar la inflamación.
- Apoya a tu sistema inmunológico (para condiciones tiroideas autoinmunes).
- Cura infecciones, otro factor clave en la reducción de la inflamación y el apoyo a la respuesta inmunológica.
- Asegura que tengas el sueño que tu tiroides necesita.
- Asegura que obtengas la cantidad y el tipo correctos de ejercicio.
- Promueve la liberación de estrés.

- Hipertiroidismo (una tiroides hiperactiva). Ve la lista de síntomas en la página 31.

El hipotiroidismo y el hipertiroidismo son las formas en que la disfunción tiroidea se manifiesta, pero hay varias causas subyacentes posibles para cada uno. La mayoría de las enfermedades tiroideas de los pacientes se debe a un desorden autoinmune. Veremos la autoinmunidad con más detalle en el capítulo 4, pero puedes tener problemas de tiroides por otras razones, incluyendo:

- Insuficiencia de nutrientes:
  - Tirosina o yodo, necesarios para crear hormona tiroidea.

- o Selenio, zinc, vitamina A o hierro, necesarios para convertir la T4 en T3.
- o Vitamina B o D, necesarias para regular el metabolismo y las hormonas.
- Desequilibrios en el sistema suprarrenal (el cual veremos a continuación).
- Enfermedad de la hipófisis. Veremos esta posibilidad más de cerca en la tercera parte.
- Comer alimentos inflamatorios y alimentos que desequilibran tu sistema inmunológico (los cuales veremos en el siguiente capítulo).
- Una condición conocida como intestino permeable (también en el siguiente capítulo).
- Sueño insuficiente (el cual veremos en la cuarta parte).
- Ejercicio extenuante (también en la cuarta parte).
- Una sobrecarga de toxinas (de nuevo, en la cuarta parte).
- Infecciones crónicas menores (cuarta parte).

La conexión con el estrés

Otro factor inmensamente importante en el funcionamiento tiroideo son tus *glándulas suprarrenales*, las cuales producen las hormonas de estrés. Estas hormonas son cruciales para tu metabolismo, al cual afectan tanto directamente como mediante de su impacto en tu tiroides.

¿QUÉ REGULAN TUS HORMONAS DE ESTRÉS?

- Presión sanguínea
- Glucosa
- Digestión
- Equilibrio de electrolitos
- Respuesta inmunológica
- Estado de ánimo y cognición
- Respuesta de estrés: tu reacción tanto al estrés agudo a corto plazo (la respuesta de pelea o huida), como al estrés crónico a largo plazo

---

Al igual que tu tiroides, tus glándulas suprarrenales están reguladas por el hipotálamo y la glándula hipófisis sobre una secuencia conocida como el eje hipotálamo-hipófisis-suprarrenales. Cuando experimentas estrés, ya sea emocional, mental o físico, tu hipotálamo libera un químico que manda una señal a tu glándula hipófisis, la cual a su vez envía su propia señal a tus glándulas suprarrenales, las cuales responden liberando una cascada de hormonas de estrés.

Tu cuerpo crea una gran cantidad de diferentes hormonas de estrés, incluyendo adrenalina y noradrenalina (conocidas como epinefrina y norepinefrina, respectivamente), dopamina y cortisol. Éstas son las hormonas que definen tu experiencia física, mental y emocional de estrés.

Pero ¿qué es estrés? Esta condición es un factor tan importante en tu salud inmunológica y tiroidea, que quiero tomar el tiempo necesario para definirla adecuadamente porque hay *muchas* ideas equivocadas sobre ella.

Como vimos en el capítulo anterior, el estrés puede ser positivo o negativo, y puede ser emocional, mental o físico. Cualquier desafío para el que tu cuerpo deba estar a la altura es un estresor: una fecha de entrega en el trabajo (emocional), hacer varias cosas a la vez (mental), cargar bolsas pesadas del supermercado a la casa (físico). Algunos estresores pueden ser divertidos y emocionantes: recibir la promoción que habías querido durante mucho tiempo, esquiar sobre nieve suave en una hermosa montaña, planear una luna de miel con el amor de tu vida. Algunos estresores pueden ser dolorosos o desagradables: buscar un asilo para tu padre o madre, ayudar a un niño a superar el maltrato en la escuela, lidiar con un jefe demandante. (Para una lista de estresores comunes, ve la página 57.)

Lo que todos los estresores tienen en común es que involucran la movilización de tu *sistema nervioso simpático*, que es la mitad de tu *sistema nervioso autónomo*. Este último regula las funciones corporales que suceden automáticamente, sin que tengas un control consciente de ellas, por ejemplo, la presión sanguínea, la respiración, la digestión, el latido del corazón, la reproducción y la respuesta sexual.

Cuando estas funciones autónomas necesitan más energía para superar un desafío, tu sistema nervioso simpático las controla. Cuando necesitan calmarse para restaurar, relajarse y sanar, tu sistema nervioso parasimpático las controla.

Entonces ¿qué sucede cuando tu cuerpo necesita más energía para responder a ese desafío? Tu sistema nervioso simpático entra en acción. Dirige sangre fuera de tu sistema digestivo —¿quién necesita comer cuando hay trabajo que hacer o una emergencia que resolver?— y hacia tus músculos para que puedan correr, empujar, cargar o hacer lo que necesitas que hagan (como veremos más adelante, tu sistema nervioso simpático originalmente evolucionó para lidiar sobre todo con retos *físicos*). Cambia las prioridades de tu sistema inmunológico —sí, proteger tu cuerpo de infecciones y lesiones es importante, pero no tanto como sobrellevar la amenaza inminente—, del sexo y la reproducción —no tan importantes en ese momento—, del funcionamiento tiroideo —lo mismo, pues por más importante que sea tu tiroides para tu salud y tu vitalidad a largo plazo, en ese instante tu cuerpo está ignorando el largo plazo para enfocarse en el corto: cómo protegerte *ahora*, por medio de la respuesta de pelea o huida—. Sí, ésta es la famosa reacción de pelear o huir, es decir, la *respuesta de estrés*.

Frente a una emergencia inmediata de esta índole, la respuesta de estrés eleva tu presión sanguínea para que puedas tener más energía para pelear o salir corriendo. Tu sistema nervioso simpático hace que respires más hondo y más rápido para que estés listo para correr. Hace que tus palmas suden para que tu cuerpo pueda regular su temperatura incluso cuando estés peleando o huyendo. Como puedes ver, la respuesta de estrés generalmente te deja sintiéndote lleno de energía, alerta y listo para todo.

Hasta aquí vamos bien, pero ¿qué pasa después? En un cuerpo sano, a la *respuesta de estrés* le sigue la *respuesta de relajación*. Esto contrarresta la respuesta de estrés y le permite a tu sistema calmarse. Tu sangre vuelve a tu sistema digestivo para que puedas digerir efectivamente tu comida, tu funcionamiento sexual regresa, tu tiroi-des y tu sistema inmunológico obtienen el apoyo que necesitan, tu presión sanguínea baja a un nivel normal y tus músculos se relajan. Si a la respuesta de estrés se le llama de "pelea o huida", la respuesta de relajación se conoce como "descansar y digerir". Así como la respuesta de estrés está gobernada por el sistema nervioso simpático, la respuesta de relajación está gobernada por el *sistema nervioso parasimpático*, la otra mitad de tu sistema nervioso autónomo.

Toma un momento y visualiza estas dos mitades formando un todo. Ve cómo durante un día de trabajo tu sistema nervioso simpático toma el mando, acelerándote y ayudándote a permanecer alerta y enfocado. Siente la explosión de energía que tienes en respuesta a los retos estresantes del día y date cuenta de cómo mueves tus recursos para lidiar con ellos.

Ahora imagina el final del día, cuando tu sistema nervioso parasimpático toma el control. Mírate a ti mismo relajándote para disfrutar una comida deliciosa, la compañía de tus seres queridos, una actividad favorita, un baño relajante. Siente el placer de tus demandas terminando ese día, mientras tu cuerpo se prepara para dormir (¡y quizá también para sexo!).

Ésta es una imagen de salud, una alternancia constante entre el estrés y la relajación, entre las respuestas de pelea o huida, y de descanso y digestión, entre tu sistema nervioso simpático y tu sistema nervioso parasimpático. El estrés está bien, mientras esté equilibrado con relajación. Ésa es nuestra meta con el plan de conexión con la tiroides, porque dicho equilibrio le ofrece a tu tiroides y a tu sistema inmunológico el apoyo que necesitan para funcionar al máximo.

Quiero dejar algo muy claro: cuando hablo sobre liberar el estrés, no estoy diciendo "busca una vida sin estrés" o "deja las actividades que te estresan". Primero que nada, muchos de tus estresores pueden estar fuera de tu control: problemas de dinero, demandas en la oficina, preocupaciones por tus padres enfermos o viejos, las necesidades de tus hijos o tu pareja. Segundo, no *tienes* que vivir una vida sin estrés, sólo necesitas equilibrar tu estrés con relajación.

Como dije en el capítulo anterior, yo llevo una vida ocupada y demandante que nunca definiría como libre de estrés, pero está bien porque he aprendido a equilibrar ese estrés con relajación: acupuntura, ejercicios de respiración, variabilidad del ritmo cardiaco, neurorretroalimentación, tanques de flotación, una maravillosa técnica de relajación llamada HeartMath, saunas, baños de tina, tiempo con mis seres queridos, tiempo en la naturaleza. En el capítulo 10 compartiré contigo mis mejores secretos para liberar el estrés; mientras tanto, averigüemos qué sucede cuando *no* te desestresas.

El estrés y tu tiroides

¿Qué pasaría si el estrés nunca desapareciera realmente? ¿Qué sucedería si en lugar de un tigre merodeando, el estrés tomara la forma de un viaje durante meses a lo largo del desierto para migrar a un nuevo hogar? ¿Y si en lugar de una fecha de entrega a corto plazo, tuvieras deberes y obligaciones interminables en el trabajo, en casa, con familiares, amigos, colaboradores y tu jefe constantemente demandante? Ahora tenemos lo que se llama estrés crónico y es casi lo peor que puede haber para tu salud hormonal.

Para empezar, tus suprarrenales trabajan a marchas forzadas durante largos periodos, llenando tu cuerpo continuamente con cortisol, hasta que ya no pueden con la demanda constante de más y más hormonas de estrés. Ahora estás en un estado de disfunción suprarrenal en el que tus pobres glándulas sobretrabajadas ya no son capaces de producir suficientes hormonas de estrés, o en el que están produciendo los tipos de hormonas equivocados en los momentos equivocados.

En un cuerpo sano, sientes una explosión de cortisol en la mañana, lo que hace que te despiertes. Después, tus niveles de cortisol disminuyen gradualmente a lo largo del día y la noche, hasta que finalmente están tan bajos que te quedas dormido. Pero cuando sufres de disfunción suprarrenal, puedes despertar exhausto y sin haber descansado realmente, arrastrarte durante todo el miserable día y luego, de pronto, cuando debieras prepararte para ir a dormir, estar despierto, nervioso, ansioso y ser completamente incapaz de quedarte dormido.

Sentirte constantemente nervioso y al límite es una forma de disfunción suprarrenal, y sentirte absolutamente abatido e incapaz de encontrar siquiera un poco de energía para hacer algo es otra. En todos estos casos, tus suprarrenales están desequilibradas y tu cuerpo está sufriendo, al igual que tu tiroides. ¿Por qué? Todo empieza en tu hipotálamo y tu hipófisis.

¿Recuerdas cómo esas dos glándulas están en un ciclo de retroalimentación con tu glándula tiroides? Cuando bajan tus niveles de hormona tiroidea en la sangre, el hipotálamo le dice a la hipófisis que mande la señal a la tiroides para que produzca más.

Bien, el cortisol está en un ciclo de retroalimentación *negativo* con el hipotálamo y la hipófisis. Cuando tus niveles de cortisol en la sangre llegan a cierto punto, tu hipotálamo y tu hipófisis bajan la velocidad para no provocar más hormonas de estrés, pero el cortisol alto también manda la señal a tu hipotálamo para que baje la producción tiroidea.

Esto tiene sentido cuando uno piensa en las condiciones primitivas en las que nuestro cuerpo evolucionó. El estrés en tiempos prehistóricos usualmente significaba dos cosas: alimento insuficiente y demasiado gasto de energía. El estrés significaba "voy a morir de hambre", "puedo morir de hipotermia, mi grasa corporal se está derritiendo" o "debemos caminar a través del desierto durante semanas, e incluso meses, y eso tomará mucha energía". ¿Qué queremos en esas condiciones? Un metabolismo lento que se aferre a cada gramo de grasa y evite que quememos esas calorías peligrosamente escasas, y tu tiroides es la que gobierna tu metabolismo.

Entonces, cuando te sientes estresado, el cortisol en tu torrente sanguíneo les dice a tus glándulas maestras que el peligro todavía está cerca y que mejor empiecen a guardar esas calorías y conserven toda la energía posible. Finalmente, el mensaje llega a la tiroides y le dice que deje de producir tanta hormona tiroidea, lo que hará que tu metabolismo baje la velocidad y se vuelva perezoso. Conservarás toda la grasa que tienes e incluso puedes aumentar de peso. Es probable que también te sientas confundido, desmotivado y fatigado, pero al menos todo el proceso te impedirá gastar la energía que quizá no puedas remplazar.

Por supuesto, en la actualidad, en países desarrollados, la mayoría de nosotros no está en peligro de morir congelado o extenuarse en una cacería para obtener comida. Pero cuando tu estrés nunca se va, cuando nunca se ve remplazado por la respuesta de relajación de la forma alternada constante que a tu cuerpo le gusta más, el cuerpo primitivo puede pensar "¡hipotermia!", "¡cansancio!", "¡hambruna!", y al intentar prevenir tu inminente muerte, baja la velocidad de tu tiroides.

Mientras se da todo ese estrés, tu digestión, tu función reproductora y tu función inmunológica están siendo lenta pero consistentemente drenadas de recursos, dado que tu cuerpo está tratando con todas sus fuerzas de permanecer en la modalidad de pelea o huida. Es así que tu disfunción tiroidea está seguramente acompañada de problemas con la digestión, las hormonas sexuales y tu sistema inmunológico. Para bien o para mal, todo está conectado.

Y espera, ¡hay más! Hay muchas formas en las que las hormonas de estrés pueden interrumpir el funcionamiento tiroideo, y ésta es otra: las hormonas de estrés afectan las enzimas que convierten la T4 en T3, así que, bajo estrés, más de tu hormona tiroidea permanece guardada y menos queda disponible para dar energía a tus células.

Tu cuerpo tiene todavía un truco más bajo la manga. Cuando el estrés es elevado, conviertes más T3 en T3 inversa, el freno que detiene tu metabolismo aún más.

No hemos terminado. La respuesta de estrés también desata un montón de células inmunológicas inflamatorias llamadas *citocinas*. Tienen muchas funciones, una de las cuales es volver a los receptores tiroideos menos sensibles a las hormonas tiroideas. Receptores menos sensibles significan que necesitas más hormona tiroidea de lo normal para tener el mismo impacto; una forma más en la que el estrés detiene tu cuerpo y otra forma por la que tus análisis pueden ser difíciles de interpretar. Si tienes una resistencia tiroidea, puedes tener los niveles correctos de hormona tiroidea en tu torrente sanguíneo, pero tus células no. Tus análisis se verán normales, pero tus síntomas tiroideos persistirán.

Esto puede ocurrir incluso si ya estás tomando un suplemento hormonal tiroideo. Tu médico revisa tus análisis, receta acorde y tu sangre muestra que todo es normal, pero aún estás sufriendo porque la hormona en tu torrente sanguíneo no llega a tus células.

Un problema tiroideo más antes de despedirnos. El estrés puede causar que se acumule un exceso de estrógeno. Como hemos visto, este estrógeno extra aumenta los niveles de globulina fijadora de tiroxina, la proteína que lleva tus hormonas tiroideas por el torrente sanguíneo. Cuando las hormonas tiroideas están ligadas a la TBG, permanecen inactivas, por lo que la T4 no puede guardarse en tus tejidos o convertirse en T3 libre. De nuevo, el estrés reduce tu metabolismo, desestabilizando el funcionamiento tiroideo de múltiples formas.

Puedes ver por qué liberar el estrés y dar apoyo a tus glándulas suprarrenales es un aspecto crucial de la salud tiroidea. En el capítulo 10 aprenderás cómo probar tu funcionamiento suprarrenal y cómo encontrar formas correctas de desestresarte que encajen con tu personalidad y estilo de vida. No te preocupes, no importa qué tan ocupado estés, siempre hay formas de detenerte y liberar estrés. Compartiré las técnicas que han funcionado para mis pacientes y para mí.

Ahora, dado que la disfunción tiroidea es por lo general de naturaleza autoinmune, me gustaría pasar al sistema inmunológico para que puedas comprender por qué también es crucial para tu salud tiroidea.

Capítulo 4

La conexión autoinmune

Vanessa, mi paciente, acudió con cuatro médicos antes de venir a verme, y cada uno la había dejado más frustrada que el anterior. Ahora, a sus 45 años, Vanessa había estado luchando con el hipotiroidismo desde que cumplió 30, cuando su médico convencional le recetó primero 50 microgramos de un tipo de suplemento hormonal tiroideo llamado Synthroid, una versión de la hormona fabricada en un laboratorio y probablemente la más comúnmente recetada por los médicos convencionales para tratar el hipotiroidismo.

Se dio de esta manera durante 15 años: Vanessa llegaba al consultorio de su médico cansada, con sobrepeso, deprimida y abrumada por la niebla mental. Su médico analizaba su TSH, prescribía Synthroid y enviaba a Vanessa de vuelta a casa. El suplemento hormonal tiroideo ayudaba un poco, pero nunca lo suficiente; Vanessa se aferraba a esos siete kilos extra y se sentía "más o menos" cansada, un tanto deprimida y "un poco" confundida. Dos o tres años después, los síntomas cambiaron de incómodos a insoportables, y Vanessa se arrastró de vuelta a su médico. Éste analizó su TSH de nuevo, aumentó la dosis de Synthroid y Vanessa se tambaleó como pudo durante los siguientes dos años.

Así siguió, año tras año, y Vanessa fue de doctor en doctor, desesperada por encontrar a alguien que pudiera hacerla sentir muy bien, en lugar de "sólo lo suficientemente bien para poder seguir funcionando", pero ninguno pareció hacer mucha diferencia en realidad.

Vanessa había oído de la enfermedad de Hashimoto, una forma de hipotiroidismo causada por el sistema inmunológico atacando la tiroides. Se preguntó si ésa era la razón de que sus síntomas tiroideos empeoraran cada vez más y más, y les preguntó a todos sus médicos si tenía una disfunción tiroidea autoinmune. Cada uno le aseguró que el factor autoinmune no importaba mucho. Para empezar, en la medicina convencional, el tratamiento es el mismo sin importar las causas del hipotiroidismo: suplemento hormonal tiroideo en la forma de Synthroid. Después, a Vanessa también le dijeron que las condiciones autoinmunes no podían revertirse. "Una vez que las tienes, las tienes —escuchó de un médico y de otro—. No hay nada que puedas hacer al respecto."

Un día Vanessa vio mi libro *The Autoimmune Solution* en su librería local. Le sorprendió la promesa en la palabra *solución* (*solution*), y dado que vivía en Austin, hizo una cita para verme, desconfiada, pero con esperanzas de que tal vez yo pudiera hacer que se sintiera mejor.

Mi primer paso fue encargar un perfil completo de análisis. Por supuesto, su instinto era correcto: tenía una disfunción tiroidea en la sangre.

"No hay nada que puedas hacer al respecto": el mito de autoinmunidad más peligroso que conozco

De todos los mitos destructivos que la medicina convencional tiene sobre las condiciones autoinmunes, éste es probablemente el más peligroso. Como le dije a Vanessa, *por supuesto* que hay algo que podemos hacer respecto a los desórdenes autoinmunes, ¡muchísimo! Ya sea que tu desorden autoinmune sea lupus, esclerosis múltiple, artritis reumatoide, enfermedad de Graves, enfermedad de Hashimoto u otra cosa, el método Myers puede ayudarte a revertir tus síntomas, apoyar tu sistema inmunológico y vivir una vida plena y libre de dolor.

Dejemos algo claro: nada de lo que conocemos hasta ahora puede *curar* una condición autoinmune, ni siquiera el método Myers. Una vez que te vuelves autoinmune, tu sistema inmunológico siempre tendrá el potencial de atacar tu propio cuerpo, destruyendo células vitales, dañando órganos y provocando un caos en general.

Lo que *sí* podemos hacer es ayudar a *revertir* la autoinmunidad, lo cual se logra al reducir la inflamación de tu cuerpo y apoyar tu sistema inmunológico. Podemos alcanzar estas metas al eliminar los alimentos inflamatorios, sanar tu intestino, reducir tu carga tóxica, curar infecciones y liberar tu estrés. Puede que siempre exista la *probabilidad* de que tu sistema inmunológico se salga de control, pero con la dieta y el estilo de vida correctos (los que engloba el método Myers) puedes mantener a raya esa probabilidad.

En cambio, la medicina convencional tiene un acercamiento dual hacia los desórdenes autoinmunes, y cada uno es problemático. Primero, los médicos convencionales muchas veces intentan suprimir la función inmunológica bajo el criterio de que el sistema inmunológico está reaccionando de más, por lo que suprimirlo es lógico en cierto sentido.

El problema es que los inmunosupresores son medicamentos fuertes, con efectos secundarios poderosos y muchas veces alarmantes. Además, si suprimes tu sistema inmunológico para que no ataque tu cuerpo, también estás impidiendo que pueda atacar a los invasores genuinos, como virus y bacterias que puedan realmente ser una amenaza para tu salud.

La segunda parte del acercamiento típicamente convencional involucra medicar los síntomas, tanto los síntomas del desorden como los síntomas de los medicamentos que utilices para tratarlo. Pastillas para el dolor, medicamentos antieméticos, laxantes, esteroides, pastillas para dormir y muchísimas otras maravillas farmacéuticas que son parte de la polifarmacia utilizada para mitigar los efectos negativos de los medicamentos prescritos.

Cuando se trata de la tiroides, el protocolo médico convencional sigue este patrón básico con sólo algunas pequeñas diferencias. Para la enfermedad de Hashimoto, los médicos convencionales dejan tranquilo al sistema inmunológico. Básicamente sólo prescriben un suplemento hormonal tiroideo para compensar lo que la tiroides dañada no puede producir, y eso es todo. No hay cambios de dieta ni de estilo de vida para ayudar al funcionamiento tiroideo e inmunológico. No se hace ningún esfuerzo por detener el ataque del sistema inmunológico sobre la tiroides; por el contrario, se le deja continuar este asalto. Y como descubrió Vanessa, esto significa que deberás seguir aumentando tu dosis de suplemento hormonal para compensar un daño incremental en la tiroides.

Para la enfermedad de Graves, el protocolo convencional es dejar en paz al sistema inmunológico, pero intentar suprimir la función tiroidea. Una vez que se suprimió, dañó o destruyó la tiroides con los métodos que ya he mencionado, los médicos convencionales prescriben un suplemento hormonal tiroideo para compensar lo que la tiroides ya no puede producir. Es posible que también ofrezcan medicinas para contrarrestar los terribles efectos secundarios: betabloqueadores para calmar un corazón acelerado, pastillas para dormir que ayuden con el insomnio, Xanax para la ansiedad, etcétera.

Estas terribles y algunas veces devastadoras alternativas hablan del profundo pesimismo que tiene la medicina convencional sobre los desórdenes autoinmunes. La medicina funcional es mucho más optimista, algo que yo comparto. Cuando Vanessa me preguntó indecisa si yo realmente creía que ella pudiera revertir sus síntomas y mejorar su funcionamiento tiroideo —es decir, si podía detener el daño y la caída en picada para que pudiera dejar de sentirse terrible mientras incrementaba su dosis de suplemento hormonal—, me dio mucho gusto decirle que sí veía su caso con grandes esperanzas.

Seguir el método Myers te ofrece una solución a los desórdenes autoinmunes: revertir la caída, eliminar tus síntomas y vivir una vida con energía, libre de dolor y de medicamentos (aunque muchos pacientes tengan que seguir tomando cierta cantidad de suplemento hormonal tiroideo).

Te presento a tu sistema inmunológico

Para comprender por qué la medicina funcional es tan efectiva en las condiciones autoinmunes, debes comprender cómo funciona tu sistema inmunológico. Su trabajo es, simplemente, protegerte de bacterias, virus y parásitos que intentan entrar en tu cuerpo a través de tus pulmones, tu piel y tu tracto digestivo. Con este fin, el sistema inmunológico ha desarrollado dos partes: el innato y el adaptativo.

Tu *sistema inmunológico innato* es tu primera respuesta. Si comes algo tóxico o si se infecta una herida con una bacteria, tu sistema inmunológico innato corre al rescate con su arma principal: inflamación aguda. La *inflamación* es la ardiente respuesta que tu cuerpo provoca para destruir una bacteria, un virus o un parásito invasor. La inflamación *aguda* es específica y limitada: corre al campo de batalla, empapa al invasor con químicos asesinos y luego desaparece.

Tu sistema inmunológico innato es rápido y poderoso, pero no tiene memoria. Responde a cada ataque como si fuera el primero. En cambio, tu *sistema inmunológico adaptativo* recuerda a los invasores más destructivos y construye un sistema de alerta para que pueda atacarlos la próxima vez que aparezcan.

Imagina que te topas con una enfermedad como el sarampión. La primera vez que este virus entra en tu sistema, tu cuerpo no se da cuenta de que es una amenaza. Empiezas a desarrollar la enfermedad y tu sistema inmunológico adaptativo dice: "Oh, ya veo. Esto no nos gusta". Tu sistema inmunológico innato corre a contratacar mientras tu sistema inmunológico adaptativo prepara una defensa estratégica a largo plazo. La próxima vez que el virus de sarampión intente entrar en tu cuerpo, las armas del sistema inmunológico innato estarán cargadas y listas.

Probablemente reconoces este proceso por las vacunas. Se te inyecta una pequeña cantidad de algún virus o bacteria causante de enfermedad, tu sistema inmunológico innato lucha contra la pequeña amenaza (por lo que tienes algunos síntomas de gripe o te duele la inyección) y mientras tanto tu sistema inmunológico adaptativo prepara los anticuerpos destinados a reconocer y atacar intrusos. Si la enfermedad te amenaza en algún otro momento, tus anticuerpos movilizarán a tu sistema inmunológico para protegerte. Tienes *inmunidad* contra esa enfermedad, uno de los milagros de la ciencia moderna.

Algunos anticuerpos provocan una reacción no sólo contra su propia enfermedad, sino contra enfermedades similares. En el siglo XVIII el doctor Edward Jenner descubrió que al inocular pacientes con una pequeña cantidad de viruela bovina, podía darles inmunidad contra la viruela común también. Ante la primera señal de cualquier tipo de viruela, los anticuerpos provocaban una avalancha de inflamación que derrotaba al virus antes de que pudiera hacer algún daño.

Nota que tanto tu sistema inmunológico innato como el adaptativo tienen como principal arma la inflamación. Hasta aquí hemos estado hablando sólo de la inflamación buena, la clase aguda que aparece cuando hay un invasor y se va cuando éste desaparece. Pero incluso la inflamación aguda crea problemas para tu cuerpo: *enrojecimiento*, *dolor*, *calor* e *hinchazón*, los cuales distingues cuando tu cuerpo responde a una herida, una infección o una enfermedad de cualquier tipo. Entonces, ¿qué sucede cuando la inflamación se vuelve crónica y esos efectos problemáticos nunca se van realmente?

Inflamación crónica: la raíz de la autoinmunidad

En mi libro anterior, *The Autoimmune Solution*, describí la inflamación crónica como una condición en la que tu sistema inmunológico está en una alerta interminable. Si tienes demasiada inflamación crónica durante mucho tiempo, puede disparar cualquier potencial genético que puedas tener para desarrollar autoinmunidad. En respuesta, tu sistema inmunológico se sale de control, atacando enemigos imaginarios al igual que reales, provocando consecuencias desastrosas para tu cuerpo.

En *The Autoimmune Solution* te pedí que imaginaras los miembros de un equipo de seguridad sentados en el centro de control. Una horda de invasores (infecciones, toxinas, estresores, bacterias maliciosas y muchos otros) continúa atacando el edificio, por lo que el equipo no tiene un momento de descanso, ni siquiera para una comida o una noche de sueño profundo. Al principio serán selectivos sobre a quién disparan porque la respuesta inflamatoria es poderosa y puede destruir tanto a los buenos como a los malos, pero cuando las amenazas sólo siguen llegando, el pobre y atormentado equipo de seguridad empieza a perder el control. Sus disparos —primero calibrados con cuidado y bien dirigidos— se vuelven aleatorios y desesperados. Simplemente empiezan a rociar toda el área circundante con todo el armamento que tienen, sin notar que algunos de sus blancos en realidad no son peligrosos o que ellos mismos están causando una vasta destrucción con su ataque descontrolado.

Ahora imagina a tu sistema inmunológico en lugar de ese equipo de seguridad, atacando una y otra y otra vez. Si los ataques *hacia* tu sistema inmunológico son continuos, los ataques *de* tu sistema inmunológico persisten también. Éste es el momento en que puedes desarrollar una condición autoinmune, un desorden en el que tu pobre y asediado sistema inmunológico empieza a atacarte *a ti*.

¿Cuál es la solución? Reducir la inflamación crónica. Puedes provocar inflamación de muchas maneras: al comer ciertos alimentos, por tener intestino permeable, una carga tóxica alta, infecciones menores constantes, hacer ejercicio de más y no liberar suficiente estrés. Puedes bajar la inflamación al sanar tu intestino, dado que 80% de tu sistema inmunológico se encuentra ahí (tiene sentido, dado que la gran mayoría de las amenazas a tu sistema entra con lo que comes o bebes).

El plan de conexión con la tiroides (al igual que la solución autoinmune del método Myers descrita en mi primer libro) te ayudará a reducir la inflamación hasta el punto en el que tu sistema inmunológico tenga la oportunidad de respirar hondo, se calme y deje de reaccionar excesivamente. Sin embargo —y a esto me refiero cuando digo que no puedes *curar* la autoinmunidad—, si tus niveles de inflamación se elevan nuevamente, tu sistema inmunológico seguramente volverá al ataque. Dicho simplemente:

- La inflamación crónica puede provocar una respuesta autoinmune.
- La inflamación crónica ayuda a *mantener* una respuesta autoinmune.
- Sólo al reducir tus niveles de inflamación y *mantenerlos bajos* puedes esperar revertir una condición autoinmune.

CONDICIONES ASOCIADAS CON INFLAMACIÓN CRÓNICA
- Desórdenes autoinmunes de todo tipo
- Desórdenes óseos y en las articulaciones (dolor de espalda, dolor muscular, artritis)
- Todo tipo de cánceres
- Enfermedades cardiovasculares (enfermedad cardiaca, arterosclerosis)
- Desórdenes digestivos (reflujo [ERGE, enfermedad de reflujo gastroesofágico], síndrome de intestino irritable, úlceras, cálculos biliares, hígado graso, diverticulitis, sensibilidades alimentarias, alergias alimentarias)
- Desórdenes emocionales y cognitivos (ansiedad, niebla mental, depresión)
- Desórdenes hormonales (senos fibroquísticos, endometriosis, fibromas)
- Desórdenes metabólicos (obesidad, diabetes)
- Desórdenes neurológicos (DDA/TDAH, Alzheimer, autismo, demencia)
- Desórdenes psiquiátricos (trastornos bipolares, esquizofrenia)
- Desórdenes respiratorios (sinusitis, alergias de temporada, asma)
- Condiciones dérmicas (acné, eczema, rosácea)

Diagnosticar la autoinmunidad

Ahora que ya sabes *por qué* es importante diagnosticar la autoinmunidad, hablemos de *cómo* hacerlo. Vanessa fue más afortunada que la mayoría; al menos se le había diagnosticado acertadamente una condición autoinmune. Muchísimos pacientes tiroideos nunca se enteran de si su condición es autoinmune o no, y en gran parte porque la medicina convencional trata los dos tipos de disfunción tiroidea de la misma manera.

Como ya sabes, no estoy de acuerdo con eso y me alegra poder ayudarte a revertir tu condición y eliminar tus síntomas. Mi primer paso es un diagnóstico preciso, el cual empieza al incluir un análisis de *anticuerpos tiroideos* en mi perfil completo de análisis de sangre.

Los anticuerpos tiroideos son exactamente eso, creaciones de tu sistema inmunológico adaptativo, diseñados para atacar tu tiroides. ¿Por qué tu sistema inmunológico decidió que tu tiroides era una amenaza? Eso sigue siendo un misterio, pero sí sabes que tiene que ver con el ataque constante de la inflamación cuando tu sistema inmunológico se siente tan acosado y sobrepasado, que sólo empieza a disparar contra los blancos equivocados.

Los dos anticuerpos tiroideos más comunes son la peroxidasa tiroidea (TPO) y la tiroglobulina (Tg), y hay análisis disponibles que pueden medir ambos. Recuerda que una vez que tengas una enfermedad autoinmune, eres tres veces más propenso a desarrollar otra, así que si te diagnostican disfunción tiroidea, *por favor* asegúrate de que tu médico revise tus anticuerpos tiroideos además de tus niveles hormonales. (Hablaré más sobre cómo trabajar con tu médico en la tercera parte.)

Tu intestino: la clave de tu sistema inmunológico

Vanessa sabía que tenía una condición autoinmune, pero no se dio cuenta de que tenía algo llamado *intestino permeable*. Podría decir que casi todas las personas con una condición autoinmune lo tienen, y muchas otras también, así que veamos más de cerca la salud intestinal y cómo afecta tu sistema inmunológico.

Como puedes notar por su nombre, esta condición se da cuando tu intestino delgado se vuelve demasiado permeable, permitiendo que pasen partículas de tu tracto digestivo y viajen libremente a través del torrente sanguíneo. (El nombre formal para ello es "permeabilidad intestinal".)

Aquí es donde tu sistema inmunológico y tu intestino se relacionan. La membrana de la pared intestinal —conocida como *epitelio*— tiene el grosor de sólo una célula, y justo detrás de esa pared tan delgada se encuentra más o menos 80% de tu sistema inmunológico.

Cuando tu intestino está sano, todo está bien. Tu sistema inmunológico nunca deberá lidiar con nada potencialmente peligroso o inflamatorio que cruce a través de la pared, pues todo lo que puede pasar entre la unión de las células son pequeñas porciones de nutrientes totalmente digeridos y descompuestos en sus componentes más pequeños y esenciales.

Pero cuando tu pared intestinal es permeable —específicamente cuando las *uniones* de las células permanecen abiertas—, pequeñas cantidades de alimentos parcialmente digeridos pueden pasar, lo que dispara la alarma de tu sistema inmunológico todo el tiempo. No fue entrenado para reconocer lácteos o gluten o cualquier otro alimento parcialmente digerido, y después de un tiempo empieza a considerarlos invasores extraños, como el virus del sarampión. Después de eso cuídate, porque, como adivinas, tu sistema inmunológico adaptativo desarrolla anticuerpos para atacar a los invasores. Ahora, cada vez que bebes leche o comes pan —cada vez que te topas incluso con una minúscula porción de lácteo o gluten en cualquiera de sus formas—, tus anticuerpos entran en estado de alerta y esos tipos del centro de control se vuelven locos de nuevo, disparando a todo tu sistema con cuanta arma tengan disponible. Eso no es en sí mismo una respuesta autoinmune, es en realidad una *sensibilidad alimentaria.*

Pero suficiente respuesta inflamatoria puede ponerte en riesgo de la autoinmunidad. Ésa es una de las razones de que la dieta sea tan importante en el método Myers. En resumen:

* Para tener un sistema inmunológico sano, necesitas tener un intestino sano.

FACTORES QUE CONTRIBUYEN A LA PERMEABILIDAD INTESTINAL

* Alcohol
* Alimentos irritables y sensibilidades alimentarias
  * Lácteos
  * Huevos
  * Gluten
  * Alimentos genéticamente modificados
  * Granos y seudogranos
  * Leguminosas
  * Solanáceas
  * Azúcar
* Quimioterapia
* Infecciones y desequilibrios intestinales
  * Parásitos
  * Sobrecrecimiento bacteriano en el intestino delgado (SBID)
  * Sobrecrecimiento de levadura
* Medicamentos
  * Antiácidos
  * Antibióticos
  * Pastillas anticonceptivas
  * Antinflamatorios no esteroideos (aspirina, ibuprofeno y medicamentos de prescripción)
  * Prednisona
* Micotoxinas (moho tóxico)
* Radiación
* Estrés
  * Estrés físico (enfermedad, falta de sueño, ejercicio en exceso)
  * Estrés emocional (problemas familiares, relaciones personales y presiones laborales)
* Cirugías

La conexión con el gluten

Además de sufrir de intestino permeable, Vanessa consumía mucho gluten, un tipo de proteína encontrada en granos como trigo, cebada, centeno y espelta. El gluten obviamente se encuentra en panes, productos horneados y pasta, pero también tiene presencia en un alarmante número de alimentos procesados, incluyendo algunos que nunca asociarías con granos: sopas, salsas, *hot dogs*, salsa de soya e incluso suplementos y medicinas, en los cuales se utiliza el gluten como conservador y aglutinante. El gluten también aparece en muchos productos de cuidado personal, así que incluso cuando estás en la regadera o untando crema en tu piel, puedes estar cubriendo tu cuerpo con gluten.

Éste es un problema porque el gluten es una de las principales causas de permeabilidad intestinal para la gente con disfunción tiroidea y enfermedades autoinmunes. La reacción más extrema al gluten sucede con los pacientes celiacos, cuando el gluten literalmente destruye una parte de su intestino, impidiendo su digestión y dejándolos en riesgo de una gran cantidad de problemas de salud. Una respuesta menos extrema y más común surge de la *sensibilidad al gluten* no celiaca, es decir, cuando tu sistema inmunológico adaptativo produce anticuerpos para el gluten y genera una respuesta inflamatoria cada vez que consumes un poco (¡o lo untas en tu piel!).

La labor del médico pionero Alessio Fasano ha ayudado a identificar otro problema aún peor. Cuando alguien con sensibilidad al gluten come algún alimento que lo contiene, las proteínas del gluten cruzan el estómago y llegan al intestino delgado, donde el cuerpo responde con la producción de zonulina. No, no es un villano de *La guerra de las galaxias*, es un químico que provoca que las uniones de las paredes intestinales se abran, creando permeabilidad. Otras causas del intestino permeable incluyen infecciones intestinales (como sobrecrecimiento de *Candida*), medicamentos (como antibióticos y pastillas anticonceptivas) y estrés.

Ahora bien, tu intestino delgado permeable dejó pasar alimentos parcialmente digeridos a tu torrente sanguíneo, junto con toxinas y microbios que de otra manera habrían permanecido detrás de la seguridad de esa pared intestinal. ¡No es sorpresa que tu sistema inmunológico entre en estado de alerta! Las amenazas sólo siguen y siguen, poniendo a tu cuerpo en un estado de inflamación crónica y a ti en el camino hacia una enfermedad autoinmune. Desafortunadamente, el gluten que causó que tu intestino se volviera permeable hace que sea más probable que desarrolles enfermedad tiroidea en uno de los casos más peligrosos de falsa identidad que conozco.

Mimetismo molecular: un caso de falsa identidad

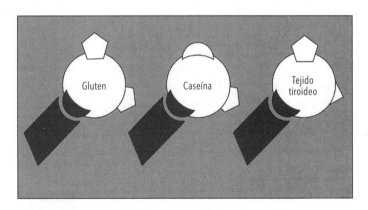

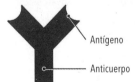

Cada vez que tu cuerpo está expuesto a un invasor peligroso, tu sistema inmunológico memoriza su estructura, específicamente su secuencia proteínica, para que pueda desarrollar la perfecta defensa contra ese patógeno y reconocerlo en el futuro.

Pero como hemos visto, el sistema de reconocimiento del sistema inmunológico no es perfecto. Después de todo, confundió la viruela humana con la bovina, ¿cierto? Si la estructura y las secuencias proteínicas de una molécula son lo suficientemente similares a las de otra, el sistema inmunológico puede confundirse y atacar moléculas que se parecen, incluso si son parte de tus tejidos. El mimetismo molecular es uno de los precursores más comunes de una respuesta autoinmune: confundir tus tejidos corporales con algún invasor extraño.

Desafortunadamente para la tiroides, tiene un doble que lo pone en riesgo de ataques autoinmunes descontrolados. Lo adivinaste: el gluten. Esta proteína es similar estructuralmente a tu tejido tiroideo, así que, cuando tu sistema inmunológico quiere atacarlo, adivina qué le hace a tu tiroides. No es algo bonito. Además, 50% de la gente con sensibilidad al gluten también experimenta mimetismo molecular con la caseína, una proteína que se encuentra en los productos lácteos. (Esto también se conoce como *reactividad cruzada*, cuando reaccionas a la provocación original y a otras que se asemejan a la primera.) Uno de los principales investigadores en el campo, el doctor Aristo Vojdani, cree que la similitud está cerca de cien por ciento.

Aún peor, entre más permeabilidad tenga tu pared intestinal, es más probable que el gluten y los lácteos parcialmente digeridos entren en tu torrente sanguíneo. Desde el punto de vista de tu sistema inmunológico, esto es como ese hombre en las películas de terror que entra corriendo al cuarto gritando: "¡Están en todas partes! ¡Están en todas partes!" Tu pobre y sobretrabajado sistema inmunológico empieza a ver enemigos en todos lados, así que ataca el lácteo, el gluten y tu tejido tiroideo con la misma fuerza.

Es interesante que esos ataques contra tu tiroides puedan tener dos resultados muy diferentes. Si tienes la enfermedad de Hashimoto, los ataques de tu sistema inmunológico interrumpen la habilidad de tu tiroides de trabajar bien, haciendo que todo tu metabolismo gatee. Ésta fue la experiencia de Vanessa, y explica por qué sus síntomas empeoraban con el paso de los años. Como su tejido tiroideo recibía bombardeos de su sistema inmunológico, su tiroides se dañó más y más, y se volvió cada vez menos funcional. Por consiguiente, producía menos y menos hormona tiroidea, así que Vanessa tenía que seguir aumentando su dosis de suplemento hormonal.

Si tienes la enfermedad de Graves, como yo, tu sistema inmunológico ataca tu tiroides de una forma diferente. En ese desorden, los anticuerpos tiroideos actúan como si fueran moléculas de una hormona que parece ser tiroidea, provocando que tu tiroides sobreproduzca sus hormonas, lo que acelera en exceso tu metabolismo.

Por cierto, incluso si tu enfermedad tiroidea *no* es autoinmune, puede caer presa del mimetismo molecular. Ésa es la razón de que recomiende a todos mis pacientes con disfunción tiroidea eliminar el gluten y los lácteos de su dieta, incluso si no son autoinmunes.

MIMETISMO MOLECULAR: BACTERIAS Y VIRUS

Aunque el gluten y la caseína (proteína de los lácteos) son las amenazas más comunes, los investigadores también han descubierto mimetismo molecular con la bacteria *yersinia enterocolitica*, la cual llega al intestino a través de alimentos o agua contaminados. Como resultado, la *yersinia* provoca enfermedad de Graves por su reactividad cruzada con el receptor hormonal parecido al de la tiroides. Otros ejemplos de detonantes potenciales de mimetismo molecular incluyen el virus de Epstein-Barr y otros virus del herpes. Ve el capítulo 9.

El estrés y tu sistema inmunológico

Hay otro factor significativo que suprime tu función inmunológica: el estrés. Hasta cierto punto, tu cuerpo responde de esta manera al estrés para que pueda enfocarse enteramente en vencer al estresor. El

estrés también provoca inflamación, por lo que tu sistema inmunológico se desacelera para prevenir un estado de inflamación crónica.
Un sistema inmunológico suprimido también puede provocar infecciones virales latentes, algunas de las cuales pueden a su vez provocar
una enfermedad tiroidea autoinmune.

Aún más, si experimentas múltiples episodios de estrés crónico,
ocasionando que tu sistema inmunológico se acelere y desacelere
repetidamente, estás en un riesgo mayor de que tu sistema inmunológico sobreactúe y provoque una respuesta autoinmune.

Como parte de la supresión de tu sistema inmunológico, el cortisol
debilita tus principales barreras inmunológicas: la barrera de circulación cerebral, los pulmones y la barrera intestinal. Como acabamos
de ver, un intestino debilitado lleva a la permeabilidad intestinal, la
cual sienta las bases para una enfermedad autoinmune, liberando el
gluten y los lácteos (entre otras cosas) al torrente sanguíneo, lo que
permite el mimetismo molecular. Sí, es un círculo vicioso, pero como
aprendió Vanessa, *puedes* romperlo.

Sentirte finalmente fabuloso

Una vez que Vanessa comprendió la inmensa diferencia que podía hacer al cambiar su dieta y estilo de vida, y al tomar la dosis y el tipo
correctos de suplemento hormonal tiroideo, estaba muy emocionada
por continuar. Empezó con entusiasmo el plan de conexión con la
tiroides. Eliminó los alimentos inflamatorios de su dieta, teniendo
especial cuidado en evitar el gluten y los lácteos para no provocar
reacciones ocasionadas por el mimetismo molecular. Tomó suplementos para ayudar a su funcionamiento tiroideo e inmunológico.
Siguió el resto del protocolo también: sanar su intestino, reducir su
carga tóxica, tratar las infecciones subyacentes, hacer el tipo de ejercicio correcto, dormir profundamente y liberar su estrés. (Aprenderás todo sobre estos factores en la cuarta parte.)

Durante los siguientes tres meses pude leer los beneficios en sus análisis. Cuando llegó conmigo, la TSH de Vanessa era 2.3 µUI/ml, su T4 libre era de 1.1 ng/dl, su T3 libre era de 2.4 pg/ml, su T3 inversa era de 19 ng/dl y su nivel de TPO era de 640 UI/ml. No tenía anticuerpos de tiroglobulina, pero su alto nivel de anticuerpos de TPO dejaba muy claro que de hecho tenía enfermedad de Hashimoto. Aunque en términos generales su TSH era normal, estaba un poco fuera del rango óptimo que me gusta ver para la mayoría de las personas: entre 1 y 2 µUI/ml. Aunque su T4 libre era óptima, su T3 libre era menos que ideal, pues yo busco una lectura óptima de 3.2 pg/ml.

Como has podido ver, hay dos diferencias impactantes entre mi acercamiento a los análisis y el de los médicos convencionales. En primer lugar, los médicos convencionales no suelen analizar los anticuerpos tiroideos, mientras que yo lo considero de suprema importancia. En segundo lugar, buscan rangos normales, mientras que yo espero rangos *óptimos*, los que aseguran que tu funcionamiento esté en el mejor nivel de salud que puedas alcanzar. Como Vanessa aprendió, los rangos normales todavía pueden hacerte sentir pésimo.

Yo pensé que Vanessa necesitaba más T3 libre, así que cambié su Synthroid —compuesto enteramente de T4— por un tipo de suplemento hormonal que también incluye T3: Nature-Throid, el cual está hecho con hormona porcina disecada. Le di primero una dosis de 1.5 granos, o 90 mg.

Los resultados de la dieta y el programa de estilo de vida, combinados con el suplemento hormonal, fueron impactantes. Después de unos días, Vanessa ya sentía el impacto de la T3 libre. Su estado de ánimo se había tranquilizado y se sentía llena de energía y esperanza. Unas semanas más tarde se sentía en general mejor. Estaba perdiendo peso constantemente y sintiendo que sus niveles de energía eran finalmente los que había sentido de joven. Estaba muy emocionada por Vanessa, y sus análisis confirmaron que había mucho por qué alegrarse:

- Su TSH estaba en un nivel óptimo de 1 μuI/ml.
- Su T4 libre se había elevado un poco, hasta 1.3 ng/dl.
- Su T3 libre estaba en un muy sano 3.2 pg/ml.
- Su T3 inversa había bajado a 16 ng/dl.
- Sus anticuerpos de TPO habían caído hasta 320 uI/ml, la mitad de lo que tenía antes.

Al seguir trabajando juntas, mantuvo niveles tiroideos óptimos, mientras sus anticuerpos seguían bajando, lo que indicaba que sí estaba revirtiendo su condición autoinmune.

Para mí, la historia de Vanessa engloba la promesa del plan de conexión con la tiroides del método Myers: no conformarse con bien o muy bien, sino encontrar la forma de llegar a lo extraordinario. Yo siempre digo que la salud óptima es tu derecho de nacimiento, y estaba muy contenta de que Vanessa hubiera logrado reclamarlo para poder sentirse de maravilla en los años venideros.

TERCERA PARTE

Trabajar con tu médico

Capítulo 5

Por qué tu médico se equivoca

Para cuando llegó conmigo, Susannah había visto a tres médicos en los últimos tres años, pero ninguno pudo diagnosticar con precisión o tratar adecuadamente su disfunción tiroidea. "Dicen que mis análisis son normales —me dijo Susannah en su primera visita—, pero me siento exhausta y deprimida, estoy subiendo de peso y no puedo ni pensar con claridad, ¡no puedo estar bien sintiéndome así!"

Cuando revisé la historia clínica de Susannah pude ver cuál era el problema. Cada uno de sus médicos había visto sólo una parte de su condición. Los análisis que habían pedido mostraban los niveles de hormona tiroidea dentro de rangos normales, pero estaban incompletos. Sí tenía una disfunción tiroidea, pero sus médicos no pudieron verla en los análisis que solicitaron.

El primer médico de Susannah sólo revisó su TSH. Como recordarás, la TSH (hormona estimulante de la tiroides) es un bioquímico que produce la glándula hipófisis para indicar la liberación de la hormona tiroidea necesaria. Muchos médicos convencionales sólo analizan la TSH y no ven más allá. Si los niveles de TSH son altos, esto sugiere que la tiroides necesita estimulación extra, indicando una posible disfunción; pero si los niveles están dentro de rangos normales, la mayoría de los médicos asume que la tiroides no necesita más estimulación y por ende funciona con normalidad. El doctor de Susannah vio el rango más o menos normal, y le dijo que estaba bien, sólo que estaba lejos de ello.

Su segundo médico analizó su TSH y su T4 libre. Como recordarás, la T4 es la hormona de almacenaje, producida por tu tiroides en respuesta a la estimulación de la TSH. Algunos médicos analizan la T4 libre además de la TSH y ahí lo dejan. Dado que las cifras de estas dos figuras también estaban dentro de rangos normales, su médico no detectó la disfunción tiroidea. Sin embargo, Susannah estaba lidiando con síntomas debilitantes, por lo que accedió a darle una dosis muy baja de Synthroid (25 mcg). Susannah volvió a los tres meses y su TSH y su T4 libres habían mejorado, pero sus síntomas no. Sus análisis eran normales, así que su médico no estaba dispuesto a incrementar su dosis de Synthroid.

Todavía más frustrada, fue con otro doctor. El tercero, un practicante holístico, fue mucho más minucioso. Analizó también su TSH y su T4 libre, que ya estaban en niveles óptimos porque Susannah tomaba Synthroid, pero dado que seguía teniendo síntomas, el médico holístico analizó la T3 libre. Como recordarás, ésta es la forma *activa* y *desligada* de la hormona tiroidea, la porción que en realidad llega a tus células. Una lectura de T3 libre suele dar un retrato rápido de lo que está sucediendo con tu tiroides, pero de nuevo, los niveles de Susannah eran normales.

El médico estaba confundido, pues había esperado ver una lectura baja. Cuando no fue así, se preguntó si tal vez los otros médicos habían estado en lo correcto. Quizá Susannah no tenía una disfunción tiroidea en absoluto, sino depresión, perimenopausia o sólo estaba envejeciendo. "Busqué un problema tiroideo, pero no encontré ninguno —le dijo el doctor—. Todos tus análisis son completamente normales, incluso tu T3 libre."

Para este momento, Susannah estaba descorazonada. Un amigo que había tenido una experiencia similar con los médicos le recomendó ir conmigo. Después de hablar extensamente con Susannah, me convencí de que tenía una disfunción tiroidea, pues sus síntomas eran los clásicos (ve las páginas 30-31). Por supuesto, como científica, no sólo me baso en los síntomas que me comenta un paciente, también necesitaba los análisis, y ahí encontré dos cosas.

Primero, aunque la TSH y la T4 libre de Susannah eran *óptimas*, su cifra de T3 libre sólo era *normal*. Cada análisis de sangre tiene un *rango de referencia*, un límite alto y bajo de lo que se considera normal. Como hemos visto, el rango referencial básico para los análisis de tiroides es muy amplio. Técnicamente, sí, la T3 libre de Susannah era normal, pero yo sentí que su cifra estaba demasiado cerca del límite bajo, muy lejos de óptima.

Además, ninguno de los otros médicos de Susannah había analizado su T3 inversa. Como recordarás, la T3 libre es el pedal del acelerador de tu cuerpo, encendiendo tu metabolismo y llenándote de energía, mientras que la T3 inversa es tu freno, bajando la velocidad de tu metabolismo para ayudarte a conservar energía en lugar de gastarla. En un cuerpo sano, la T3 libre y la T3 inversa están en un perfecto equilibrio para que tu motor no corra muy caliente (exceso de pérdida de peso, diarrea, corazón acelerado, ansiedad) ni demasiado frío (aumento de peso, constipación, pereza, depresión). Pero ocasionalmente, sobre todo en tiempos de estrés excesivo, el equilibrio se pierde.

De hecho, Susannah había tenido una oleada triple de estrés: acababan de diagnosticar a su padre, ya anciano, enfermedad de Parkinson; su hijo estaba sufriendo con dislexia, y había rumores de despidos en su oficina. Como recordarás de la segunda parte, el estrés acumulado indica a tu cuerpo que *baje la velocidad*, *conserve grasa* y *conserve energía*. Tu cuerpo responde de muchas formas, incluyendo aumentar su producción de T3 inversa. De hecho, los niveles de T3 inversa de Susannah eran elevados, sobrepasando su T3 libre y deteniendo su metabolismo. Consideré que eso era, al menos en parte, la razón detrás de su cansancio, su aumento de peso y su niebla mental.

Además de analizar la T3 inversa, también revisé los anticuerpos tiroideos más comunes, la peroxidasa tiroidea (TPO) y la tiroglobulina (Tg). Si tus anticuerpos tiroideos son altos, es un indicador de que tu sistema inmunológico ataca tu tiroides rutinariamente. Entonces fue claro que Susannah tenía enfermedad de Hashimoto.

Cambié la dosis de suplemento hormonal, y además del Synthroid, que sólo contiene T4, le di a Susannah un compuesto especial de acción prolongada de T3 para que pudiera aumentar rápidamente sus niveles de T3 libre. Esto equilibraría su T3 inversa excesiva para restaurar sus niveles de energía, eliminar su niebla mental y permitirle perder peso.

Ajustar su dosis de suplemento hormonal era importante, pero Susannah también necesitaba seguir el plan de conexión con la tiroides para resolver los problemas fundamentales que habían estado afectando su tiroides y su sistema inmunológico:

- La dieta y los suplementos le daban a su tiroides los nutrientes necesarios para producir suficiente hormona tiroidea y convertir la T4 en T3. También le dimos una dieta libre de gluten y libre de lácteos. Le expliqué a Susannah que su sistema inmunológico había empezado a reaccionar mal a ambos y estaba listo para atacar incluso pequeñas cantidades de ellos, y como su sistema inmunológico había confundido su tiroides con gluten y lácteos —el mimetismo molecular que vimos en el capítulo 4—, necesitaba quitar de su dieta cien por por ciento de estos dos alimentos para detener los ataques.

- Ayudar a Susannah a sanar su intestino —el cual se había vuelto permeable por estrés y otros factores— iba a ser de gran ayuda para convencer a su sistema inmunológico de relajarse y dejar de atacar su tiroides.

- Reducir la carga tóxica de su cuerpo también era importante. Muchos químicos industriales tienen un efecto raro en tu cuerpo, actúan justamente como el estrógeno, por lo que se les llama *xenoestrógenos* (literalmente, "estrógenos ajenos"). Demasiada exposición a las toxinas que se encuentran comúnmente en el agua, el aire, los alimentos y los objetos básicos de casa —como plásticos, productos de aseo personal y productos de limpieza— tiene el mismo efecto que darle a tu cuerpo una sobredosis masiva de estrógenos. (Aprenderás más sobre esto en el capítulo 8.) El estrógeno en exceso, ya sea en la forma propia de tu cuerpo o en la forma de xenoestrógenos, es malo por muchas razones, incluyendo que promueve la globulina fijadora de tiroxina (TBG), la cual promueve mucha hormona tiroidea *ligada* en lugar de *libre*. Reducir la exposición tóxica de Susannah y mejorar su habilidad para *desintoxicar* su cuerpo —librarse de esos químicos industriales— significaba que ligaría menos hormona tiroidea y restauraría los niveles sanos de T3 y T4 libres.

- Asegurarme de que Susannah no tuviera infecciones también era importante para que no provocaran inflamación y debilitaran su sistema inmunológico. Lo más importante era que liberar estrés ayudaría a restaurar el equilibrio sano entre la T3 inversa y la T3 libre. Como viste en la segunda parte, el exceso de estrés implica un exceso de cortisol, el cual afecta el funcionamiento tiroideo de muchas formas, contribuyendo a la niebla mental, el cansancio y el aumento de peso. Técnicas como HeartMath, acupuntura, masaje, meditación y paseos por la naturaleza calmaron parte de su carga de estrés, redujeron su cortisol y restauraron su funcionamiento tiroideo óptimo. (Aprenderás más sobre liberar estrés en el capítulo 10.)

Por supuesto, Susannah mejoró rápidamente con el método Myers. Después de unas cuantas semanas se sentía significativamente mejor, y para su tercer mes en el programa estaba llena de energía, lúcida y optimista. Sus análisis mostraban tanta mejoría, que ya no necesitaba la misma dosis del compuesto de acción prolongada de T3. Su cuerpo

123

estaba produciendo más T3 libre y menos T3 inversa, creando un equilibrio sano.

Desafortunadamente, dado que habían transcurrido varios años antes de que conociera a Susannah, su tiroides ya estaba dañada al grado de que siempre necesitaría tomar un suplemento hormonal tiroideo. La buena noticia, sin embargo, es que ya no tenía síntomas y seguiría así mientras continuara con el método Myers. Su tiroides funcionaba mucho mejor, por lo que sólo necesitaba una dosis más pequeña de la hormona. ¿Cuál es la conclusión?

- *Incluso si tus análisis son normales, puedes tener una disfunción tiroidea.*

El enredo de los análisis

Como puedes deducir de la historia de Susannah, la mayoría de los médicos no ve *gran parte* de la disfunción tiroidea, y se debe mucho a la forma en que la buscan y cómo interpretan esos análisis. Estoy sorprendida incluso por cómo muchos practicantes holísticos y alternativos no solicitan análisis importantes que son necesarios para ver un panorama completo. Éstas son las razones más comunes por las que los médicos no se dan cuenta de la disfunción tiroidea a partir de los análisis:

1. No solicitan los análisis de sangre necesarios para una disfunción tiroidea

¿Qué? ¿Cómo puede pasar eso? Pues, como vimos en el capítulo 2, generalmente se cree que los hombres tienen un riesgo muy bajo de disfunción tiroidea, así que no se suele analizar, y aunque sea verdad que las mujeres son siete veces más propensas a desarrollar desórdenes tiroideos, los hombres sí pueden tener disfunción tiroidea. Pero si no se analiza, ¿quién lo va a saber?

De la misma forma, tanto hombres como mujeres menores de 40 años no se consideran en riesgo de una disfunción tiroidea, así que la gente en esa categoría también sigue sin diagnóstico.

Finalmente, la disfunción tiroidea frecuentemente se confunde con otras condiciones. Así que si tu médico te diagnosticó otra —particularmente si eres un hombre menor de 40 años—, el problema más grande con tus análisis de tiroides es que nadie los hizo en primer lugar.

CONDICIONES QUE SE CONFUNDEN FRECUENTEMENTE CON DISFUNCIÓN TIROIDEA

- Envejecimiento
- Anemia
- Ansiedad
- Niebla mental
- Síndrome de fatiga crónica
- Constipación causada por un desorden gastrointestinal
- Demencia, incluyendo Alzheimer temprano
- Depresión
- Diarrea causada por un desorden gastrointestinal
- Condiciones cardiacas
- Infertilidad o aborto
- Insomnio causado por desequilibrios de las hormonas sexuales o problemas psicológicos
- Obesidad causada por dieta, genética u otros factores
- Problemas con las hormonas sexuales: andropausia, posparto, perimenopausia, menopausia, irregularidades menstruales
- Estrés

---

2. Sólo analizan tu TSH

Como descubrió Susannah, muchos médicos convencionales piensan que analizar la TSH es realmente todo lo que necesitas. ¿Qué puedo decirte? No lo es. Mientras que la información que obtenemos de la TSH puede ser importante, refleja sólo lo que sucede entre la hipófisis y la tiroides. No dice nada sobre lo que está pasando a nivel celular o si tu hormona tiroidea está entrando en tus células o no.

Aún más, si tomas un suplemento hormonal tiroideo con T3 (Armour, Nature-Throid, Westhroid y otras formas de hormona tiroidea disecada), la T3 puede suprimir artificialmente tu TSH. Así que si tomas cualquier forma de T3, tus cifras de TSH serán todavía menos confiables como guía para tu salud tiroidea en general.

3. Analizan tu T4 total, pero no tu T4 *libre*

Tú ya sabes cuál es el problema con esto: sólo la T4 libre está metabólicamente activa y puede convertirse en T3 libre cuando sea necesario. La T4 ligada no afecta tu metabolismo, por lo que una cifra total de T4 (un solo número que incluye tanto la T4 libre como la ligada) da una idea imprecisa de lo que está sucediendo realmente en tu cuerpo. Entonces ¿por qué tantos médicos miden la T4 total y no la T4 libre también? No lo sé, pero lo hacen.

4. Analizan tu T4 libre, pero no tu T3 libre

De acuerdo, el problema aquí es que la T3 es la forma en que la hormona tiroidea está activa metabólicamente, es decir, es la que en realidad produce resultados en tu cuerpo. Si no sabemos cuánta T3 tienes, no tenemos una buena idea del estatus de tu tiroides.

Esto puede parecer obvio, pero algunos aspectos de este problema *no* son tan obvios. Por ejemplo, algunas personas responden a una tiroides con baja producción al apoyarse en sus hormonas de estrés para tener energía y estar enfocados, lo que debería suceder con la hormona tiroidea. Puedes terminar con una colección extraña de síntomas que no *parecen* indicar una tiroides ineficiente, pero así es. Asimismo, aunque la mayoría de las personas con una tiroides ineficiente sube de peso y se siente cansada, he tenido pacientes hipotiroideos que perdieron peso rápidamente de una forma poco saludable, que se sentían ansiosos y nerviosos, y luchaban contra el insomnio. Esto suena más a una tiroides *hiper*activa, ¿no es así? (Ve los síntomas en la página 31.) Pero cuando miré sus análisis, sus niveles de T3 libre estaban peligrosamente bajos. La adrenalina, el cortisol, la dopamina y otras hormonas de estrés eran el combustible de su cuerpo, compensando su baja T3 libre. De ninguna manera podría haber diagnosticado su condición sólo con ver su TSH o su T4 libre. La única forma en que pude saber qué estaba pasando en realidad fue medir adecuadamente su T3 libre.

Los niveles bajos de T3 libre también pueden significar que no estás convirtiendo suficiente T4 libre en T3 libre. Esto suele ser un problema nutricional, pues para hacer la conversión necesitas yodo, tirosina, vitamina A, vitaminas B, zinc y selenio, que muchas personas no consumen. Para diagnosticar este problema, sin embargo, necesitas conocer los niveles de T3 libre.

5. Analizan tu T3 total, pero no tu T3 *libre*
Nuevamente, sabes cuál es el problema con esto: sólo la T3 libre es metabólicamente activa. La T3 ligada no afecta tu metabolismo, así que una cifra total de T3, que incluya tanto la T3 libre como la ligada, nos da una idea imprecisa.

¿Por qué tantos médicos analizan la T3 total y no la T3 libre? Tampoco lo sé, pero deberían hacerlo, y ahora ya sabes qué análisis necesitas, incluso si ellos no.

6. Analizan tu absorción de T3, pero no tu T3 *libre*
La absorción de T3 es una medida indirecta de las proteínas fijadoras de tiroxina que supuestamente debe indicar qué tanto de tu T3 es *libre* y qué tanto está *ligada*. He visto este análisis en algunas de las historias clínicas de mis pacientes, y francamente no me parece muy útil. Lo que necesitamos saber en sí es la medida directa de T3 libre.

7. Analizan tu T3 libre, pero no tu T3 inversa
Tú viste qué problema fue esto para Susannah. Muchas veces, la T3 inversa es la pieza faltante del rompecabezas, la explicación de por qué los síntomas de alguien son severos cuando sus análisis se ven un

tanto normales. Incluso algunos practicantes de medicina funcional, alternativa y holística no revisan la T3 inversa; de nueva cuenta, no sé por qué. Lo que sí sé es que una gran cantidad de estresores puede indicar a tu cuerpo que aumente su producción de T3 inversa, lo que puede crear entonces disfunción tiroidea. Medir tu nivel de T3 inversa te da una idea completa del problema.

8. No analizan tus anticuerpos

Ya aprendiste qué tiene eso de malo en el capítulo 4: sin saber el estatus de anticuerpos del paciente, no tenemos manera de saber si su disfunción tiroidea es ocasionada por autoinmunidad o no.

Para mí, diagnosticar un desorden autoinmune es crucial porque sé cómo ayudar al sistema inmunológico y revertir la condición para que éste deje de atacar tu tiroides. Los médicos convencionales no están de acuerdo, creen que no hay forma de ayudar al sistema inmunológico o de reducir los ataques contra la tiroides, y todo lo que saben hacer es medicar síntomas. Desde este punto de vista, la raíz del problema no importa.

Incluso he encontrado que los anticuerpos tiroideos pueden *preceder* el diagnóstico de una condición autoinmune hasta cinco años. Si descubres que tienes altos niveles de anticuerpos en tus análisis, incluso antes de que muestres señales de disfunción tiroidea, puedes usar el método Myers para apoyar tu tiroides y tu sistema inmunológico, ayudando a revertir la autoinmunidad y prevenir cualquier disfunción tiroidea en el camino. Hay una gran recompensa al tener éxito en esto: al prevenir el daño autoinmune de tu tiroides pronto, no necesitarás medicamentos o suplementos hormonales.

Así que incluso si tu médico convencional no tiene interés en saber tu estado autoinmune, *tú sí*. Ahora que lo sabes, puedes seguir las recomendaciones de dieta y estilo de vida que te ayudarán a revertir tus síntomas, apoyar tu sistema inmunológico y mantener tu salud óptima.

9. No analizan los nutrientes necesarios para un funcionamiento tiroideo óptimo

Como viste en la segunda parte y verás con más detalle en la cuarta, tu tiroides necesita ciertos nutrientes para producir hormona tiroidea. Tu cuerpo también necesita nutrientes específicos para convertir la T4 en T3, recibir T3 en las células y de cualquier manera promover un funcionamiento tiroideo óptimo. Finalmente, tu sistema inmunológico depende de ciertos nutrientes para un funcionamiento adecuado. Si mis pacientes están bajos en cualquiera de estos nutrientes clave, les receto suplementos, pero si tu médico convencional no está analizando los niveles de estos nutrientes en la sangre, ¿cómo puede prescribírtelos?

LOS NUTRIENTES ESENCIALES QUE NECESITA TU CUERPO PARA UN FUNCIONAMIENTO TIROIDEO E INMUNOLÓGICO ÓPTIMOS

- Vitaminas B
- Ácidos grasos esenciales
- Yodo
- Hierro
- Selenio
- Tirosina
- Vitamina A
- Vitamina D
- Zinc

Aprenderás más sobre lo cruciales que son estos nutrientes en el capítulo 7.

---

10. No analizan tus hormonas sexuales o tus hormonas de estrés

En la segunda parte viste que el estrés puede promover la acumulación de estrógeno en exceso, lo que en cambio aumenta la TBG, ligando más hormona tiroidea y reduciendo tus niveles de T4 y T3 libres. También viste las múltiples formas en las que el cortisol, la principal hormona de estrés, puede afectar tu funcionamiento tiroideo.

Ésta es la razón para analizar los niveles de hormonas sexuales y de estrés en mis pacientes tiroideos, especialmente si hay algún misterio sobre por qué tienen ciertos síntomas. La mayoría de los médicos convencionales no considera importantes los efectos de estas hormonas en el funcionamiento tiroideo. Incluso los endocrinólogos, cuya especialidad incluye todas las hormonas, tienden a ver cada tipo de hormona por separado, en lugar de verlas como un sistema interrelacionado. No analizar los distintos tipos de hormonas puede también impedir un diagnóstico y un tratamiento adecuados.

Diagnosticar el hipertiroidismo

Es más difícil que los médicos no se den cuenta del hipertiroidismo porque usan típicamente la TSH como marcador, y cuando eres hipertiroideo, tu TSH está baja casi invariablemente. Por tanto, a diferencia del hipotiroidismo, los niveles de TSH solos suelen dar un diagnóstico preciso.

Pero no siempre. Considera que en las primeras y medias etapas del hipertiroidismo puedes tener concentraciones normales de T4 y T3 libres, aun cuando manifiestes síntomas. Es impresionante que, aun si mis síntomas eran tan malos que a duras penas podía funcionar, mi enfermedad de Graves se consideraba subclínica por mis análisis. Nuevamente, los resultados no siempre cuentan toda la historia.

Los médicos no suelen analizar tus anticuerpos, pero deben hacerlo para saber si eres autoinmune. Si tienes síntomas hipertiroideos, tus análisis son normales y tus anticuerpos son negativos, entonces necesitarán analizar los anticuerpos específicos de la enfermedad de Graves (anticuerpos receptores de TSH e inmunoglobulinas estimulantes de la tiroides) para confirmar el diagnóstico.

Ahora, hay otro problema: ¿qué tal si nadie busca el hipertiroidismo en primer lugar? Si tu médico piensa que tu condición es causada por otra cosa, puede fallar en decírtelo. Tu hipertiroidismo puede diagnosticarse mal como alguna condición en la lista de la página 31.

Asegúrate de que analicen tu tiroides con un perfil tiroideo completo si tienes varios de los síntomas en la página 31. Aprenderás más sobre qué análisis hacer en el capítulo 6, y hay una lista a la mano en la página 145.

Problemas de diagnóstico: por qué incluso los análisis de laboratorio no son suficientes

Incluso cuando hacemos todos los análisis posibles, tener una idea clara de lo que está ocurriendo con tu tiroides puede ser problemático. Como has visto a lo largo de este libro, la tiroides y su red (el sistema de señalización) es un arreglo complejo e intrincado, con cada elemento *afectando* y *siendo afectado* por múltiples elementos.

Para hacerlo todavía más complejo, cada elemento dentro del sistema tiene su propia agenda, por así decirlo. La TSH, por ejemplo, opera con un ciclo de retroalimentación negativo, no empieza hasta que detecta niveles bajos de hormona tiroidea en tu torrente sanguíneo, así que pueden pasar algunos días antes de que la TSH entre en acción. Como resultado, cualquier día, los niveles de TSH pueden o no pueden mostrar una visión clara de lo que pasa.

La T4 y la T3 libres, en cambio, están fluctuando constantemente en respuesta al estrés y las demandas del día. Si estás estresado y ansioso cuando llegas al consultorio de tu médico, esto puede afectar tus niveles tiroideos en la sangre. Si recibes un correo de tu jefe enojado o un mensaje de tu hijo que está preocupado por algo mientras estás en la sala de espera, puede afectar tus hormonas de estrés al igual que tus hormonas tiroideas. Si tu desayuno esa mañana fue atípicamente difícil de digerir, te contagiaste de gripe o te resfriaste, si toda tu semana ha sido una bomba de estrés, si estás esperando una junta crucial o un enfrentamiento familiar desagradable, tu tiroides lo sentirá y lo mostrará.

Les digo a mis pacientes que su actividad tiroidea es una película, y cuando analizo su sangre, veo sólo una toma de esa película. Tal vez ese marco muestra adecuadamente la esencia de toda la película, pero tal vez no. Quizá vives con un nivel muy alto de hormona tiroidea, pero por alguna razón, cuando se hace una toma de sangre, tus niveles son extrañamente bajos. Tal vez estás viviendo con significativamente poca hormona tiroidea, pero justo antes de hacer el análisis, algo provoca que tu hormona suba. Los análisis son cruciales y yo nunca diagnosticaría a un paciente sin ellos, pero dejemos claro que tienen sus límites.

Aún más, incluso si un resultado de análisis es preciso, o digamos *representativo*, no siempre es obvio lo que significa. Los resultados de TSH nos dicen qué está pasando con la hipófisis, la T4 libre nos dice cuánta hormona está disponible, la T3 libre nos muestra cuánta hormona activa está presente en tu sangre, pero lo que realmente queremos saber es lo que está sucediendo a nivel celular: ¿cuánta T3 libre está entando en cada célula, sin que lo impida la T3 inversa o la resistencia tiroidea?

Desafortunadamente, no hay un análisis para eso, sólo una serie de pruebas que, juntas, me permiten deducir lo que yo pienso que está sucediendo con todo el sistema. Es como si entrara a la escena de un robo y pudiera observar la evidencia: una puerta rota, unas huellas de zapato, huellas dactilares y las cuentas de banco de algunos sospechosos clave. *Probablemente* puedo tener una buena idea de lo que sucedió por medio de esas pruebas, sobre todo si tengo una larga conversación con el testigo principal del crimen (el paciente), pero el proceso completo es más un arte que una ciencia.

Has visto a lo largo de este libro cuántos factores no tiroideos están involucrados en tu funcionamiento tiroideo e inmunológico: la dieta, la salud intestinal, el ejercicio, los niveles de estrés, la carga tóxica y las infecciones menores, como yersinia, Epstein-Barr y herpes simple (como aprenderás en el capítulo 9). Para darte el diagnóstico y el tratamiento correctos, tu médico necesita ver todos estos factores, algunos de los cuales pueden analizarse sólo imperfectamente o no pueden analizarse en absoluto. Pero me preocupa que los médicos no sean meticulosos. Si yo tengo sólo unas cuantas piezas de evidencia sugerente, ellos tienen todavía menos, sólo una huella de zapato y la mitad de una huella dactilar para encontrar al ladrón, y como probablemente sabes por experiencia, raramente están interesados en entrevistar al testigo antes de proceder con su diagnóstico estándar. ¿Cuál es la conclusión?

- **Aprende qué análisis de laboratorio necesitas pedir.** Explicaré todo esto en el siguiente capítulo. Para algunos análisis, será necesario tener una receta médica, otros puedes pedirlos tú mismo, y explicaré eso también. Si quieres encontrar un médico funcional, revisa la página web del Instituto de Medicina Funcional (www.functionalmedicine.org).
- **Apoya a tu propia salud óptima por medio del plan de conexión con la tiroides del método Myers.** Ojalá pudiera tratar a cada uno de ustedes individualmente, pero como no es así, puedo ofrecerles lo siguiente: una forma de tomar su salud en sus propias manos. Puedes necesitar a un doctor para prescribir suplementos hormonales tiroideos, pero tú mismo puedes asegurarte de tener la dieta, los suplementos, la salud intestinal, la desintoxicación, la curación de infecciones, el ejercicio, el sueño y la liberación de estrés que necesitas para hacer una diferencia en tu tiroides, tu sistema inmunológico y tu salud en general.

Perdido por rangos de referencia

Cuando Gerald, un arquitecto de 55 años, vino a verme, estaba frustrado y confundido. Se le había diagnosticado hipotiroidismo alrededor de 15 años antes. Su médico le prescribió Synthroid, y con el paso de los años su dosis había ido subiendo lenta pero constantemente. Gerald siempre se había sentido bastante bien, hasta este año. De pronto estaba completamente exhausto, subió seis kilos rápidamente y se sentía apabullado por la depresión.

Su médico revisó sus análisis e insistía en que Gerald estaba recibiendo la dosis correcta de suplemento hormonal tiroideo. Sugirió que Gerald simplemente podía estar deprimido y ofreció recetarle antidepresivos, pero Gerald no podía ver por qué una depresión y un cansancio tan debilitante lo consumirían de la nada. De hecho, su despacho acababa de conseguir un par de proyectos que le ofrecían retos emocionantes y se *había* estado sintiendo esperanzado e inspirado.

Por casualidad, Gerald vio una entrevista mía en *The Dr. Oz Show*, donde hablé sobre los profundos efectos que tiene la dieta, especialmente el gluten, en nuestro físico y nuestras emociones. En lugar de empezar a tomar antidepresivos, me llamó.

Cuando revisé los análisis de Gerald me di cuenta de una situación muy común, sus cifras eran sólo *normales*. Por varias razones que discutiré más adelante, el rango referencial básico que la mayoría de los médicos convencionales usa es altamente problemático. Es muy común que los resultados de tus análisis estén dentro del rango normal, aunque tengas síntomas tiroideos y te sientas fatal en la vida real.

Como hemos visto, el sistema de señalización de la tiroides es complejo y no trabaja de forma lineal. Un pequeño cambio en tus niveles hormonales —cualquier movimiento lejos de lo óptimo— no necesariamente tiene un efecto pequeño en tus síntomas y tu bienestar. Incluso una pequeña distancia del rango óptimo puede tener enormes efectos negativos, dejándote deprimido, exhausto y miserable, como a Gerald. Así como un ligero cambio en tu tipo o dosis de suplemento hormonal tiroideo puede hacer un enorme cambio también.

Cuando comparé los resultados de Gerald con rangos *óptimos* en lugar de normales, pude ver que necesitaba más ayuda. Por ejemplo, su TSH era de 3.5 µUI/ml, perfectamente dentro del rango normal, pero los rangos *óptimos* son mucho más estrechos, especialmente para alguien que ya está tomando un suplemento hormonal: entre 1 y 2 µUI/ml. Su T4 libre era de 0.89 ng/dl, mientras que yo quería un rango óptimo de más de 1.1 ng/dl. Su T3 libre, normal con 2.7 pg/ml, estaba muy lejos del rango óptimo mayor de 3.2 pg/ml. Puedes ver mucho espacio entre lo que es subóptimo y lo que otros consideran normal.

Decidí que probara Armour, una hormona natural de prescripción que contiene tanto T4 como T3. Antes, Gerald había estado con Synthroid, con sólo T4, y yo pensé que la T3 adicional lo ayudaría a salir de la depresión y la fatiga.

Pues bien, en realidad ayudó a sacarlo *de más*, hasta llegar a la ansiedad y la aceleración. La T3 adicional hizo que el corazón de Gerald corriera como si acabara de tomarse tres tazas de café cargado, así que decidí probar con Tirosint, una forma sintética de T4, pero sin los aglutinantes ni rellenos que vuelven problemático el Synthroid para algunas personas. Esta nueva forma de hormona tiroidea trajo el equilibrio perfecto, ayudando a Gerald a recuperar su energía y su ánimo sin impulsar su metabolismo mucho o muy lejos.

Como puedes ver, no hay una respuesta correcta cuando se trata de diagnosticar o tratar la disfunción tiroidea. Yo tuve que revisar los análisis de Gerald basándome en los rangos que eran correctos *para él*, no en los convencionales generalizados, que en cualquier caso son demasiado amplios. También tuve que seguir haciendo cambios en el suplemento hormonal de Gerald para lograr el equilibrio justo en la cantidad de T3 y T4.

Este acercamiento personalizado es tristemente algo extraño para los médicos convencionales, quienes parecen creer que los diagnósticos unitalla son una forma efectiva de tratar la disfunción tiroidea. Por supuesto, algunas veces el acercamiento estándar funciona y todos quedan felices, pero cuando esto no sucede, necesitas insistir en que tu médico siga buscando alternativas hasta que finalmente obtengas la salud óptima y el bienestar que mereces. (Más sobre cómo lograrlo en el capítulo 6.)

Gerald y yo tuvimos una larga conversación sobre lo que provocó su repentina caída en depresión y fatiga. Cuando revisé su dieta pude ver que consumía mucho gluten en forma de pan, pizza, bagels y pasta. Aunque Gerald me dijo que no era una persona adicta al dulce, le expliqué que el azúcar está lejos de ser el único problema en la dieta occidental moderna. Para muchas personas, el gluten es una proteína altamente inflamatoria que debilita la integridad intestinal y merma el sistema inmunológico.

Aún más, Gerald tenía una infección nasal que simplemente no se iba. En los últimos seis meses había tomado tres dosis de antibióticos diferentes. Éstos, junto con su dieta alta en carbohidratos, habían destruido la mayoría de las bacterias beneficiosas en su intestino, dejando espacio para el sobrecrecimiento de levadura intestinal. ¡No confundas la levadura intestinal con la que usas para hornear! La intestinal es un hongo que afecta la actividad intestinal y el intestino es donde tu cuerpo produce 95% de su *serotonina*, un bioquímico que te hace sentir bien y ayuda a protegerte contra la depresión. Así que parte de la depresión de Gerald casi seguramente fue resultado de la forma en que su dieta y su uso excesivo de antibióticos alteraron su flora intestinal. Su tiroides hipoactiva empeoró su depresión todavía más. Éste es el clásico círculo vicioso en el que cada factor empeora todos los demás… más… y más.

Por fortuna, pudimos revertir esta caída en espiral al tomar varios pasos clave:

- Eliminar el gluten y otros alimentos inflamatorios de su dieta.
- Tener una dieta baja en carbohidratos para matar de hambre a la levadura.
- Tratar la levadura con hierbas y suplementos.
- Sanar su intestino con suplementos.
- Darle el tipo y la dosis correctos de suplemento hormonal tiroideo.
- Ayudar a su tiroides con sueño profundo y liberación de estrés.

Un mes después, Gerald se sentía como antes, y sólo tres meses después me dijo que se sentía *mejor* que antes, pensaba más claramente, reaccionaba con más calma y disfrutaba más su energía equilibrada y confiable. Cuando el intestino, el sistema inmunológico y la tiroides trabajan juntos, los resultados pueden ser sorprendentes.

¿Qué tienen de malo los rangos de referencia?

Cuando le digo a la gente qué tanto se ha equivocado la medicina convencional respecto a la tiroides, le cuesta trabajo creerme. "*¿En serio?* —responden—. Realmente debo estarme perdiendo de algo. No puede ser *tan* malo." Oh, sí. Sí puede. Y éste es uno de los problemas más sorprendentes.

Cuando los médicos y los laboratorios desarrollaron lo que después se volverían los rangos de referencia estándar para los resultados de tiroides, usaron cifras de personas con disfunción tiroidea.

Es cierto. Cuando esos médicos y laboratorios armaron la estructura de rangos, no reclutaron ni buscaron personas sanas. En cambio, usaron pacientes que los habían buscado con disfunción tiroidea, lo que significa que, desde el principio, los números están mal porque las lecturas para gente con disfunción tiroidea son las que se señalan como normales. Como resultado, los rangos de referencia son demasiado amplios. Es como si alguien fuera con un grupo de personas que tuvieran entre cinco y 25 kilos de sobrepeso y los marcara como rangos de peso normales. Normales puede ser. ¿Sanos? No. Pero así es exactamente como se desarrollaron los rangos de referencia de tiroides.

Me parece tan increíble, pero probablemente *no* lo creería si no tuviera la seguridad de que es cierto. Entre muchos de los que han criticado esta práctica se encuentra la Academia Nacional de Bioquímica Clínica, que desde 2002 concluyó que los rangos de referencia estándar probablemente estaban "alterados por la inclusión de personas con disfunción tiroidea oculta". En otras palabras, incluir demasiados desórdenes tiroideos estaba desequilibrando los rangos, de la misma manera que incluir demasiada gente con sobrepeso desequilibraría los rangos de un peso sano. Si los rangos de referencia de hormonas tiroideas se hubieran basado sólo en los resultados de personas con un funcionamiento tiroideo sano, habrían sido mucho más estrechos y se habría impuesto una mejor meta para nosotros, los médicos, respecto a nuestros pacientes. Así que, como puedes imaginarte, muchos pacientes que van con sus médicos pueden oír que están dentro de un rango normal, pero son rangos *de gente con disfunción tiroidea.*

En 2003 la Asociación Americana de Endocrinólogos Clínicos (AACE) decidió que tal vez los rangos de referencia no fueran tan precisos como debieran, por lo que publicaron un comunicado de prensa instando a los médicos a que redujeran los rangos y consideraran a las personas que estuvieran fuera de estos nuevos rangos como pacientes genuinos de disfunción tiroidea. En caso de que estés interesado, los rangos viejos de TSH eran de 0.5 μUI/ml a 5.0 μUI/ml, que es muy, muy amplio. Los nuevos, recomendados en ese comunicado de prensa, se limitaron de 0.3 μUI/ml a 3.0 μUI/ml. Yo todavía los considero demasiado amplios, pero al menos es una mejoría. La asociación dijo que "la AACE cree que los nuevos rangos resultarán en un diagnóstico adecuado para millones de personas que sufren de una ligera disfunción tiroidea, pero no han recibido tratamiento hasta ahora".

Esos millones de personas pudieron haber sido diagnosticados y tratados correctamente, excepto que la mayoría de los médicos convencionales simplemente ignoró el comunicado de la AACE y siguió usando los viejos rangos de referencia, al igual que muchos de los laboratorios. Es cierto. Incluso cuando la principal organización de especialistas en todos los tipos de tratamientos hormonales les dijo que redujeran sus rangos de referencia —que de entrada habían sido creados de forma problemática—, la mayoría de los médicos convencionales no siguió la recomendación. No creo que siquiera se hubieran enterado. Después de todo, fue sólo un comunicado de prensa, y no es como si hubiera una organización nacional que enviara correos electrónicos a los médicos, contándoles sobre las últimas investigaciones o los nuevos estándares nacionales que requerirían un cambio en su práctica diaria. Una vez que dejan la escuela de medicina, los médicos van prácticamente por su cuenta en lo que respecta a las investigaciones. Como he dicho antes, toma un promedio de 18 años que una investigación se vuelva estándar en la práctica médica; una cifra impactante, pero precisa.

Sin embargo, aquí hay algo que simplemente no comprendo. A pesar del comunicado de 2003, en 2012 la AACE publicó un artículo recomendando otra cifra como rango de lectura de la TSH: no el 3.0 µUI/ml del comunicado, sino 4.12 µUI/ml. En otras palabras, presentaron una recomendación todavía peor que la primera, aunque ambas estuvieran mucho mejor que la considerada todavía por los médicos. Aun así, la mayoría de los médicos no sabe de *ninguno*, ni del comunicado ni del artículo, por lo que sigue usando los rangos de referencia que son ¡demasiado altos! Como resultado de su ignorancia o confusión, se te dice que tus análisis están bien porque están dentro del rango de referencia, aunque te sientas fatal. (Por cierto, la recomendación de 2012 de la AACE para TSH en mujeres embarazadas es incluso menor: 2.5 µUI/ml, y como acabamos de ver, la mayoría de los doctores ni siquiera lo sigue.)

Esto es lo que yo quiero para mis pacientes, los resultados óptimos que quiero verte lograr:

- TSH de 1 a 2 µUI/ml, o más bajo (la tiroides disecada o el compuesto de T3 pueden suprimir artificialmente la TSH). Para mujeres embarazadas, menor de 2.5 µUI/ml.
- T4 libre mayor a 1.1 ng/dl.
- T3 libre mayor a 3.2 pg/ml.
- T3 inversa menor de una proporción de 10 a 1 de T3 inversa y T3 libre.
- Anticuerpos de peroxidasa tiroidea menores de 9 UI/ml o negativos.
- Anticuerpos de tiroglobulina menores de 4 UI/ml o negativos.

También escucho *muchísimo* a mis pacientes. Si sus síntomas no concuerdan con lo que indican sus análisis, y si no puedo encontrar otro desorden responsable de esos síntomas, entonces los trato usualmente por disfunción tiroidea. Pocos médicos convencionales irán tan lejos para encontrar el diagnóstico y el tratamiento correctos, pero en el siguiente capítulo te diré cómo trabajar con tu médico.

Eleva tus expectativas

Creo que mi más grande pleito con la medicina convencional tiene que ver con lo pesimista de su visión. La mayoría de los médicos convencionales no busca que te sientas de maravilla, no busca rangos de referencia óptimos ni el mejor equilibrio posible de tus hormonas tiroideas para tu cuerpo en particular; hacerte sentir suficientemente bien es suficientemente bueno para ellos.

No es su culpa enteramente. Toda nuestra sociedad se ha comprado el mito de que envejecer significa que subirás de peso, serás más lento, te sentirás confundido, perderás energía y sufrirás de dolores, molestias y todo tipo de pequeños achaques, que algunas veces se volverán grandes achaques. Es posible que tú también lo creas. Espero que para este punto ya te haya inspirado a tener metas más altas.

Sin importar qué tan viejo eres, sin importar tu historia clínica ni qué tan mal te sientes ahora, *puedes sentirte mejor*. Sin importar lo que tu médico te diga ni lo que tus amigos, vecinos y familiares te digan, *puedes sentirte mejor*. Si estás dispuesto a darle apoyo a tu cuerpo y comprometerte con los alimentos, el descanso, el ejercicio, la desintoxicación y la liberación de estrés que todo cuerpo humano necesita, es mejor que vayas con una visión mucho más optimista de la que tengan tus médicos. Al pasar al siguiente capítulo, ésa es la visión que quiero que tengas: la salud radiante *es* posible, y puede ser tuya.

Capítulo 6

Cómo pedirle más a tu médico

Si leíste mi historia en la introducción, sabrás que he estado donde muchos de ustedes están. Estuve en las manos de un médico que no hizo caso de mi experiencia e insistió en que no podía estar tan enferma como creía. Se me dijo que sólo tenía tres opciones, todas terribles y ninguna se asemejaba a como yo quería tratar mi cuerpo, además de no prometerme una salud óptima. Escuché más veces de las que puedo recordar que no había nada que pudiera hacer para ayudar a mi salud, que mi única opción era seguir las indicaciones del doctor, ser obediente, sumisa y no quejarme.

Ahora bien, yo tenía una gran ventaja que la mayoría de ustedes probablemente no tiene: yo estaba estudiando medicina. De hecho, había elegido ir a la escuela de medicina precisamente para hacer la clase de trabajo que hago ahora, dar fortaleza a la gente para encontrar la causa principal de su enfermedad y luego revertir esa enfermedad con medios naturales y holísticos: dieta, suplementos, ejercicio y estilo de vida. Esa visión me mantuvo en la búsqueda de algo mejor, incluso cuando mis médicos convencionales me dijeron que no podía tenerlo. También tengo una fuerte personalidad y mi madre me crió para nunca aceptar el *statu quo*, así que cuando los doctores me empujaron, insistiendo en que yo sólo sufría estrés o que debía seguir inmediatamente los tratamientos invasivos que recomendaban, yo los empujé de vuelta.

Pasé años peleando contra médicos convencionales y recuerdo ese periodo como uno de los peores en mi vida, pero estoy contenta de haber pasado por ello porque ahora sé por lo que *tú* estás pasando, además de que ahora estoy equipada para ayudarte.

En el capítulo anterior te llevé a lo largo de lo básico que los médicos convencionales tienen para ofrecer, con todos los pros y contras. En este capítulo te enseñaré cómo pedir lo que quieres y, ojalá, cómo conseguir lo que mereces de un sistema que no suele trabajar muy bien. La buena noticia es que *puedes* hablar de ello y puedes hacer una diferencia en tu propia salud al hacerlo. Así que déjame darte mi mejor consejo, tal como si fueras mi amigo o un miembro de mi familia, y no pudieras venir directamente conmigo.

Toma el control de tu salud

Míralo de esta manera: se supone que el médico es el experto en salud y medicina, pero tú siempre conocerás mejor tu cuerpo. *Tú* siempre serás el experto en *ti*. Tú no necesariamente sabes más que el doctor sobre ciencia, medicamentos, suplementos hormonales o cualquier cosa que requiera un título en medicina (aunque al haber leído este libro ¡te sorprenderá lo mucho que *sí* sabes!), pero en definitiva sabes más sobre *ti*: cómo te sientes, lo que estás dispuesto a hacer, lo que quieres. Los médicos están ahí para ayudarte, apoyarte y aconsejarte, pero tú puedes estar a cargo de tu propia salud.

Como lo veo, es un proceso de tres pasos:

- **Paso 1:** comprométete.
- **Paso 2:** establece tus objetivos.
- **Paso 3:** desarrolla una estrategia.

Veámoslo más de cerca.

Paso 1: *comprométete*

Espero que pases un tiempo tranquilo y fácil lidiando con tu médico y tu compañía de seguros. Para mucha gente así es, pero para otros no; así que si vas a tomar el control de tu salud, ¡más vale que estés listo para conquistar al médico! La mejor forma que conozco de enfrentar un reto difícil es tener muy claro por qué lo estás haciendo. Quiero que tengas muy claro exactamente *por qué* quieres estar sano. ¿Qué ganas con ello?

¿Estás harto de sentirte cansado, apagado y con sobrepeso? ¿Tienes problemas para despertar e ir a trabajar todos los días? ¿Estás tan cansado y fuera de forma que no puedes ni jugar con tus hijos o sobrevivir un día entero en el parque con tus nietos? ¿Tu corazón se acelera en tu pecho y tu estómago está oprimido por la ansiedad, y quieres una alternativa más natural que los fuertes medicamentos, con sus efectos secundarios de miedo, de los que tu médico te ha contado? ¿Ya te redujeron la tiroides y ahora te sientes miserable cada día, y darías cualquier cosa para sentirte normal otra vez?

Tal vez no te has sentido como tú mismo desde hace mucho y *sabes* que algo está mal. Tal vez tus familiares y amigos no pueden comprender por qué te sientes exhausto todo el tiempo. Puedes estar desesperado por respuestas reales para que finalmente te crean. Tal vez quieres una mejor vida sexual o quieres embarazarte, o ser capaz de terminar tu embarazo sin riesgo de otro aborto. Tal vez sólo quieres sentirte lo suficientemente bien para socializar con tus amigos o salir a correr, o ver una película sin caerte de sueño en la silla. Quizá te encantaría tomar unas vacaciones de ensueño si tan sólo no estuvieras tan fatigado, ansioso o enfermo.

Tal vez sabes que tener una condición autoinmune te vuelve tres veces más propenso a desarrollar otra. Sabes que la segunda será todavía más debilitante —lupus, esclerosis múltiple, esclerodermia, artritis reumatoide— y estás ansioso por prevenirla.

Quizá estás cansado de estar deprimido o ansioso todo el tiempo. Tal vez no puedes soportar otro día de niebla mental, quieres pensar más claramente, como solías hacerlo. Tal vez ya no puedes soportar ver cómo se cae tu cabello, o ya te cansaste de sentir frío todo el tiempo. Tal vez sólo quieres vivir una vida larga, feliz, llena de energía, vitalidad y alegría.

Sin importar cuáles sean tus metas, quiero que las utilices para ayudarte a solidificar tu compromiso. Quiero que te vuelvas *inquebrantable* en tu búsqueda de una salud óptima para que, cuando te encuentres obstáculos, no aceptes un "no" por respuesta. Puede ser que se dé fácilmente, espero que sí, pero muchas veces, con la medicina convencional y las compañías de seguros que son parte del sistema, tienes que presionar para obtener lo que quieres. *Comprométete* para que estés listo para presionar tanto como debas. Una tiroides funcional y un sistema inmunológico son tu derecho de nacimiento, y eso es lo que quiero para ti. Ahora, ¿qué quieres tú para ti mismo?

Paso 2: Establece tus objetivos

Ahora que estás comprometido, ¿cuáles son tus objetivos? Éstas son algunas recomendaciones para proceder. Te invito a que añadas cualquier objetivo personal para ti y tu situación.

Objetivo 1: haz los análisis correctos
Éstos son los análisis que idealmente debes hacer para determinar el estado de tu tiroides. Aunque, como expliqué, podríamos obtener diferentes resultados bajo condiciones distintas, no hay otra forma de cambiar eso, sólo necesitas estar consciente de que si tus síntomas y tu experiencia dicen una cosa (por ejemplo, que no te sientes bien) y los análisis dicen otra (por ejemplo, que estás bien), debes creer en tu experiencia y no en los análisis.

Yo mido cada uno de los siguientes elementos para mis pacientes; haz lo que puedas para que tu médico lo haga también para ti.

Análisis de sangre para hormonas tiroideas

- TSH
- T4 libre
- T3 libre
- T3 inversa
- Anticuerpos de peroxidasa tiroidea (TPO)
- Anticuerpos de tiroglobulina (Tg)

(Para rangos de referencia, ve la página 139).

Análisis de sangre de los nutrientes necesarios para un funcionamiento tiroideo óptimo

- Hierro/ferritina (suero): 12-150 ng/ml normal, 75-100 ng/ml óptimo.
- Vitamina D (suero): 30-100 ng/ml normal, 50-70 ng/ml óptimo.
- Vitamina A (suero): 0.30-1.20 mg/l normal, 0.8-1 mg/l óptimo.
- Homocisteína (suero): 4-15 mmol/l normal, 7-8 mmol/l óptimo.
- Selenio (eritrocitos): 120-300 mcg/l normal, 200-250 mcg/l óptimo.
- Zinc (eritrocitos): 790-1 500 mcg/dl normal, 1 000-1 200 mcg/dl óptimo.
- Magnesio (eritrocitos): 1.5-3.1 mmol/l normal, 2.5-3.0 mmol/l óptimo.

¿QUÉ PARTE DE TU SANGRE ESTÁS ANALIZANDO?

Cuando tu médico toma una muestra de sangre, ésta contiene tanto glóbulos rojos como blancos y otros componentes de tu sangre. Usualmente, un laboratorio girará tu sangre en una centrífuga para separar los glóbulos rojos (eritrocitos) y trabajar sólo con el *suero* que queda. Sin embargo, los glóbulos rojos son donde quieres que penetren muchos de los nutrientes. Estoy menos interesada en el nivel de nutrientes en tu suero y mucho más interesada en el nivel que muestren tus glóbulos rojos. Los laboratorios convencionales no ofrecen análisis de eritrocitos para todos los nutrientes —algunas veces sólo analizan el suero—, pero sí ofrecen análisis de eritrocitos para zinc, selenio y magnesio, así que asegúrate de obtener esos.

Probablemente notes que no puse el yodo en esa lista. Necesitas yodo, pero desafortunadamente no hay forma de medir una deficiencia de yodo. Se puede hacer un análisis aplicando yodo o mercurocromo (una forma de yodo) en tu piel, y en teoría, entre más rápido se absorba, mayor es la urgencia de tu cuerpo por obtenerlo, sugiriendo que tu cuerpo lo necesita. Sin embargo, son muchos los diferentes factores que pueden afectar la forma en que respondes, por lo que no se considera especialmente confiable.

Otro análisis, conocido como el reto del yodo, hace que consumas una alta dosis de yodo y luego analizar tu orina durante las siguientes seis horas. Presuntamente, entre más yodo haya en tu orina, menos lo necesita tu cuerpo. Este análisis también tiene sus límites, pues cada persona tiene diferentes rangos de excreción urinaria. Además, si no tienes tiroides por cirugía o reducción, no tienes tejido tiroideo que asimile ese yodo, lo que vuelve todavía más difícil interpretar los resultados.

Otro análisis mide el yodo en tu sangre; la llamada prueba del suero. Éste es todavía menos confiable que el de orina porque el yodo se elimina tan eficientemente de la sangre que el análisis no es lo suficientemente sensible para darnos la medida que necesitamos.

¿Cuál es la solución? Lamento decirte que simplemente no hay una buena forma de saber cuánto yodo necesitas. Te doy mi recomendación en el plan de conexión con la tiroides, y si eso no parece ser lo correcto para ti, trabaja con un practicante de medicina funcional para ayudar a ajustar tu dosis. (Para más sobre los niveles de yodo, ve "La controversia del yodo" en la página 205.)

VIGILAR TU PROPIO FUNCIONAMIENTO TIROIDEO

Entre análisis puedes revisar tu funcionamiento tiroideo al tomar tu temperatura corporal basal (TCB) con un termómetro basal. Tu tiroides es como el motor que mantiene encendido tu cuerpo y tu TCB es una medida de cómo está funcionando tu motor. Al tomar tu TCB puedes tener una idea de si tu tiroides está funcionando demasiado caliente (hipertiroidismo), demasiado fría (hipotiroidismo) o correctamente: entre 36.2 °C y 37 °C.

Lo que me gusta sobre la TCB es que te ayuda a vigilar tu progreso cotidiano. Después de todo, tu temperatura no miente. Algunas veces mis pacientes se quejan de que no notan ninguna diferencia durante las primeras semanas de tratamiento, pero cuando revisan su temperatura ven que las cifras se acercan a lo óptimo. Es bueno saber que algo está funcionando, incluso si no puedes sentirlo inmediatamente.

Cómo puedes tomar tu TCB
Compra un termómetro basal, disponible en la farmacia local o por internet. Colócalo cerca de tu cama para que puedas alcanzarlo justo al despertar. Tan pronto como te despiertes, antes de sentarte o cansarte de cualquier forma, toma el termómetro. Sigue las indicaciones que lo acompañan y registra tu temperatura.

Repítelo en algún momento entre las 2:00 y las 4:00 p.m. Asegúrate de hacerlo a la misma hora cada día. Esta medida de la tarde no es estrictamente una temperatura corporal *basal*, pero dado que tu temperatura suele estar más baja en la mañana que en la tarde, me gusta saber si la temperatura de mis pacientes alcanza su nivel óptimo en algún momento.

Mujeres: estén conscientes de que su TCB aumenta antes de la ovulación y permanece elevada en la segunda mitad de su ciclo, lo cual afectará sus cifras. Necesitarán tomar su TCB durante un mes o dos para poder ver cuál es su referencia para esas fluctuaciones.

Una temperatura frecuentemente más baja de 36.5° puede indicar que tienes hipotiroidismo. Comparte esta información con tu médico. Si tu temperatura está frecuentemente alrededor de 37°, puedes tener hipertiroidismo o una infección subyacente. Para más sobre infecciones, ve la cuarta parte.

BUSCA BOCIOS Y NÓDULOS

Un bocio es una inflamación en tu cuello provocada por una tiroides crecida, y puede ser ocasionado por hipotiroidismo, hipertiroidismo u otras condiciones. Los nódulos pueden desarrollarse por una serie de factores. Esta condición debe ser tratada por un médico, así que puedes hacer una examinación personal de tu glándula tiroides de vez en cuando. Esto es lo que debes hacer:

- Párate frente a un espejo.
- Toma un sorbo de agua.

- Ladea tu cabeza hacia atrás, todavía viendo hacia el espejo.
- Cuando tragas el agua, busca cualquier bulto o área que no sea del mismo tamaño en ambos lados de la tiroides.

Es posible que tengas inflamación (bocio) de un lado o en ambos. Un nódulo tiroideo es usualmente redondo y puedes sentirlo moverse con tu glándula tiroides cuando tragas, o puedes tocarlo con tus dedos. Si encuentras ya sea un bocio o un nódulo, por favor programa una cita con tu médico.

¿Cómo haces que tu médico ordene estos análisis? Si está abierto a ello —y si tu compañía de seguros también lo está—, es mejor si los pides todos al mismo tiempo. Comprendo que pedir un perfil tiroideo completo puede ser nuevo para tu médico y puede resistirse a hacerlo. Esperemos que puedas convencerlo de al menos analizar la TSH y la T4 libres. Si eso no descubre tu disfunción tiroidea o si la prescripción que tienes no te da los resultados que quieres, entonces recomiendo que vayas e insistas que tu médico pida el perfil tiroideo completo.

Si consigues una segunda ronda de análisis, asegúrate de que sea un perfil tiroideo *completo*. No quieres que *sólo* se analice, digamos, la T3 libre o *sólo* la T3 inversa; necesitas todo el panorama para comprender realmente lo que cada cifra significa. Si decides en cierto punto que quieres hacerte tus propios análisis de laboratorio, entonces también necesitas el perfil tiroideo *completo*, no sólo uno o dos análisis.

Los análisis de nutrientes son importantes también, pero entiendo que vas a estar trabajando paso a paso con un médico que no necesariamente hará todos los análisis que pidas de inmediato, sino que los solicitará después de que desarrollen una mejor relación. Idealmente, harás todos los análisis de nutrientes al mismo tiempo, pero sí pueden hacerse por partes si es necesario: el selenio en uno, la ferritina en otro. Sólo los análisis tiroideos son los que necesitan hacerse en grupo porque cada elemento interactúa con el otro.

Objetivo 2: obtén el tratamiento correcto

Una vez que tengas tus análisis, tu objetivo se vuelve obtener el tratamiento correcto. Lo desarrollaré separadamente para hipotiroidismo e hipertiroidismo.

Si eres hipotiroideo...

Si eres hipotiroideo y no has empezado a tomar un suplemento hormonal tiroideo, es posible que puedas prevenir empezar a tomarlo al realizar el plan de conexión con la tiroides. A pesar de tus análisis, te recomiendo seguir este plan durante 28 días. Si notas una mejoría significativa, es posible que no necesites un suplemento hormonal, mientras continúes con la dieta y el estilo de vida.

Si ya estás tomando un suplemento hormonal tiroideo, te recomiendo seguir el plan durante 28 días antes de volver con tu médico. Si los cambios en la dieta y el estilo de vida resuelven tu problema, ¡fantástico! Es posible que también necesites pedirle a tu médico que *baje* tu dosis de suplemento hormonal si te empiezas a sentir hiperactivo o agitado.

De cualquier forma, si 28 días con el método Myers no son suficientes para hacerte sentir completamente fabuloso, continúa con el plan; querrás seguirle dando a tu tiroides y a tu sistema inmunológico el apoyo máximo. Pero ahora también deberás pedirle a tu médico el perfil completo de análisis tiroideos. Con base en los resultados, tu médico puede prescribirte un tipo o una dosis diferente de suplemento hormonal. Éstas son tus opciones:

Opción 1: Levotiroxina (marcas Levothroid, Levoxyl, Synthroid, Tirosint, Unithroid)

La levotiroxina es una forma de hormona tiroidea producida sintéticamente, que contiene sólo T4. Necesitarás 10 días para que la T4 se convierta en T3, que es cuando sentirás los efectos de la hormona. Esta acción lenta puede ser justamente lo que necesitas, especialmente si tu cuerpo puede manejar la conversión. Si tienes problemas convirtiendo T4 en T3, o si necesitaras un impulso mayor y más rápido, la levotiroxina puede no ser suficiente; lo sabrás porque incluso después de un mes o dos tus análisis mostrarán un bajo conteo de T3 libre. (¡Y todavía no te sentirás fantástico y con energía!) En ese caso, las opciones 2 o 3 pueden funcionarte mejor.

También debes estar consciente de que no todas las formas de levotiroxina son iguales. Hay investigaciones que han demostrado que la forma genérica no se desempeña tan consistentemente como cualquiera de los productos de marca, así que asegúrate de que tu médico prescriba una versión de marca. Usualmente apoyo por completo el ahorrarles dinero a mis pacientes, pero el suplemento hormonal tiroideo es una prescripción con la que insisto en que se aseguren de obtener buenas marcas. Tú también deberías hacerlo.

Otra preocupación potencial es que muchas formas de levotiroxina —tanto la genérica como la mayoría de las marcas— se hacen con lactosa, una proteína de leche usada como aglutinante. Como hemos visto, los lácteos pueden provocar inflamación, y si tu condición es autoinmune, también puede hacer que tu sistema inmunológico empiece a atacar tu tiroides.

No te asustes. Para la mayoría de la gente, la cantidad de lactosa en una dosis diaria de levotiroxina es lo suficientemente pequeña para no hacer daño, pero si tú tienes una fuerte sensibilidad a los lácteos, será mejor que tomes Levothroid, Levoxyl o Tirosint, los cuales parecen estar libres de lactosa. (Digo parece porque ¡es muy difícil obtener una buena respuesta sobre lo que está exactamente dentro de esas pastillas!)

De la misma forma, el Synthroid y el Unithroid usan maíz como relleno. Nuevamente, es probable que no sea un problema, pero si tienes una fuerte sensibilidad al maíz, puedes tener una reacción.

Excepto por el Tirosint, las marcas y los genéricos de todos estos suplementos tienen tintes; cada uno tiene un color diferente, dependiendo de la dosis. Aunque no estoy a favor de comer alimentos empacados con colorantes y tintes sintéticos, la mayoría de la gente está bien con pequeñas cantidades de colorantes en sus pastillas diarias. Sin embargo, algunos pueden tener una reacción con problemas digestivos, problemas de piel o niebla mental.

Lo diré nuevamente: la gran mayoría de la gente está bien con cada una de estas pastillas. Si resultas ser parte de la minúscula minoría que no puede tolerar un aditivo en particular, trabaja con tu médico para cambiar a otra forma de suplemento.

Por cierto, el Tirosint, que es nuevo en el mercado, contiene sólo hormona tiroidea, gelatina, glicerina y agua. Dado que no tiene tintes ni alimentos potencialmente peligrosos, el fabricante dice que la hormona en sí es más biodisponible (disponible para que tu sistema la absorba), especialmente para la gente con condiciones gastrointestinales, como enfermedad de reflujo gastroesofágico, intolerancia a la lactosa, enfermedad celiaca, sensibilidad al gluten, síndrome de intestino irritable o un procedimiento previo de bypass gástrico. Dado que estas condiciones pueden dificultar que se absorba enteramente *cualquier* cosa que consumas, una forma más biodisponible te permitiría absorber más hormona tiroidea, y eso puede significar que tomes una dosis más baja.

Opción 2: tiroides disecada (marcas Armour, Nature-Throid, Westhroid, WP Thyroid)

Ésta es una forma natural de hormona tiroidea hecha con tiroides porcina disecada. Como resultado, contiene tanto T3 como T4, pero siempre en las mismas cantidades fijas. A algunas personas la T3 les da un impulso maravilloso de energía y bienestar en sólo unos días. Si te has estado arrastrando durante algún tiempo, sintiéndote fatigado, desconcentrado y deprimido, apreciarás el impulso de vitalidad de este tipo de suplemento hormonal.

En un estudio de doble ciego publicado en 2013 en el *Journal of Clinical Endocrinology and Metabolism*, en el cual los pacientes no tenían idea de la forma de hormona tiroidea que estaban recibiendo, encontraron que alrededor de la mitad de todos los participantes se sintió mejor con la hormona tiroidea disecada, 19% prefirió la levoti-roxina y 23% no tuvo preferencia.

Algunas personas pueden asumir que este estudio demuestra que la hormona tiroidea natural disecada es mejor que la hormona sintética, sin embargo, tal vez no sea toda la historia. Es posible que la razón de que la hormona natural trabaje tan bien es que contiene tanto T4 como T3, mientras que la hormona sintética contiene sólo T4. Como has leído, muchas personas tienen dificultad para convertir T4 en T3, así que alejarte de un suplemento de T3 puede ser la clave para sentirte de maravilla. No te sientas descorazonado si tu médico no está dispuesto a prescribirte hormona tiroidea disecada: hay otras alternativas, como la T3 sintética (ve la opción 4 más adelante), lo que puede funcionar muy bien para ti.

Si has perdido toda o parte de tu tiroides por cirugía o reducción, recomiendo ampliamente la hormona disecada porque también contiene T1 y T2. Aun cuando no sabemos exactamente qué hacen la T1 y la T2, parece una buena idea replicar tanto como sea posible el rango de hormonas que tu propia tiroides podría haber producido.

Algunas personas piensan que la tiroides disecada provee *demasiado* impulso, acelerando su metabolismo y provocando ansiedad, un corazón acelerado o insomnio. Si éste es tu caso, intenta una dosis más baja. Es posible que también te funcione la opción 3, la levotiroxina más algún compuesto de T3, o incluso un compuesto de fórmula especial de T4 y T3 (ve más adelante).

Todas las formas de tiroides disecada y libre de tintes, Nature-Throid y WP Thyroid, sí contienen lactosa, lo cual puede provocar sensibilidades alimentarias. Sin embargo, la cantidad de lactosa en estos suplementos hormonales es tan pequeña que típicamente no causa problemas, incluso a quienes tienen sensibilidades. De la misma forma, Armour contiene dextrosa, hecha de maíz, pero de nuevo, en cantidades tan pequeñas que es improbable que cause problemas. Mi consejo es que no te preocupes a menos de que desarrolles síntomas, en cuyo caso puedes ver el cambiarte a otra forma.

Opción 3: Compuesto de hormona tiroidea especial

Este tipo de hormona tiroidea debe hacerse en una farmacia de compuestos de acuerdo con las instrucciones específicas de un médico. Las farmacias de compuestos son efectivas porque pueden preparar casi cualquier tipo de medicamento de prescripción en cualquier dosis y en muchas combinaciones diferentes. Muchas veces prescribo T3 de liberación sostenida combinada con Levoxyl, Synthroid o Tirosint para quienes sienten ansiedad con la hormona tiroidea disecada. Ocasionalmente también necesito crear una dosis personalizada de hormona tiroidea con las proporciones exactas de T3 y T4 necesarias a partir de los análisis de un paciente.

Por lo general, los compuestos hormonales especiales no están cubiertos dentro de la mayoría de las pólizas de seguros, pero algunas compañías hacen concesiones por ellos. Si la levotiroxina o la tiroides disecada te funcionan, puede ser más fácil en muchos casos. Si otras formas no te funcionan, sin embargo, puedes buscar un médico que esté dispuesto a crear una prescripción personalizada. Asegúrate de que tu médico prescriba T3 de liberación sostenida dado que la T3 actúa tan rápidamente. Tu médico también puede estar dispuesto a incluir la T1 y la T2, las cuales también pueden ayudar a remplazar la producción tiroidea normal para quienes hayan perdido toda o parte de su glándula tiroides.

Opción 4: Liotironina (marca Cytomel)

No suelo receptar esta forma sintética de T3 porque actúa muy rápido. Si eres sensible a ella, puedes sentir una sacudida repentina, como si acabaras de beber demasiado café. Generalmente prefiero una fórmula especial de compuesto de T3 que me permite especificar una dosis exacta diseñada para mi paciente más una fórmula de liberación sostenida que distribuye la hormona a lo largo del cuerpo más uniformemente durante el día.

Sin embargo, algunos médicos convencionales la prescriben cuando se rehúsan a prescribir una forma disecada o compuesta de la hormona. Por alguna razón que todavía no comprendo, muchos médicos convencionales desconfían de la hormona disecada y no ven la necesidad de formas compuestas específicamente. Creo que sólo están acostumbrados a hacer las cosas a su manera. (Muchos médicos holísticos y funcionales pueden ser igual de necios sobre *sólo* prescribir hormona disecada o en compuesto, lo que tampoco comprendo.) Además, la mayoría de las aseguradoras cubre Cytomel, pero no las otras. Si éste es el caso, Cytomel puede ser una mejor opción para ti que usar sólo la T4, en especial si no todo mundo tiene esa reacción de sobresalto. Posiblemente, después de algunos meses con el plan de conexión con la tiroides, tu funcionamiento tiroideo mejorará lo suficiente para permitirte volver a tomar sólo Synthroid. Considera que el Cytomel contiene almidón, el cual puede provenir del maíz, la papa o el trigo, pero es poco probable que te cause problemas, a menos de que tengas enfermedad celiaca, por supuesto.

Trabaja las hormonas suplementarias con tu médico

Siempre me ha extrañado que tantos médicos sean tan inflexibles sobre el tipo de hormona tiroidea que prescriben. Los médicos convencionales tienden a quedarse con la levotiroxina, mientras que los practicantes holísticos, funcionales y alternativos le apuestan a la tiroides disecada. En lo que a mí respecta, estoy completamente abierta porque he visto una y otra vez que cada persona es diferente. ¿Por qué quedarte con un solo tipo de hormona y prescribirlo a todos tus pacientes? ¿Por qué no intentar cubrir las necesidades de cada paciente con lo que sea que le funcione mejor?

En ese sentido, te invito a que trabajes con tu médico para explorar tus opciones. Si puedes convencerlo de unirse a tu búsqueda, es posible que encuentres un tipo y una dosis de suplemento hormonal tiroideo que sea perfecto para ti.

Esto es lo que yo hago para prescribir un suplemento hormonal tiroideo:

- Si la persona nunca ha tomado un suplemento hormonal tiroideo y sus análisis están dentro de los rangos normales, pero no óptimos, generalmente empiezo recomendando el plan de conexión con la tiroides. Si sus análisis no han mejorado lo suficiente en dos o tres meses, considero prescribir un suplemento hormonal, además de continuar con el método Myers.
- Si la persona ya está tomando un suplemento hormonal o si resulta que el método Myers no es suficiente, veo sus análisis y, dependiendo de sus cifras de T4 y T3 libres, prescribo una forma de T4 (por lo general Synthroid o Tirosint) o algo que contenga T3 (tiroides disecada o una forma compuesta especial de T3).
- Si sólo prescribo T4 y no está teniendo suficiente impacto, entonces paso a la tiroides disecada, usualmente WP Thyroid o Armour. Si la persona es autoinmune, sin embargo, me aseguro de estar muy pendiente de sus anticuerpos en caso de que el suplemento hormonal provoque ataques del sistema inmunológico. (Ve "¿Los pacientes con enfermedad de Hashimoto pueden tomar tiroides disecada?" en el recuadro siguiente.)
- Si a la persona le falta toda o parte de su glándula tiroides, usualmente empiezo con tiroides disecada como WP Thyroid o Armour porque contiene tanto T4 como T3, además de T1 y T2, permitiendo una réplica mucho más completa de las hormonas que su tiroides podía haber producido.
- Si ninguno de mis acercamientos iniciales funciona o si algo en los análisis indica una necesidad específica de la persona, pruebo entonces una forma compuesta de hormona tiroidea. Para la gran mayoría de mis pacientes, sin embargo, las formas comúnmente disponibles de hormona tiroidea funcionan muy bien.

Si eres hipertiroideo...

Ten cuidado, si lo dejas sin tratar durante mucho tiempo, el hipertiroidismo es mucho más peligroso que el hipotiroidismo y te arriesgas a presentar arritmia cardiaca, ataque cardiaco, falla cardiaca, hipertensión y osteoporosis. Si eres hipertiroideo, necesitas trabajar con tu médico para que revise tus análisis junto con tu condición cardiaca y tus huesos.

Dicho lo cual, hay una alternativa al medicamento convencional utilizado para tratar el hipertiroidismo. Un conjunto de hierbas puede, a lo largo de varios meses, ayudarte a regular una tiroides hiperactiva, especialmente en conjunto con la dieta y el estilo de vida provistos en el plan de conexión con la tiroides. Así que veamos todas las alternativas para tratar el hipertiroidismo, de la menos invasiva a la más invasiva:

Opción 1: Hierbas y suplementos
Si sigues al pie de la letra el plan de conexión con la tiroides, puedes tratar tu hipertiroidismo con los siguientes suplementos y hierbas. Tu mejoría seguramente será gradual, es probable que no alcances un equilibrio tiroideo completo hasta varios meses después, pero siempre

debes estar bajo el cuidado de un médico. He tenido mucho éxito con el siguiente protocolo:

- *Lycopus virginicus* (ajuga o bugleweed). Una sustancia conocida como ácido litospérmico, junto con otros ácidos orgánicos, le da a esta hierba su poder relajante de la tiroides al bajar tus niveles de TSH y T4, e interferir en el proceso por el cual tu cuerpo sintetiza la hormona tiroidea. También ayuda a evitar que los anticuerpos se adhieran a tu glándula tiroides, que es uno de los factores de la enfermedad de Graves. Puedes tomarla en té, tintura o pastillas. Recomiendo el extracto líquido en una proporción de 1 a 2 (una parte de hierba por dos partes de agua). *Empieza con una dosis diaria de 2 ml, después de tres días aumenta a 4 ml y tres días más tarde aumenta a 6 ml.*

- *Leonorus cardiaca* (motherwort). Esta hierba de la familia de la menta no trabaja directamente con tu glándula tiroides o tus hormonas, pero alivia algunos de los síntomas del hipertiroidismo, incluyendo palpitaciones cardiacas, ansiedad, problemas de sueño y ocasionalmente pérdida de apetito. Pienso que es un betabloqueador natural, sin embargo, sí tiene algunos efectos secundarios. No la tomes con ningún tipo de sedante, incluyendo antihistamínicos. Ten cuidado porque puede provocar abortos, aumento de sangrado uterino y puede interactuar potencialmente mal con muchos medicamentos cardiacos, así que asegúrate de preguntar a tu médico antes de tomarla. Te recomiendo un extracto líquido en una proporción de 1 a 2 (una parte de hierba por dos partes de agua). *Empieza con una dosis diaria de 2 ml y después de cinco días aumenta a 4 ml.*

- *Melissa officinalis* (hoja de limón o toronjil). Otro relajante miembro de la familia de la menta. Esta hierba parece bloquear ciertos receptores hormonales, previniendo que la TSH se adhiera a tu tejido tiroideo, al igual que los anticuerpos. Como resultado, reduce la ansiedad, mejora el sueño, calma el dolor, combate los síntomas digestivos y restaura el apetito. Es una hierba magnífica para ayudarte a combatir el estrés, mejorar tu estado de ánimo y hacerte sentir en calma y alerta. También es buena para la migraña y la hipertensión. *Empieza con 300 mg y después de siete días aumenta a 600.*

Dado que estas tres hierbas suelen utilizarse juntas para tratar el hipertiroidismo, también puedes encontrar productos que las mezclen (visita mi tienda en línea). A menos de que estés tomando una combinación, recomiendo aplazar los días en que aumentas tus dosis para que no incrementes la cantidad de cada hierba en el mismo día.

- **Glucomanano.** Hace poco empecé a tratar pacientes con esta fibra de la raíz de konjac, respaldada para el tratamiento del hipertiroidismo por la investigación de Adil Azezli, de la Universidad de Estambul. Su estudio de 2007, publicado en el *Journal of American College of Nutrition*, mostró que al afectar la forma en que tu hígado metaboliza la hormona tiroidea, el glucomanano disminuye los niveles de hormona tiroidea circulando en tu cuerpo. *Empieza con 1.5 g dos veces al día y aumenta gradualmente hasta 3 g dos veces al día.*

Si eres hipertiroideo, también quiero que obtengas todos los nutrientes que tu cuerpo necesita mientras tu tiroides está trabajando dobles turnos. De hecho, ya sea que elijas la ruta natural o la convencional, los siguientes suplementos serán parte de tu protocolo en el plan de conexión con la tiroides. Todos te ayudarán a combatir el estrés oxidativo, es decir, el desgaste de tu sistema como resultado de una tiroides hiperactiva:

- **L-carnitina.** Cuando tu tiroides está en modo hiperactivo, pierdes L-carnitina a través de tu orina, así que necesitas remplazarla.

La L-carnitina puede ayudarte a prevenir o revertir la debilidad muscular y otros síntomas, posiblemente al evitar que la hormona tiroidea entre en las células de al menos algunos tejidos corporales. También puede combatir síntomas como insomnio, nerviosismo, palpitaciones cardiacas y temblores. *Empieza con 2 000 mg al día y aumenta paulatinamente a 4 000 mg al día, conforme lo necesites.*

- **CoQ10.** Tienes un poco de coenzima Q10 en casi todas las células de tu cuerpo. Es un poderoso antioxidante que ayuda a convertir los alimentos en energía mientras protege la integridad de tus células. Hay estudios que han vinculado el hipertiroidismo con bajos niveles de CoQ10, por lo que se la recomiendo a todos mis pacientes. También la necesitarás si estás tomando betabloqueadores o medicamentos para bajar el colesterol, pues ambos inhiben la CoQ10. *Toma cualquier cantidad entre 100 y 400 mg al día con una comida que contenga grasa.*

- **Citrato de calcio y vitamina D.** Ser hipertiroideo te pone en riesgo de pérdida de huesos y osteoporosis, así que por favor toma estos suplementos juntos, pues multiplicará su efectividad: *1 000 mg de calcio para adultos entre 19 y 50, y 1 200 mg para mujeres mayores de 51 y hombres mayores de 71; junto con 1 000 a 5 000 UI de vitamina D para adultos entre 17 y 70 años, y 800 UI para los mayores de 71.*

Opción 2: Medicamentos convencionales

Si eres hipertiroideo, te pueden recetar propiltiouracilo (PTU) o metimazol. Ambos evitan que tu tiroides produzca hormona tiroidea, pero los efectos secundarios pueden ser un problema: piel reseca, fatiga y pérdida de cabello.

Como leíste en la introducción, yo también sufría de una resequedad extrema en boca y nariz cuando tomaba PTU, así como el efecto secundario extremadamente raro de daño hepático. (Ve "Efectos secundarios de los medicamentos hipertiroideos" en las páginas 160-161.)

Tu médico puede prescribir una alternativa convencional más suave, los betabloqueadores (como el propranolol), para desacelerar un corazón que late demasiado rápido y para detener la conversión de T4 en T3. Sin embargo, no lo recomiendo a menos de que sea absolutamente necesario porque puede bajar tu presión arterial, causar depresión y provocar un efecto de rebote cuando lo dejes, haciendo que tus síntomas empeoren repentinamente. Otros efectos secundarios de los betabloqueadores son fatiga, dolor de cabeza, problemas digestivos, problemas de sueño, pérdida del deseo sexual y disfunción eréctil. Si puedes confiar en las hierbas relajantes que sugerí antes y seguir mis sugerencias para liberar estrés en el capítulo 10, será mejor para ti.

Si eliges la ruta convencional, el PTU o el metimazol deben ser tus primeras opciones, así que toma la que tu médico recomiende. Prueba durante seis meses; un año como máximo. Si no ha servido y desacelerado tu tiroides para entonces, tu médico seguramente te ofrecerá otras dos alternativas: destruir tu tiroides con yodo radioactivo (I-131) o extirparla quirúrgicamente, ya sea toda o una parte.

Efectos secundarios de los medicamentos hipertiroideos

Propiltiouracilo (PTU)	Metimazol
Serios, pero menos comunes	
• Tos seca, problemas para respirar	• Náusea
• Fiebre, garganta reseca, dolor de cabeza, dolor corporal, síntomas de gripe	• Dolor de cabeza
	• Dolor muscular, de articulaciones o nervioso
• Rozaduras severas, despellejamiento y erupciones	
• Piel pálida, moretones o sangrados (sangrado de nariz y encías), debilidad inusual	• Pérdida de cabello
	• Inflamación

También puede causar severos síntomas hepáticos

- Orina oscura, evacuaciones rojas
- Ictericia (coloración amarillenta de la piel o los ojos)
- Náusea, dolor estomacal, pérdida de apetito
- Fiebre baja, comezón

- Somnolencia
- Mareo
- Vómito
- Malestar estomacal
- Erupciones leves o comezón

Menos serios, pero más comunes

- Malestar estomacal, vómito
- Leve dolor muscular o de articulaciones
- Mareo, sensación de que todo te da vueltas
- Disminución del sentido del gusto
- Erupciones leves o comezón
- Pérdida de cabello

Opción 3: Reducción con yodo radiactivo (I-131)

La reducción básicamente destruye tu tiroides, como pasó con la mía, dejándote sin ningún apoyo ni función que restaurar. Si una persona con una tiroides funcional se topa con un poco más de estrés durante el día, su tiroides puede movilizarse para proveer más hormona y ayudarla a lidiar con ese estrés. Incluso parte de una tiroides puede hacerlo. Yo, en cambio, sólo tengo el suplemento hormonal tiroideo que tomo cada mañana. Nunca puedo tener más, sin importar el estrés o los problemas.

Otra de las desventajas de la reducción con I-131 es que los ovarios y los testículos contienen altas concentraciones de receptores de yodo, al igual que el tejido mamario. Esto significa que parte de ese yodo radioactivo llegará a otras partes mientras se realiza el proceso de reducción. Aunque no hay riesgos potenciales conocidos hasta ahora de cáncer por el uso de la reducción, sí hay riesgos de linfoma cuando se utilizan dosis más altas de I-131 para tratar el cáncer de tiroides, así que ten cuidado con eso. Es posible que también sufras de infertilidad y ciertamente deberás retrasar un embarazo entre seis y 12 meses después del procedimiento. Se te dirá que duermas solo y evites cualquier contacto íntimo con otros durante tres o cuatro días después del proceso, así como no preparar alimentos que necesiten un contacto prolongado con las manos. La razón de estas precauciones es que el procedimiento se vuelve esencialmente radiactivo, y el I-131 en ti puede dañar potencialmente la tiroides de otras personas.

Sin embargo, la reducción con I-131 es barata y rápida. La cirugía requiere más tiempo y dinero. En general, la mayoría de las compañías de seguros no quiere pagar por la cirugía, pero sí cubrirá el proceso de reducción, que cuesta mucho menos.

Opción 4: Cirugía

Siempre existe un riesgo con cualquier cirugía, y con la cirugía de tiroides corres el riesgo específico de dañar tus nervios laríngeos, los que controlan tu laringe o garganta. La cirugía también puede causar parálisis de la cuerda vocal o daño a tus glándulas paratiroideas, impidiendo que tu cuerpo pueda producir suficiente calcio.

Aun así, creo que en la mayoría de los casos la cirugía es preferible a la reducción porque por lo general te quedas con *parte* de tu glándula tiroides, la cual puedes apoyar entonces con el plan de conexión con la tiroides. Lo más seguro es que necesites tomar un suplemento hormonal tiroideo por el resto de tu vida, pero al menos conservarás un poco de tu funcionamiento tiroideo.

Si sigues el método Myers, hay una posibilidad excelente de que puedas remitir tu hipertiroidismo en cuestión de meses, incluyendo la enfermedad de Graves.

Objetivo 3: sigue vigilando tu condición

Si tienes cualquier clase de hipertiroidismo, querrás que tu médico te siga supervisando por el riesgo de enfermedad cardiaca y otros efectos problemáticos causados por un cuerpo acelerado. Básicamente, el hipertiroidismo es como tomar un examen de estrés 24 horas al día, por lo tanto, hasta que tu tiroides funcione normalmente, necesitas la revisión constante de un médico.

Si tienes un hipotiroidismo que no es autoinmune, querrás que tu médico revise tus niveles tiroideos (¡el perfil completo!) y tus niveles nutricionales al menos cada tres meses. De esa forma, si empiezas a tener problemas, puedes actuar. Mi primera línea de defensa siempre será considerar la dieta y el estilo de vida. Si tus niveles están mal, ¿has perdido el rumbo con las elecciones alimentarias, el ejercicio, el sueño, el estrés o la exposición tóxica? ¿Tal vez tienes una infección que estresa tu sistema? (Aprenderás más sobre estos factores en la cuarta parte.) También quieres que tu médico siga revisando tus anticuerpos para asegurarte de que no has desarrollado una condición autoinmune.

Si ya tienes una condición autoinmune, ya sea enfermedad de Hashimoto o de Graves, querrás que tu médico analice tus anticuerpos cada tres o seis meses. Un médico convencional puede no ver la importancia de esto porque en su forma de pensar nada de lo que hagas hará ninguna diferencia en tu estatus inmunológico, pero yo sé que no es así, y ahora tú también lo sabes. Seguir el plan de conexión con la tiroides puede hacer una diferencia significativa en tus niveles de anticuerpos. Querrás seguir revisando tu cuerpo para ver que continúas bajando tu nivel de anticuerpos, y si empiezan a subir, buscar la razón. ¿Consumiste un poco de gluten, lácteos u otro alimento inflamatorio? ¿Dormiste poco o te excediste con el ejercicio? ¿Pasaste por un periodo de estrés sin usar ninguna de las herramientas para liberarlo de las que aprenderás en el capítulo 10? Si conoces el nivel de tus anticuerpos, entonces sabrás lo que te funciona y lo que no, así que haz todo lo que esté en tus manos para que tu médico siga haciéndote ese análisis.

Si tienes enfermedad de Hashimoto y tomas tiroides disecada, también querrás saber si provoca que tus anticuerpos se eleven. De ser así, podrás cambiar inmediatamente a otra forma de suplemento hormonal tiroideo.

Si tienes enfermedad de Graves y te estás tratando con hierbas, tomando medicamentos o haciendo la reducción, querrás asegurarte de revisar constantemente tu TSH, T4 libre, T3 libre, T3 inversa y anticuerpos. Todos estos tratamientos apagarán tu funcionamiento tiroideo, empezando por bloquear la conversión de T4 a T3. Tus análisis pueden indicar un hipertiroidismo crónico en el patrón clásico de baja TSH y alta T4 libre. (Recuerda que en la enfermedad de Graves tus anticuerpos imitan los efectos de la TSH, así que tu TSH puede ser muy baja incluso cuando tu tiroides esté siendo sobreestimulada.) Sin embargo, mientras el tratamiento tiene efecto, tu T3 libre será baja. Puedes sentirte tanto *hiper*tiroideo como *hipo*tiroideo, nervioso y cansado. Con suerte estarás siguiendo también el método Myers, el cual, con el tiempo, te permitirá dejar de tomar los medicamentos y enfocarte sólo en dieta y estilo de vida.

Objetivo 4: toma los nutrientes y los suplementos que ayudan a tu tiroides

Ésta es la parte de tu salud que depende de ti, no de tu médico. ¿No es fantástico que *tú* puedas tomar todo el control aquí, especialmente conociendo la importancia fundamental de la nutrición? Seguir una dieta sana es crucial para que logres una salud óptima, y eso siempre está bajo tu control.

Soy claramente una gran creyente en los suplementos, pero si te quedas sólo con un mensaje sobre nutrición, que sea éste: la clave para una buena nutrición es la *dieta*. Si te llenas de suplementos mientras te enfocas en alimentos de poca calidad, no estás ayudando a tu cuerpo y será casi imposible que logres una salud óptima.

Por supuesto, si tienes una disfunción tiroidea o inmunológica, es probable que seas deficiente en algunos nutrientes clave, por lo que buscaremos darte los suplementos correctos. Tu cuerpo necesita yodo y vitaminas B para producir hormona tiroidea, así como tirosina (un aminoácido encontrado en las proteínas), y tu cuerpo no puede convertir la T4 en T3 sin selenio y zinc. También necesitas vitamina A para ayudar a que la hormona tiroidea entre en tus células. Necesitas vitamina D_3 y vitamina A para ayudar a tu sistema inmunológico, así como el omega 3 en los aceites de pescado para tener membranas celulares sanas. Tomar suplementos de estos nutrientes básicos puede hacer una inmensa diferencia.

165

Ahora bien, ¿hay alguna parte de este objetivo que requiera la ayuda de un médico? En realidad no. Algunas personas reciben prescripciones de una dosis increíblemente alta de vitamina D_3 (50 000 UI), pero no me gusta la idea de poner tanta vitamina D_3 en tu sistema en una sola toma, sin mencionar que todos los tipos de prescripciones tienen tintes y rellenos que no son muy buenos para ti. Puedes comprar vitamina D_3 en 1 000 o incluso 5 000 UI, y yo preferiría que hicieras eso.

Muchos médicos convencionales rechazan la idea de que la dieta, los suplementos y la salud intestinal pueden hacer una diferencia. ¡No les creas! Tengo miles de pacientes y seguidores que pueden probar lo contrario, y tengo la evidencia de mi propia curación. Si te sientes siquiera un poco escéptico, te propongo un trato: dame 28 días siguiendo el plan de conexión con la tiroides para que puedas verlo por ti mismo. Te apuesto que estarás encantado con los resultados y podrás disfrutar del poder de controlar un enorme aspecto de tu salud.

Paso 3: Desarrolla una estrategia

En la mayoría de los casos, los dos obstáculos más grandes son la actitud de tu médico convencional y tu compañía de seguros.

Lidia con tu médico

Es triste, pero cierto: muchos médicos todavía tienen egos que los llevan a insistir en que ellos saben más; incluso si le llevas un artículo médico o una explicación razonable para lo que quieres, esta clase de médico no quiere que le digan lo que tiene que hacer. (Sin embargo, redacté una carta para tu médico que puedes utilizar como punto de partida. Ve el apéndice A.)

Incluso los médicos más abiertos se enfrentan a presiones significativas de nuestro actual sistema de salud. La mayoría son sancionados si ordenan demasiados análisis y tienen un riesgo significativo de que las compañías de seguros no los acepten.

Mi consejo es que analices tus obstáculos tan puntualmente como puedas. ¿Qué trabas piensas que puedes tener con tu médico, y qué tan serias son? ¿Tu médico es alguien que finalmente te seguirá la corriente sobre lo que quieres, incluso si no te gusta su actitud o la forma como te hace sentir? Tal vez puedes dejar pasar sus modales si al menos obtienes el tratamiento y los análisis adecuados. ¿Las compañías de seguros están presionando a tu médico? Y de ser así, ¿puede él o alguien en su consultorio evitarlo de alguna manera?

Es muy fácil entrar en un esquema de derrota y frustración, especialmente cuando te sientes mal. Intenta comprender lo mejor que puedas exactamente cuál es el problema, pues así podrás responder con efectividad, sin importar cómo te sientes al respecto.

Lidia con tu compañía de seguros

En realidad hay muy buenas noticias sobre esto. Los análisis tiroideos que yo recomiendo no se consideran alternativos o experimentales. Incluso si tu médico no quiere hacerlos, la mayoría de las compañías de seguros los cubre.

Si acaso tu médico definitivamente no quiere ordenar el perfil completo de análisis tiroideos que recomiendo, tienes opciones. En algunas partes no necesitas una receta médica para hacerte un análisis de sangre y puedes pedirlos tú mismo en un laboratorio convencional.

Otra buena noticia es que la mayoría de los suplementos tiroideos hormonales, incluyendo la levotiroxina y la hormona tiroidea disecada, entra en la cobertura de casi todas las compañías de seguros. Es posible que algunas marcas menos conocidas de estas hormonas no se cubran, pero en la mayoría de los casos podrás obtener el tratamiento que necesitas.

Las compañías de seguros no cubren las hierbas que sugiero para tratar el hipertiroidismo, pero son relativamente de bajo costo y no las tomarás por siempre. Puedes comprarlas en mi página web o en tiendas de herbolaria o naturistas, así que no te preocupes.

La mayoría de los médicos funcionales no acepta seguros porque quieren darles a sus pacientes citas más largas y un cuidado individualizado de lo que típicamente cubre la mayoría de las pólizas. Si quieres que te trate un médico funcional, puedes elegir una póliza de seguro con un deducible alto y usar el dinero que ahorres en la prima para pagar a tu médico funcional.

TOMA EL CONTROL DE TU SALUD

* Apoya tu salud con el plan de conexión con la tiroides, el cual te llevará muy lejos, sin importar lo que tu médico haga.
* Mantén un buen registro, completo y preciso, de *todo*, cada visita al médico, cada llamada a tu aseguradora.
* Mantente positivo al renovar tu compromiso. Recuerda *por qué* estás haciendo esto.
* Sé creativo e ingenioso. Si algo no funciona, prueba con otra cosa.
* Únete gratis a mi comunidad en internet: The Myers Way Community Forum (www.amymyersmd.com/community). Muchas personas están pasando por la misma clase de problemas y puedes recibir buenos consejos y gran apoyo de su parte.
* Trabaja conmigo, con algún colega o con uno de mis asesores de bienestar para tener respuestas personalizadas.
* Ten claro qué puedes dejar pasar y hazlo. Cuando algo sea demasiado importante como para dejarlo ir, sé firme.
* Nunca te rindas. Tu salud es demasiado importante.

Mantén los ojos en la meta

Mientras te preparas para pedir la salud que mereces, realmente quiero ayudarte y pedirte que nunca pierdas la esperanza. Hay médicos ahí afuera que te apoyarán, que trabajarán contigo, pedirán los análisis y prescribirán los suplementos hormonales que necesitas. Si no encuentras lo que quieres de inmediato, sigue buscando. En la sección de recursos y en mi página web compartí algunas sugerencias para que trabajes conmigo, con un socio, con mis asesores de bienestar o con un médico en tu área, y hay todavía más recursos por descubrir en tu propia comunidad también. Lo que sea que te encuentres, sigue adelante hasta que obtengas el tratamiento que necesitas, pues la salud óptima es tu derecho de nacimiento, y mereces sentirte excelente.

CUARTA PARTE

El método Myers

Capítulo 7

El poder de los alimentos

Los alimentos tienen un poder extraordinario, tanto para sanar como para dañar. Imagina: los alimentos que introduces en tu cuerpo pueden transformar completamente tu salud física, tus niveles de energía e incluso tu forma de pensar. Sí, tal cual, y no me estoy refiriendo a algo *New Age*. Estoy hablando como científica. Lo que comes afecta la forma en que tu cerebro procesa el pensamiento y la emoción, así como la forma en que tu tiroides y tu intestino afectan tu cerebro. En el plan de conexión con la tiroides del método Myers dejarás de comer los alimentos que te dañan mientras te llenas de alimentos que sanan.

¿Te sientes escéptico? Piensa en lo impaciente y malhumorado que te pones cuando no comes, lo triste y desesperado que empiezas a sentirte, cómo se nubla tu mente. Después, cuando comes algo, inmediatamente te sientes despierto, te calmas, te vuelves a concentrar y te sientes con energía. Ahora multiplica esa buena sensación por 10 al alimentar tu cuerpo con los nutrientes que quiere para tener vitalidad, un gran estado de ánimo y una salud óptima.

Si necesitas que te convenza más, podría contarte todo sobre ciencia. Podría recordarte que, sin el yodo y un consumo adecuado de proteína, tu glándula tiroides no tiene suficientes nutrientes para producir hormona tiroidea, como si le pidieras a un albañil que te construyera una casa con un saco de piedras y algo de lodo. Sí, probablemente pueda hacerte *alguna* clase de lugar, pero no será ni remotamente tan bueno como si le hubieras dado hierro y concreto. No puedes darle materiales pobres a tu tiroides y esperar que funcione de maravilla; eso no tiene sentido.

Podría decirte que, sin hierro, selenio y zinc, el sistema de señalización de tu tiroides no tiene los minerales necesarios para convertir la T4 en T3. Sin mencionar que, sin zinc, tu hipotálamo no puede medir qué tanta hormona tiroidea está produciendo tu cuerpo, así que no puede regular adecuadamente todo el proceso, y sin hierro, tu cuerpo no puede convertir el *yoduro* (la versión alimentaria del yodo) en *yodo* (el bioquímico que tu tiroides usa en realidad). También podría decirte que sin las grasas saludables de omega 3, tus paredes celulares perderían su integridad, y que sin vitamina A la T3 libre tendrá muchos problemas para llegar a tus células. Podría contarte durante un largo rato por qué y cómo tu sistema inmunológico necesita vitaminas B y vitamina D para mantener un equilibrio sano.

Aun entonces, puedes dudar sobre el poder de los alimentos, y considerando lo que los médicos convencionales dicen sobre la nutrición, no puedo culparte. Los médicos suelen tratar a los alimentos, cuando mucho, como una ocurrencia. Cuando muchos de mis pacientes preguntaron a sus médicos anteriores sobre un acercamiento nutricional, les contestaron: "Bueno, si quieres probarlo, probablemente no te hará daño". ¡Qué clase de rechazo para una de las más poderosas herramientas de curación! Es bastante irónico también cuando consideras que Hipócrates, el *fundador* de la medicina occidental, fue quien dijo: "Deja que los alimentos sean tu medicina y la medicina sea tu alimento". ¡Deberían hacer que los médicos repitiéramos eso cuando hacemos nuestro juramento hipocrático!

Entonces ¿qué tanta fe tengo en una buena nutrición? Pues, como Hipócrates sabía, suele ser la única medicina que necesitamos.

Muchos de mis pacientes pueden restaurar su salud tiroidea simplemente con cambios en su dieta y estilo de vida. Así es. *Sólo con cambios en tu dieta y estilo de vida* puedes arreglar el problema para el que todos los demás toman pastillas. ¿Sabías que el Synthroid es una de las drogas más prescritas, con 21.5 millones de prescripciones cada año en Estados Unidos, sumando *miles de millones* de dólares? ¿Cuántas de esas personas podrían tener el mismo o incluso un mejor resultado sólo con comer mejor?

Si tu tiroides ya ha sido dañada, es posible que la dieta no sea suficiente; probablemente necesites darle un poco de apoyo extra con un suplemento hormonal tiroideo. Si tienes hipertiroidismo, necesitarás hierbas para calmar tu tiroides hasta que devuelvas el equilibrio a tu glándula, además de algunos suplementos para remplazar lo que tu metabolismo hiperactivo está quemando.

De cualquier forma, los alimentos son tus mejores amigos o tus peores enemigos. La *inflamación*, ocasionada en su mayor parte por problemas alimentarios, puede derrumbar las paredes de tu casa antes de que siquiera las levantes, y al final, comer bien vuelve posible tu salud óptima.

En el momento en que empiece a hablar de elegir alimentos, algunos van a pensar *dieta*, ¡y todos sabemos qué divertido es hacer una dieta! A muchos de nosotros, admitámoslo, *dieta* es la palabra que menos nos gusta. Te sugeriré que dejes de comer alimentos dañinos y pensarás: "¡Oh, no, conteo de calorías!" o "¡Restricciones!" o "¡Todos esos alimentos que *me gusta* comer, pero no puedo!" Lo entiendo y no quiero que te sientas privado de algo, al menos porque la *privación* es igual a *estrés* y el *estrés* es igual a cortisol, hormonas de estrés desequilibradas y una avalancha de otras cosas que son malas para ti.

Así que no hablemos de restricciones. Hablemos de alimentos deliciosos que le dan a tu cuerpo lo que necesita para funcionar. Dejemos de castigar nuestro cuerpo con alimentos inflamatorios, dejemos de matarnos de hambre sin nutrientes esenciales necesarios para un funcionamiento tiroideo e inmunológico perfectos. Hablemos de lo bien que te sentirás cuando tu tiroides, tu sistema inmunológico y todo tu cuerpo finalmente tengan todo lo que necesitan. Hablemos sobre los alimentos que encienden la claridad de tu pensamiento y la riqueza de tu estado de ánimo, el combustible que te permite navegar por tu día (en un buen día) o sortear los problemas y superar los obstáculos (en un día no tan bueno). *Eso* es lo que los alimentos pueden hacer. Estoy aquí para decirte que es cierto porque lo vi en mí misma y lo veo en miles de pacientes más veces de las que puedo contar.

Así que bienvenido al maravilloso mundo de los alimentos para la tiroides y el sistema inmunológico. Para empezar, quiero que conozcas a dos pacientes: Zoe, que es hipotiroidea, y Connor, que es hipertiroideo. Aunque estos pacientes parecen tener problemas opuestos, una con una tiroides hipoactiva y el otro con una hiperactiva, para ambos la alimentación fue la magia que los llevó al mundo nuevo de la salud.

¿Qué debe comer una persona hipotiroidea?

Zoe era una mujer activa y exuberante de 50 años que estaba lidiando con una menopausia muy difícil. Contrario a su personalidad energética y optimista usual, se sentía exhausta, cansada, enojada e irritable casi todo el tiempo, gritándole a su marido y sus hijos, impaciente con el equipo de ventas que lideraba, y empezaba a sufrir depresión, ansiedad, bochornos, sudoraciones nocturnas y niebla mental.

Zoe también había tenido un ataque de gripe que se volvió neumonía. Su médico le había prescrito dos semanas de antibióticos, pero Zoe simplemente no podía deshacerse del bicho, así que dos semanas se volvieron cuatro y luego seis. Zoe de pronto tenía más bochornos y ahora estaba subiendo de peso, sintiéndose cada vez más confundida y miserable.

Su médico convencional le ordenó un análisis de sangre y le dijo a Zoe que sus hormonas femeninas estaban bajas y su TSH alta, pero todavía dentro del rango normal. La medicina convencional considera 0.5 a 4.7 µUI/ml como el rango normal para TSH, y los niveles de Zoe estaban justo al tope de ese rango: 4.2 µUI/ml. Su médico no creyó que sus análisis de tiroides indicaran la necesidad de un suplemento hormonal tiroideo, pero le dijo que un tratamiento de remplazo hormonal le ayudaría con sus bajos niveles de hormonas femeninas y sus síntomas de menopausia.

Zoe había leído que existía cierta controversia sobre los riesgos de enfermedad cardiaca e infarto con el remplazo hormonal, los cuales eran parte de su carga genética. Le preguntó si en cambio podía tomar suplementos o cambiar su dieta, pero su médico se burló de la sola mención. Sí le sugirió que el ejercicio podía ayudar con su aumento de peso y quizá subirle el ánimo.

"Sería genial tener más energía —le dijo Zoe con todo su sarcasmo—, pero, ¿cómo voy a hacer ejercicio si estoy demasiado cansada como para moverme?"

Frustrada con sus opciones convencionales, Zoe buscó en Google *menopausia-tratamientos naturales* y terminó en mi página web. Tan pronto como escuché sus síntomas pensé que seguramente tenía una disfunción tiroidea y, como siempre, le hice un perfil completo de análisis de sangre para averiguarlo. También pensé que esas seis semanas de antibióticos probablemente la habían llevado a un sobrecrecimiento de levadura porque los antibióticos pueden estropear seriamente el microbioma, la comunidad de bacterias de las que dependemos para tener un intestino sano, así como para realizar muchas otras funciones corporales. La gente que toma antibióticos sin tomar también *probióticos* (pastillas, polvos o cápsulas con bacterias intestinales beneficiosas) suele sufrir de intestino permeable, sobrecrecimiento de levadura y síntomas intestinales (náusea, gases, inflamación, constipación, diarrea), así como aumento de peso, ansiedad, depresión y un mal funcionamiento inmunológico. Después de años de observar este patrón, pensé que el intestino y la tiroides de Zoe estaban trabajando menos y cada uno estaba empeorando al otro.

Ambos estaban potencialmente minando el sistema inmunológico también, poniéndola en riesgo de un desorden autoinmune.

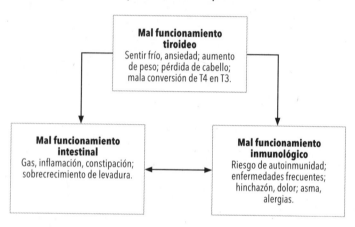

Sinergia malsana: cada problema hace que el otro sea peor

Mal funcionamiento tiroideo
Sentir frío, ansiedad; aumento de peso; pérdida de cabello; mala conversión de T4 en T3.

Mal funcionamiento intestinal
Gas, inflamación, constipación; sobrecrecimiento de levadura.

Mal funcionamiento inmunológico
Riesgo de autoinmunidad; enfermedades frecuentes; hinchazón, dolor; asma, alergias.

Yo quería revertir esta sinergia enfermiza tan pronto como fuera posible, por lo que, mientras esperábamos los resultados de sus análisis, le sugerí que empezara con el plan de conexión con la tiroides.

UNA MIRADA AL PLAN DE CONEXIÓN CON LA TIROIDES DEL MÉTODO MYERS

Éstos son los puntos básicos sobre alimentos y suplementos que seguirás durante el plan de conexión con la tiroides. Por medio de dieta y suplementos, *consumirás los nutrientes que tu cuerpo necesita para un funcionamiento tiroideo óptimo*: yodo, proteína (para que tengas tirosina, otro aminoácido esencial), selenio, zinc, hierro, vitamina D, vitamina A, ácidos grasos omega 3 y una variedad de vitaminas B.

Evita los alimentos que afectan tu funcionamiento tiroideo: alimentos inflamatorios y goitrógenos crudos.

Utiliza el programa de 4R para sanar tu intestino: remover, restaurar, reinocular y reparar.

Remueve lo malo: Quita todo lo que afecte negativamente tu ambiente gastrointestinal, especialmente alimentos inflamatorios y tóxicos, los cuales evitarás en tu plan de conexión con la tiroides. También contestarás los cuestionarios en las páginas 295-296 y 301-302 para saber si tienes enfermedades intestinales comunes, como sobrecrecimiento de bacterias en el intestino delgado (SBID) y sobrecrecimiento de levadura. Si es así, tomarás hierbas curativas y suplementos como parte de tu plan.

Restaura lo bueno: No puedes digerir eficientemente si no tienes los bioquímicos que necesitas: enzimas digestivas, ácido clorhídrico y ácidos biliares. Si es necesario, tomarás suplementos de estos componentes en tu plan.

Reinocula con bacterias beneficiosas: Tu intestino no puede funcionar sin un microbioma sano (la comunidad de bacterias beneficiosas que es parte esencial de la digestión y muchas otras funciones). Un probiótico (pastilla, polvo o cápsula con bacterias beneficiosas) será parte de tu plan también.

Repara el intestino: Necesitas ciertos nutrientes para ayudar a que tu intestino se repare a sí mismo, incluyendo L-glutamina, un aminoácido que ayudará a arreglar tu pared intestinal. Esto será parte de tu plan también, junto con un caldo para sanar el intestino, omega 3, vitamina A, vitamina D, zinc y hierbas, como olmo rojo y aloe vera.

Le dije a Zoe que debía evitar los alimentos inflamatorios y los *goitrógenos* crudos, alimentos que suprimen el funcionamiento tiroideo. Para asegurarme de que tuviera todos los nutrientes que necesitaba, le recomendé un multivitamínico completo que incluyera zinc, hierro, yodo, vitamina A, vitamina D, selenio y vitaminas B.

También le pedí que tomara suplementos para reparar su intestino permeable y le di probióticos para repoblar su flora intestinal. Añadimos un poco más de vitamina D como soporte inmunológico. Otro problema intestinal surgió cuando Zoe contestó los cuestionarios en las páginas 295-296 y descubrimos que tenía sobrecrecimiento de levadura, o *Candida*, probablemente por todos los antibióticos que había tomado, los cuales habían afectado su flora intestinal, así que inició mi protocolo para control de levadura.

Por último, pero no menos importante, le di a Zoe mis lineamientos para reducir la carga tóxica y liberar estrés. También son cruciales para un buen funcionamiento tiroideo e inmunológico, como aprenderás en los siguientes capítulos.

Zoe se sintió aliviada de poder tomar su salud en tus manos sin tener que apoyarse en tratamientos con efectos secundarios potencialmente peligrosos. Por supuesto, después de un par de semanas de seguir el plan de conexión con la tiroides, empezó a sentirse mucho mejor. Perdió cuatro kilos, sentía cómo regresaba su claridad mental y tenía más energía. También se dio cuenta de que había estado sufriendo un poco de indigestión y náusea, que se habían vuelto tan constantes que ya no las notaba. Pero después de un par de semanas de tomar suplementos para el control de la levadura y sanar su intestino, su estómago se sentía mucho mejor. Su cabello también empezaba a verse más grueso y sano.

Cuando recibí los análisis de Zoe, me di cuenta de que, en efecto, había estado lidiando con una tiroides que no era óptima. Su TSH era de 3.5 μUI/ml, su T4 libre era de 0.95 ng/dl, su T3 libre era de 2.8 pg/ml y su T3 inversa era de 20 pg/ml. Por fortuna, sus anticuerpos tiroideos eran negativos, así que no tenía una condición autoinmune.

Aunque sus cifras mostraban un funcionamiento tiroideo no ideal, Zoe tuvo una respuesta tan rápida al método Myers que creí que podía lograr una salud óptima con sólo cambios en su dieta y estilo de vida. Sus niveles mejoraron rápidamente, por lo que deduje que no había sufrido ningún daño permanente. Con el apoyo adecuado, su glándula tiroides probablemente podría producir toda la hormona que necesitara.

Zoe había seguido el plan de conexión con la tiroides diligentemente durante 28 días (¡al igual que tú lo harás!). Después, gradualmente empezó a introducir algunos alimentos de vuelta: granos sin gluten, leguminosas, solanáceas, huevos e incluso una ocasional taza de café. Si reaccionaba mal a alguno de esos alimentos, debería dejarlos durante unos meses más. Era probable que pudiera tolerar algunos con el tiempo, pero otros los debería evitar de por vida.

Dos alimentos permanecerían fuera de la dieta de Zoe: el gluten y los lácteos, ambos tan inflamatorios que me parece que todos deberíamos dejarlos. El gluten también es un contribuyente significativo del intestino permeable, y tanto el gluten como los lácteos promueven la disfunción tiroidea por el mimetismo molecular del que hablamos en el capítulo 4 (ve las páginas 111-113).

Zoe estaba emocionada con saber qué alimentos podían revertir su condición. Durante los siguientes meses continuó mejorando y sólo tres meses después había vuelto a la versión activa, alegre, paciente de sí misma, disfrutando su vida. Al darle a su tiroides los nutrientes que necesitaba, al evitar los alimentos que la inflamaban y al sanar su intestino había hecho una inmensa diferencia.

GOITRÓGENOS: LOS SUPRESORES DE LA TIROIDES

Los goitrógenos son alimentos que suprimen el funcionamiento tiroideo. Algunos, como el brócoli y la col rizada (kale), no tienen efectos goitrogénicos cuando se cocinan, pero sí suprimen la función tiroidea cuando se comen crudos. Algunos alimentos goitrogénicos también pierden sus efectos cuando se fermentan. En las páginas 111-113 encontrarás una lista de los goitrógenos más comunes.

Puedes encontrar otras listas en varias páginas de internet y puedes escuchar muchos comentarios alarmistas sobre cómo estos goitrógenos están detrás de la epidemia tiroidea. Lo siento, pero no me lo creo. Simplemente no he visto ninguna evidencia de esto en mi práctica clínica. Incluso si eres hipotiroideo, creo que el beneficio de comer estos alimentos es *mucho mayor* que el riesgo; de hecho, incluimos algunos en nuestro plan de 28 días para mostrarte cómo incorporarlos a tu dieta.

Estarás revisando tu funcionamiento tiroideo con tu médico, y al tomar tu TCB estarás atento a tus síntomas. Si sientes que estos alimentos te afectan, puedes saber qué tolera tu cuerpo. Sin embargo, en la gran mayoría de los casos, prefiero que te llenes de alimentos sanos, en lugar de dejar verduras y frutas que pueden hacer grandes cosas por tu cuerpo. Seguir tu plan de conexión con la tiroides durante 28 días te dará un gran comienzo al usar estos alimentos de forma sana e inteligente.

¿Qué debería comer una persona hipertiroidea?

Connor era un tipo de 30 años delgado e intenso, que acababa de poner su propio consultorio veterinario. Un verdadero amante de los animales, Connor había soñado con ser veterinario desde que tenía uso de razón. Ahora, parecía que su sueño finalmente se había vuelto realidad.

Fue entonces cuando Connor se enfrentó a un obstáculo tras otro. Su nuevo despacho de pronto se volvió inhabitable cuando se rompió un tubo de agua en otra parte del edificio. La mujer con la que había planeado asociarse se enamoró de un hombre que vivía en otro estado, así que le dijo a Connor abruptamente que se mudaría para allá. Su mejor amigo, a quien había conocido desde la infancia, de pronto había desarrollado un tipo extraño de cáncer, y Connor se encargó de que varios otros amigos lo ayudaran con el tratamiento, apuntándose para visitarlo y hacer encargos un día a la semana. De estar al borde de lograr su sueño, Connor sintió que había entrado en una pesadilla.

Lo que era peor, empezó a tener síntomas inexplicables, primero sólo molestos y después terribles. Sus manos temblaban; sus músculos temblaban; siempre había sido delgado, pero rápidamente perdió otros siete kilos, aunque tenía hambre todo el tiempo y comía más que nunca; no se podía dormir sin despertar unas pocas horas después con ataques de pánico que hacían que su corazón retumbara y su mente se acelerara.

El médico convencional de Connor rápidamente diagnosticó enfermedad de Graves. Recordarás el protocolo usual para esto, pero ninguna de las opciones convencionales le agradó a Connor. Mientras buscaba información sobre la enfermedad, se topó con mi libro *The Autoimmune Solution*. Cuando Connor supo que yo también había tenido Graves y que había tratado con éxito a otros pacientes, decidió hacer una cita conmigo. Éste no era un compromiso cualquiera, pues mi práctica se encuentra en Austin y Connor vivía en Nueva York,

¡bastante lejos! Pero estaba desesperado por evitar los tratamientos invasivos y quería probar medios naturales para restaurar su salud.

Cuando hice los análisis de Connor, confirmé el diagnóstico de su médico. Su TSH era menor de 0.1 μUI/ml, su T4 libre era de 2.5 ng/dl, su T3 libre era de 5 pg/ml y sus TPO eran mayores de 5 000 UI/ml. En otras palabras, sus anticuerpos estaban por los cielos, tan altos que nuestro laboratorio no podía medirlos. Connor tenía una condición autoinmune y estaba provocando que su tiroides se volviera loca. Supuse que la avalancha de estrés (su oficina, su socio, su amigo) había sobrecargado sus glándulas suprarrenales, que a su vez habían afectado su funcionamiento inmunológico. También supe que desde el huracán *Sandy*, muchos edificios en Nueva York tenían problemas de moho tóxico, lo que afectó todavía más su funcionamiento inmunológico.

Al igual que con Zoe, no esperé los análisis de Connor para empezar a revertir la sinergia negativa que estaba minando su salud. Así que rápidamente empezamos el plan de conexión con la tiroides, atendiendo los alimentos, las toxinas y el estrés.

Ahora bien, ésta es la parte en la que puedo parecer contradictoria: le di a Connor una dieta y un plan para sanar su intestino muy similar al de Zoe, aun cuando ella tenía hipotiroidismo y no una condición autoinmune. Cierto, Zoe necesitaba evitar los goitrógenos y necesitaba seguir un protocolo especial para su condición de levadura, pero Connor era hipertiroideo, así que necesitaba tomar más suplementos para remplazar todos los nutrientes que su cuerpo estaba quemando en su aceleración. Básicamente, sus necesidades alimentarias eran casi idénticas.

¿Por qué? Porque los alimentos son fundamentales, y hasta cierto punto la mayoría de nosotros necesita las mismas cosas. Los alimentos no son medicina en el sentido de tomar una aspirina para un dolor de cabeza; en cambio, le dan a tu cuerpo los nutrientes básicos que necesita para funcionar. Sí, nuestros cuerpos son diferentes, pero cada glándula tiroides necesita tiroxina y yodo para producir hormona tiroidea, cada cuerpo necesita zinc y selenio para convertir T4 en T3, y omega 3 para conservar sana la pared celular. Cada sistema inmunológico necesita vitamina D, vitamina A, vitaminas B y demás.

De la misma forma, aunque muchos de nosotros podamos responder de forma diferente a distintos alimentos, algunos de ellos simplemente tienden a ser inflamatorios, y la inflamación es mala para todos. Analizaremos la inflamación más adelante en este capítulo, y en la quinta parte aprenderás cómo probar los alimentos que te pedí que evitaras para saber exactamente cuáles puede tolerar tu cuerpo. Sin embargo, tanto la literatura científica como mi experiencia clínica me han convencido de que el gluten y los lácteos son altamente inflamatorios para casi todos, especialmente si tienes una disfunción tiroidea. Todo vuelve al mimetismo molecular: cuando tu sistema inmunológico entra en un contrataque vertiginoso contra el gluten y quizá contra los lácteos, tiende a atacar tu tiroides también. Saca el gluten y los lácteos de tu dieta, y tu sistema inmunológico se tranquilizará.

Así que incluso cuando la tiroides de Connor era hiperactiva y la de Zoe hipoactiva, incluso cuando Connor era autoinmune y Zoe no, ambos necesitaban añadir los mismos alimentos beneficiosos y los nutrientes básicos para la tiroides. También necesitaban evitar los mismos alimentos inflamatorios, así como los goitrógenos. El método Myers los ayudó a mejorar, y te ayudará a ti de la misma manera.

Alimenta tu tiroides: aspectos básicos

Obtendrás todos estos nutrientes en tus primeros 28 días con el plan de conexión con la tiroides. Puedes encontrar más menús para alimentar tu tiroides en mi página web www.amymyersmd.com.

Nutriente	Por qué lo necesitas	Dónde puedes encontrarlo
Yodo	Una pieza fundamental utilizada para producir hormona tiroidea.	• Algas • Pescados de agua salada • Multivitamínicos o suplementos de alta calidad
Tirosina	Otra pieza fundamental utilizada para producir hormona tiroidea.	• Carne roja y pollo • Pescados y mariscos • Algas • Suplementos
Selenio	Necesario para convertir T4 en T3. Ayuda a prevenir y revertir la tiroides autoinmune.	• Carnes rojas, incluyendo el hígado • Pollo y pavo • Pescados y mariscos • Nueces de Brasil (evítalas en tus primeros 28 días del método Myers y luego añádelas gradualmente si no eres autoinmune y puedes tolerarlas) • Espinacas • Multivitamínicos o suplementos de alta calidad
Zinc	Necesario para convertir T4 en T3. Enciende tus receptores de hormona tiroidea en el hipotálamo para que éste pueda medir con exactitud tus niveles de hormona tiroidea y regular su producción.	• Carnes rojas e hígado • Cerdo • Pollo • Espinacas • Algas • Multivitamínicos o suplementos de alta calidad (dado que el zinc puede minar tus niveles de cobre, toma juntos un suplemento de cobre y de zinc)

Nutriente	Por qué lo necesitas	Dónde puedes encontrarlo
Hierro	Necesario para convertir el yoduro en yodo. Necesario para convertir T4 en T3.	• Carne de res e hígado de res • Cerdo • Aves • Mariscos • Verduras de hoja oscura • Multivitamínicos o suplementos de alta calidad
Grasa omega 3	Necesaria para mantener la integridad celular y que la T3 libre pueda entrar eficientemente en tus células.	• Pescados grasosos • Nueces y semillas (evítalas en tus primeros 28 días del método Myers y luego añádelas gradualmente si no eres autoinmune y puedes tolerarlas) • Suplementos de aceite de pescado o aceite de linaza
Vitamina D$_3$	Necesaria para un funcionamiento inmunológico sano. Necesaria para que la T3 penetre en las células.	• Luz del sol • Pescados grasosos • Cerdo • Hongos portobello • Aceite de pescado • Multivitamínicos o suplementos de alta calidad
Vitaminas B	Necesarias para un funcionamiento inmunológico sano.	• Verduras de hoja verde (asegúrate de cocinar los goitrógenos) • Brócoli (¡sólo cocido, por favor!) • Betabel • Carne roja e hígado • Suplementos

Nutriente	Por qué lo necesitas	Dónde puedes encontrarlo
Vitamina A	Necesaria para un funcionamiento inmunológico sano. Necesaria para que la T3 penetre en tus células.	• Frutas y verduras naranjas, incluyendo zanahorias, camotes, calabazas, mangos, chabacanos • Hígado • Col rizada (cocida, no cruda) • Multivitamínicos o suplementos de alta calidad

LA HISTORIA DEL SELENIO

Como vimos en la segunda parte, el selenio es imprescindible; sin él, tu cuerpo no puede convertir la T4 en T3. Aún más, en las cantidades correctas, el selenio puede ayudar a prevenir condiciones tiroideas autoinmunes, y si ya tienes una, el selenio puede ayudarte a revertirla.

¿Por qué es tan importante el selenio? Todo empieza con el yoduro, la forma de yodo que ingieres, como el tipo de yodo que se le añade a la sal de mesa para yodarla. Cuando tu cuerpo convierte el yoduro en yodo, el proceso produce peróxido de hidrógeno, un oxidante, el cual daña las células tiroideas y puede provocar una respuesta autoinmune. Necesitas el selenio para neutralizar el peróxido de hidrógeno.

Como un bono excelente, las investigaciones han demostrado que pacientes con enfermedad tiroidea autoinmune pueden reducir su nivel de anticuerpo de peroxidasa tiroidea al aumentar su ingesta de selenio al menos 200 mcg al día. Es la razón de que en el método Myers te llene de alimentos ricos en selenio y te dé además un multivitamínico con 200 mcg de selenio.

Ahora, es posible que hayas escuchado que las nueces de Brasil están llenas de selenio y que comer demasiadas es malo para ti porque absorbes *demasiado*. Es cierto. Es difícil saber la cantidad exacta de selenio en cada nuez, por lo que con ese alimento en particular es posible pasarse de la raya. Sin embargo, no incluimos estas nueces en el plan de conexión con la tiroides, así que no te preocupes. Por favor disfruta los alimentos ricos en selenio que hemos incluido y asegúrate de tomar un multivitamínico que incluya este vital mineral.

¿Por qué necesitamos suplementos?

¡Oh, cómo me gustaría que no fuera así! En un mundo menos contaminado, con granjas orgánicas y animales criados de manera humanitaria, probablemente no los necesitaríamos. Si nuestra tierra no estuviera tan desgastada por las cosechas, que roban minerales y otros nutrientes; si nuestros cuerpos no estuvieran tan sobrecargados de toxinas y químicos industriales; si los alimentos que comemos fueran ricos en vitaminas y minerales, como debería ser, de hecho, *no* necesitaríamos suplementos.

Pero en este mundo, ay, así es. La mayoría de los alimentos que comes ha padecido las toxinas en el ambiente y la degradación general del suelo por viejas prácticas agrícolas, el desgaste industrial, la lluvia tóxica y una miríada de otros problemas. Cada alimento orgánico está afectado por estos factores. Aún más, tu cuerpo, desgastado por todos estos problemas (como veremos en el capítulo 8), necesita ayuda extra para lidiar con estos estresores físicos, así como con todos los estresores emocionales que enfrentamos. Además, tenemos muchos otros factores provocando la merma de nutrientes, incluyendo la cantidad de tiempo que nuestros alimentos pasan en los trayectos, en el estante de los supermercados y en nuestro refrigerador. Tristemente, estos factores disminuyen su valor nutrimental aun cuando consumas cien por ciento orgánico.

Muchas personas me han preguntado por qué no sólo seguimos las recomendaciones generales de dieta del gobierno. Es una gran pregunta, y ésta es la respuesta: las recomendaciones son el *mínimo absoluto* de algo que necesitas para evitar enfermarte, no la cantidad *óptima* que necesitas para obtener un bienestar óptimo. Para ahora, ¡esta distinción debe sonarte muy familiar!

Además, algunos de ustedes tienen una o más mutaciones genéticas que afectan la forma en que su cuerpo usa varias vitaminas y minerales (leerás más al respecto en el capítulo 8). De tenerlas, necesitarías tomar más suplementos que alguien que no las tiene. Estas mutaciones se asocian comúnmente con condiciones autoinmunes, aunque la gente sin autoinmunidad las tiene también. Ésa es otra razón por la que los suplementos pueden ser cruciales para prevenir y tratar varias condiciones. ¡Definitivamente, los suplementos no son una cuestión unitalla!

Hay mucha información en internet sobre cómo los suplementos son una pérdida de tiempo y dinero. No lo creas. Claro, puedes pasarte de la raya y tomar más dosis o más suplementos de los que necesitas. Claro, hay suficientes suplementos ahí fuera de compañías que no tienen los mejores estándares. Pero mis recomendaciones para tu plan te ayudarán a desentrañar la confusión y tomar decisiones correctas. Créeme, no querrás enviar a tu cuerpo al mundo sin el apoyo correcto, y los suplementos son una parte crítica de ese apoyo.

Sana tu intestino

Como viste, tanto Zoe como Connor necesitaban sanar su intestino permeable, lo mismo que casi todos los pacientes que atiendo. Si tienes problemas con tu tiroides o tu sistema inmunológico, lo más probable es que tengas problemas con tu intestino. ¿Cómo puedo estar segura? Porque, como Hipócrates probablemente sospechaba, el intestino es básico para nuestra supervivencia. Si tienes cualquier clase de problema sistémico, cualquier enfermedad o desorden que dura más de un día o dos, o que es frecuentemente recurrente, empezó en el intestino o emigró a él.

La salud intestinal es absolutamente vital para tu salud en general, así que necesitamos sanar tu intestino lo más rápido posible. Si no lo hacemos, será muy difícil corregir todo lo demás. Cuando no estás en tu mejor momento de salud, tu intestino es como el barco del que dependes para llegar a la costa. Quieres enfocarte en remar, subir las velas, encontrar el viento, tomar el curso a casa, pero si hay un inmenso hoyo en el bote y tienes que estar tapándolo, y sigue entrando el agua y amenazando con hundirse a la primera señal de lluvia, bueno, pues nada de lo que hagas importará mucho. Hasta que no tengas un intestino sano, impermeable, no puedes hacer mucho por sanar tu tiroides, tu sistema inmunológico o cualquier otra cosa. Es la razón por la que sanar el intestino sea una parte integral de nuestro plan de 28 días.

Deshazte del gluten, los granos y las leguminosas

Una vez que tu intestino está en buena forma, queremos *mantenerlo* así. Una forma magnífica de protegerlo es dejar el gluten, los granos y las leguminosas fuera de tu dieta. Eliminar el gluten prevendrá un mayor daño intestinal, inflamación y mimetismo molecular con tu tiroides. Los granos y las leguminosas igualmente contienen lectinas y otras proteínas que irritan la pared intestinal, creando inflamación y provocando la permeabilidad intestinal. También pueden ocasionar otros riesgos para la salud, así que no estarán en tu dieta cuando inicies el plan de 28 días. Si tienes un desorden autoinmune, mantendrás el gluten, los granos y las leguminosas fuera de tu dieta permanentemente. Si no es así, puedes reintroducirlos lentamente después de 28 días. Aprenderás más al respecto en las páginas 366-370.

Sé que el gluten, los granos y las leguminosas parecen alimentos saludables básicos, pero créeme, pocas cosas son tan malas para tu intestino y tu sistema inmunológico. Veámoslos más de cerca.

¿Qué tiene de malo el gluten?

El *gluten* es un grupo de proteínas que se encuentran en granos como el trigo, la semolina, la espelta, el centeno, el kamut y la cebada. También se utiliza como aditivo, y prácticamente cada alimento procesado, desde aderezo para ensalada hasta cátsup, lo tiene.

El gluten es lo que hace que el pan sea tan pegajoso y esponjoso. También es un factor en más de 55 enfermedades, principalmente por el efecto desastroso que tiene en tu intestino y tu sistema inmunológico, como vimos en el capítulo 4. Para recordarte un poco, el gluten estresa a tu tracto digestivo, promueve que tu sistema inmunológico ataque tus propios tejidos y contribuye a desequilibrios intestinales, como sobrecrecimiento de levadura y SBID. Lo más dañino de todo es la forma en que el gluten promueve la permeabilidad intestinal al provocar la producción de *zonulina*, la proteína que puede hacer que las uniones entre tus células de la pared intestinal se abran y permanezcan abiertas.

Es especialmente dañino para personas con condiciones autoinmunes, pero honestamente, es terrible para casi todo mundo. Me gustaría que todos se libraran cien por ciento del gluten. ¡Su intestino, su tiroides y su sistema inmunológico se los agradecerían!

¿Qué tienen de malo los granos y las leguminosas?

Los granos, seudogranos (como la quinoa y el maíz) y las leguminosas también promueven la permeabilidad intestinal. Dañan las células intestinales, alimentan las bacterias dañinas, desequilibran tu microbioma y provocan que las uniones de tu pared intestinal se abran y permanezcan así.

La porción comestible de estas plantas es la semilla, la cual contiene el embrión. Para protegerlo, una planta produce su propio insecticida natural para repeler a los animales. Los químicos ayudan a las semillas a pasar sin ser digeridas por el sistema de un animal para que, al ser expulsadas con el excremento, permanezcan intactas y puedan generar más plantas. Los químicos que permiten esto en tales circunstancias pueden ser muy dañinos para quienes tienen una enfermedad autoinmune.

Los granos y las leguminosas también contienen *lectinas*, proteínas vegetales que se adhieren a los carbohidratos. Dos tipos de lectinas son particularmente problemáticas: *aglutininas* y *prolaminas*.

Las aglutininas son otro tipo de insecticida natural que puede agravar una enfermedad autoinmune. Es la razón de que los organismos genéticamente modificados (OGM) sean particularmente dañinos e inflamatorios: ¡se han diseñado específicamente para producir todavía *más* de sus insecticidas naturales! Si comes granos y leguminosas, asegúrate de que sean variedades nativas o sin OGM.

Las prolaminas también son difíciles de digerir. De hecho, el gluten es un tipo de prolamina, e incluso los granos libres de gluten contienen una prolamina de estructura similar al gluten. Por consiguiente, las prolaminas —y los granos que las contienen— pueden causar una respuesta inmunológica en cualquiera que sea sensible al gluten.

Los granos también contienen *fitatos* y *ácido fítico*, los cuales inhiben la digestión y se adhieren al zinc, al hierro y al calcio, evitando su absorción. Como sabes, estos minerales son cruciales tanto para el funcionamiento tiroideo como para el inmunológico, así que no querrás comer nada que te impida absorberlos. Los granos OGM contienen una concentración de ácido fítico aún mayor.

Finalmente, los seudogranos y las leguminosas contienen *saponinas*, también conocidas como glicoalcaloides, otro insecticida natural producido por estas plantas. Si tienes un intestino permeable, los glicoalcaloides pueden pasar a través de tu pared intestinal, hacia tu torrente sanguíneo, donde pueden destruir glóbulos rojos.

Si tienes una condición autoinmune, los granos libres de gluten y las leguminosas deben quedarse básicamente fuera de tu dieta, aunque puedas volverlos una excepción ocasional —digamos, una vez al mes— mientras no notes ningún efecto adverso. Si no tienes una condición autoinmune, deberías ser capaz de reintroducir estos alimentos gradualmente, y si no notas problemas, consérvalos en tu dieta. Sin embargo, no consumas mucho; no más de una porción al día ya sea de granos o leguminosas, y menos si no los toleras bien. ¿Cómo lo sabrás? Si empiezas a subir de peso, si muestras señales de indigestión o desarrollas otros síntomas problemáticos, tu cuerpo seguramente te está diciendo que los consumas menos o los dejes.

Deja los lácteos

¿Qué tienen de malo los lácteos? ¡Ay, tantas cosas! Antes que nada, también pueden provocar mimetismo molecular. También son altamente inflamatorios. Sólo esto debería ser suficiente. Añadiré que, si comes cualquier tipo de lácteo convencional, estás dándole antibióticos a tu cuerpo (terribles para el intestino), hormonas bovinas de crecimiento (¡todo un ataque endocrino y tiroideo!) y un montón de bacterias nada amistosas (por la forma en que crían a los animales, se enferman *mucho*, a pesar de todos los antibióticos). Por favor, deja la leche y di no al queso y al yogur. Tu cuerpo merece algo mejor. Y puedes obtener el mismo calcio de las verduras de hoja verde que comerás con el plan de conexión con la tiroides.

Otros alimentos a evitar

Las *solanáceas* (berenjenas, pimientos, jitomates, papas blancas) son alimentos altos en lectinas; pueden dañar tu pared intestinal fácilmente y limitar tu funcionamiento intestinal. Deberás evitarlas durante los 28 días del plan de conexión con la tiroides y luego reintroducirlas cuidadosamente para saber si puedes tolerarlas.

Los *huevos* contienen una enzima protectora, *lisozima*, como defensa natural contra los depredadores. La lisozima puede inflamar a la gente con condiciones autoinmunes. Deberás evitarlos durante 28 días, pero podrás reintroducirlos después.

El *azúcar* es altamente inflamatoria y no tiene ningún valor nutricional en lo absoluto. Estarás más feliz y sano si la dejas ir, con unas contadas excepciones tal vez. Al médico en mí le gustaría decir que permanentemente, y si puedes hacerlo, qué mejor, pero no puedo pedirte que hagas ¡lo que yo no hago! A mí también me gusta celebrar mi cumpleaños, partí un pastel el día de mi boda y sí como algún postre en ocasiones especiales. También me gusta el chocolate amargo, de al menos 85% cacao. Empecemos con sacar el azúcar de tu dieta durante 28 días. Después puedes ver cómo te sientes si la introduces en cantidades muy limitadas.

La *cafeína* en buenas cantidades está bien para algunas personas, pero incluso si puedes tolerarla, demasiada cafeína puede alterar tu sueño y presionar a tus glándulas suprarrenales. Si tomas bebidas con cafeína para compensar ese cansancio de las mañanas o el bajón de media tarde, es casi seguro que te falte dormir y estés luchando con una disfunción suprarrenal. Por favor, deja la cafeína durante el plan de 28 días, duerme lo que necesites y apoya tus glándulas. Después de que estén bien, podrás considerar añadir pequeñas cantidades de cafeína de vuelta a tu régimen (cuando mucho, 450 ml de café o un litro de té con cafeína).

El *alcohol* está bien como una bebida ocasional. Un licor destilado es preferible a la cerveza (cargada con gluten) o al vino (fermentado, lo que puede ser un problema si tienes levadura intestinal). Sí quiero que dejes el alcohol durante 28 días. Puede ser inflamatorio y está cargado de azúcar. Puede empeorar las infecciones intestinales, como el SBID y el sobrecrecimiento de levadura. Por último, estresa tu hígado, el cual necesita todos los recursos disponibles para liberar a tu cuerpo de toxinas (ve el capítulo 8). Pero, oye, cuando me casé yo tomé una "mula de Moscú", hecha con vodka, cerveza de jengibre y limón. Entonces, una bebida o dos ocasionales, una vez al mes más o menos, pueden estar bien cuando tu tiroides y tu sistema inmunológico funcionen debidamente.

Los *alimentos procesados* casi siempre tienen un montón de aditivos, tintes y conservadores. ¿De qué otra manera podrían conservarse en esas cajas de cartón y no echarse a perder? El gluten, el azúcar, los lácteos, el maíz, la soya y otros alimentos inflamatorios suelen añadirse también, sin mencionar las toneladas de sal extra. Incluso los productos libres de gluten están llenos de ingredientes que estresarán a tu cuerpo, causando problemas para tu sistema inmunológico y, finalmente, sobrecargarán a tu tiroides. Hazle un favor a tu cuerpo y déjalos para siempre.

Como médico, tengo que ser honesta contigo: tu dieta no es en realidad buena para tu cuerpo, especialmente si tienes alguna clase de disfunción tiroidea o inmunológica. Primero, te será muy difícil conseguir los aminoácidos que tu glándula tiroides necesita para producir hormona, así como la vitamina B_{12} que también es vital para tu tiroides.

Para ir de mal en peor, los granos, las leguminosas y los productos lácteos son altamente inflamatorios, y una vez que los quites de tu dieta, ¿qué vas a comer? Tu sistema inmunológico y tu tiroides dependen de la proteína; necesitas aminoácidos para apoyarlos, así como para construir músculos, reabastecer tus químicos cerebrales y apoyar todas las funciones de tu cuerpo.

Algunos vegetarianos sí comen pescados y mariscos. Si éste es tu caso, encontrarás varios platillos en el plan de conexión con la tiroides que puedes disfrutar y puedes sustituir por cualquiera de los platillos con carne. Si eres un vegetariano o vegano estricto, todavía puedes seguir el plan al quitar los alimentos más inflamatorios de tu dieta. Asimismo, puedes disfrutar las deliciosas recetas de este libro y excluir la proteína animal, aunque no es algo óptimo. Espero que, con el tiempo, elijas el camino de la salud y comas los mejores alimentos para tu cuerpo.

El poder de los alimentos... y la alegría

Ahora sabes qué alimentos te ayudarán a alcanzar la salud de tu tiroides y tu sistema inmunológico. Lo que todavía no sabes —pero lo sabrás dentro de un mes más o menos— es qué tan *increíble* te sentirás después de comer de esta manera. Tu tiroides sanará, tu sistema inmunológico estará fuerte y todo tu cuerpo se sentirá espléndido y lleno de energía. Tu metabolismo funcionará a una velocidad óptima, tu cabello y tu piel irán en dirección de una salud radiante, y tu mente estará más clara, concentrada, en calma y rebosante de optimismo. Ése es el poder —y la alegría— de los alimentos. ¡No puedo esperar para que lo experimentes por ti mismo!

EL PODER DE LOS ALIMENTOS: ASPECTOS BÁSICOS

Asegúrate de que tu glándula tiroides obtenga los nutrientes que necesita para:

- Producir hormona tiroidea.
- Convertir la T4 libre en T3 libre.
- Permitir que la T3 entre en tus células.
- Sanar tu intestino, porque un intestino permeable o enfermo:
  - No puede absorber ni digerir los nutrientes que necesitan tu tiroides y tu cuerpo.
  - Permite que alimentos parcialmente digeridos pasen a través de las paredes intestinales, detonando un sistema inmunológico hiperactivo.
  - No produce suficiente serotonina y otros químicos cerebrales vitales, dejándote en riesgo de ansiedad, niebla mental, depresión y otros problemas de sueño.
  - Estresa tu cuerpo, afectando tus hormonas de estrés y sexuales, las cuales en cambio afectan el funcionamiento tiroideo e inmunológico.

Apoya tu sistema inmunológico para que:

- Deje de atacar tu tiroides (si eres autoinmune).
- Prevengas una primera condición autoinmune o una adicional.

Establece una sinergia positiva en la que tu intestino, tu sistema inmunológico y tu tiroides se apoyen mutuamente, en lugar de afectarse unos a otros.

Capítulo 8

Controla las toxinas

Jenny, mi paciente, era una abogada corporativa intensa, que no se iba por las ramas, y llegó a mi consultorio con un caso debilitante de enfermedad de Hashimoto. Jenny ya tenía un diagnóstico de su médico convencional, pero estaba frustrada porque su tratamiento no parecía ser enteramente exitoso.

"Noté *algunas* diferencias después de tomar Synthroid —me dijo—, pero no las suficientes. Todavía estoy tres kilos arriba de mi peso normal y podría decir que con 50% de mi energía usual. Mi mente tampoco está tan enfocada como quisiera; tal vez sólo a 70 u 80 por ciento. Pienso que puedo hacerlo mejor, y por todo lo que leí en tu página web, creo que eres la persona que puede llevarme a ello."

Agradecí el compromiso de Jenny a una salud total, así como su forma tan profesional de darme una idea lo más clara posible de su estado. Como con cualquier paciente, hice un panel completo de análisis tiroideos para ver exactamente dónde nos encontrábamos. Mientras esperaba sus resultados, le dije a Jenny que, para lograr una salud absoluta, necesitaría hacer cambios significativos en su dieta y estilo de vida.

Jenny era en general vegetariana, pero comía pescado algunas veces a la semana. Así como me pasó a mí, quedó impactada cuando se enteró de que los granos y las leguminosas que supuestamente son tan naturales y en los que se apoyaba, en realidad estaban mermando su salud. Le pedí que añadiera proteína animal a su dieta, dado que la tiroides necesita aminoácidos, hierro y vitaminas B, las cuales son difíciles de obtener en cantidades suficientes si no comes carne.

Pero cuando empecé a explicarle a Jenny que debíamos controlar las toxinas, no estuvo de acuerdo. "Vivo en un ambiente muy limpio y trabajo en una oficina —me dijo secamente—. No veo cómo las toxinas puedan ser un problema."

Ésta es una respuesta de lo más común, y comprendo por qué muchas personas piensan así. Si vives en un ambiente lindo, sin tiraderos ni fábricas cercanos, ¿por qué los químicos industriales y las toxinas serían un factor para tu salud?

Desafortunadamente lo son, así que busqué una forma eficiente y directa de darle esta información a Jenny. "¿Comes sushi, sándwiches de atún o pez espada a la parrilla? —le pregunté—. ¿Tienes amalgamas de mercurio (empastes plateados) en tu boca? ¿Cocinas con sartenes de teflón? ¿Guardas tu comida en contenedores de plástico? ¿Bebes agua embotellada? ¿Trabajas en una oficina donde usan tóner en la copiadora y limpian con productos convencionales? ¿Usas productos de belleza convencionales, champú, gel de baño, crema, desodorante, pasta de dientes, cosméticos? ¿Te bañas con agua que no es de filtro?" Jenny me miró impactada. "Sí a todas."

"Entonces, lamento informarte que las toxinas son casi seguro un factor en tu salud tiroidea e inmunológica —le dije—. Por suerte, hay muchas formas de protegerte a ti misma, y con sólo algunos cambios significativos puedes hacer mucho para apoyar tu funcionamiento tiroideo e inmunológico."

¿Cómo controlamos las toxinas?

En el capítulo anterior te mostré que los alimentos son medicina; una de las herramientas de curación más poderosas que tenemos. Me parece obvio que todo lo que absorbemos con nuestro cuerpo tenga un impacto crucial en qué tan bien funciona y qué tan sanos podemos estar.

Desafortunadamente, hay un problema con este principio: las toxinas, los químicos industriales que saturan nuestro aire, agua y tierra. Cada día, junto con los alimentos, el agua y el aire, nuestro cuerpo absorbe cientos de elementos tóxicos que afectan la tiroides, el sistema inmunológico, la digestión y la salud en general. Si no tomamos medidas para combatir esta amenaza, la carga tóxica del cuerpo puede sabotear todos los efectos beneficiosos de nuestras otras decisiones sobre salud.

Seré directa contigo: en el mundo actual hay un límite para lo que podemos prevenir y de lo que podemos recobrarnos respecto a las toxinas. Son tantas, y están en *todas partes*. Sin importar dónde vivas —ciudad o país, suburbio o pueblo, junto a una fábrica o a la orilla del mar—, eres vulnerable a los millones de kilos de tóxicos que seguimos tirando en nuestro ambiente. Si aceptas un recibo de un cajero de tienda, acabas de tener contacto con el plástico tóxico BPA (bisfenol A). Si limpias tu casa con productos convencionales, estás expuesto a químicos tóxicos. Si usas champú, crema, desodorante o pasta de dientes, lo más seguro es que estés también expuesto. Lo más triste es que los interiores pueden ser todavía más tóxicos que el exterior, dados los químicos que hay en los pisos de madera, las alacenas, los colchones, los muebles, los tapetes y los utensilios de cocina.

Ésa es la mala noticia. La buena es que a pesar de que no puedes limpiar tu espacio personal *completamente* de toxinas, tú puedes hacer una diferencia significativa. También puedes mejorar la capacidad de tu cuerpo de *desintoxicarse*, librándote de las toxinas que acumulaste durante el día. No quiero que pierdas la esperanza ni que te estreses. Como verás en el capítulo 10, ¡el estrés es algo muy malo para tu tiroides y tu sistema inmunológico! Lo que sí quiero que hagas es escuchar, aprender los conceptos básicos y hacer algunos cambios sencillos pero poderosos, construyendo un plan de defensa contra las toxinas, el cual puede hacer un mundo de diferencia en tu salud.

Empecemos por ver de cerca las toxinas que presentan el mayor riesgo para tu tiroides.

UNA MIRADA A TU PLAN DE DEFENSA CONTRA LAS TOXINAS

Éstos son los aspectos básicos de lo que estarás haciendo para controlar las toxinas durante el plan de conexión con la tiroides.

Paso 1: Prevención, reducir el número de toxinas a las que estás expuesto
- Purifica tu aire con filtros.
- Purifica tu agua con filtros en todos tus lavabos, regaderas y bañeras, o con un sistema completo.
- Come alimentos limpios al comprar orgánico y carnes de libre pastoreo.
- Protege tu cuerpo al elegir sólo productos "limpios" para tu cuerpo.
- Cuida tu boca para evitar tener amalgamas de mercurio, o haz que te las quiten.

Paso 2: Desintoxica, apoya la habilidad de tu cuerpo de librarse a sí mismo de las toxinas
- Conoce el estatus de tus polimorfismos de nucleótido único (SNP) para que puedas tomar los suplementos que necesitas para desintoxicar tus secuencias metabólicas. (Los SNP son mutaciones genéticas que afectan tu capacidad de absorber ciertas vitaminas que necesitas para desintoxicarte.)
- Ama a tu hígado al comer los alimentos y suplementos que le permitan filtrar las toxinas fuera de tu sangre.
- Sana tu intestino al seguir el protocolo correspondiente como parte del plan de conexión con la tiroides (ve el capítulo 7).
- Limpia tu cuerpo por medio de una desintoxicación natural: orina, excremento y sudor, para sacar la acumulación diaria de toxinas.

El malicioso mercurio

Considerar lo tóxico que es el mercurio para la salud humana te hace preguntar por qué se encuentra en tantas cosas:

- Tus amalgamas dentales, lo que implica que el mercurio podría colarse continuamente a tu torrente sanguíneo.
- Vacunas (¿Por qué los tratamientos para nuestra seguridad nos ponen en riesgo?)
- Pescado, especialmente las variedades grandes de agua salada.
- Pesticidas, inadvertidamente no sólo atacan insectos, sino a los humanos.
- Cosméticos, como cremas aclaradoras o cremas antiarrugas.
- El aire, porque las plantas de carbón emiten más de 30 kilos de mercurio al aire cada año.
- El agua, porque todo el mercurio del aire se asienta después en el agua.

Conclusión: incluso si tomas precauciones para evitar el mercurio, todavía estás expuesto. Ésta es la razón de que tu plan de defensa contra las toxinas tenga dos pasos, prevenir y desintoxicar, para que puedas mantener tanto mercurio como te sea posible *fuera* de tu cuerpo y luego ayudarle a librarse del que no pudiste prevenir.

Además de ser en general tóxico, el mercurio es particularmente peligroso para tu tiroides porque, por aras del destino, el mercurio y el yodo son muy similares. Este parecido desafortunado significa que tu tiroides —excepcionalmente buena para absorber cualquier yodo disponible en tu cuerpo— es muy rápida para absorber y guardar mercurio.

Esto implica un doble problema para tu tiroides. Primero, cualquier espacio de almacenaje que le dé tu tiroides al mercurio no estará disponible para guardar yodo, afectando su habilidad de producir T3 y T4. ¡No es de extrañarse que el hipotiroidismo esté aumentando!

Segundo, el mercurio y muchos otros metales pesados aumentan tu riesgo de desarrollar una enfermedad autoinmune. Nadie sabe exactamente cómo ni por qué, pero las investigaciones han dejado claro que el vínculo existe. Un estudio de 2011 encontró que las mujeres con una alta exposición al mercurio eran más de dos veces propensas a tener anticuerpos tiroideos.

Quizá el mercurio daña las células de tu glándula tiroides —junto con otras células de tu cuerpo— al grado de que tu sistema inmunológico ya no reconoce esas células como propias. Otra posibilidad es que tu sistema inmunológico empiece a gritar: "¡Peligro! ¡Peligro!" cuando se encuentra con altos niveles de mercurio, una respuesta que provoca inflamación. Si el mercurio siempre está presente, la respuesta inflamatoria se vuelve crónica, lo cual pone al sistema inmunológico en una hiperactividad inmunológica.

De cualquier manera, el mercurio es un factor significativo para la enfermedad de Hashimoto, y cuando le dije esto a Jenny, estaba impactada y furiosa. "¿La exposición al mercurio es la razón de que desarrollara esta condición?", me preguntó. No pude darle una respuesta definitiva, pero sí pude convencerla de empezar un plan de defensa contra las toxinas como el que leerás más adelante en este capítulo.

El perclorato pernicioso

Éste es otro elemento parecido al yodo que tu tiroides absorbe ansiosamente. De hecho, el perclorato es tan bueno para competir con el yodo por un espacio disponible en tu tiroides, que en las décadas de 1950 y 1960 se usaba para tratar la enfermedad de Graves con la esperanza de que al bloquear la absorción de yodo se calmara la tiroides hiperactiva. Tristemente, la cura fue peor que la enfermedad, pues el perclorato también causa la muerte por anemia plástica, una condición en la que la médula ósea deja de producir suficientes glóbulos rojos, glóbulos blancos y plaquetas.

El perclorato se utiliza para fabricar combustible para cohetes, fuegos artificiales y a veces fertilizantes. Pensarías que no tienes mucho contacto con él a menos de que trabajes para la NASA o vivas en una granja pero, ay, el trayecto industrial implica que este químico tóxico se encuentra comúnmente en abastecimientos de agua, así como en frutas y verduras que se regaron con agua contaminada con perclorato.

En 2006, un estudio de los Centros para el Control de Enfermedades probó que incluso niveles muy pequeños de perclorato pueden causar un bajo funcionamiento tiroideo en las mujeres. El estudio también encontró una "extensa presencia de perclorato en el ambiente". Sin embargo, la Agencia de Protección Ambiental (EPA) no hizo nada para etiquetar el perclorato como contaminante y *todavía* no ha indicado ninguna regulación en lo que respecta a su presencia en los sistemas de agua públicos. Sé que la EPA tiene un trabajo imposible, ¡pero por favor!, podemos hacerlo mejor que *eso*.

Cuando escuchó sobre el perclorato, Jenny hizo una mueca. "¡Empiezo a ver por qué quieres que compre orgánico! —me dijo, arrepentida—. Y por qué quieres que instale un filtro de agua en mis lavabos y regaderas. ¡Mensajes recibidos!"

Los símiles del yodo

Hemos visto cómo el mercurio y el perclorato engañan a tu tiroides haciéndole pensar que son yodo. Tres químicos más hacen lo mismo: flúor, cloro y bromo, los cuales son parte de la familia de químicos halógenos, junto con el yodo. De la misma manera, tu tiroides absorberá estos tres químicos y los guardará en lugar del yodo, desplazando efectivamente el yodo. Como resultado, lo adivinaste, tu tiroides no tiene el yodo que necesita para producir T3 y T4.

Desafortunadamente, estos tres químicos se añaden frecuentemente a nuestros alimentos, agua y productos del hogar. Nuevamente, ¡no es de sorprenderse que tengamos una epidemia virtual de disfunción tiroidea! Por fortuna, tu plan de defensa contra las toxinas te protegerá contra la mayoría de los daños potenciales, así es que veámoslos más de cerca.

El *flúor*, en la forma de fluoruro, se ha añadido a los sistemas públicos de agua en Estados Unidos desde la década de 1950, supuestamente para promover la salud dental. Sin embargo, una investigación ha demostrado que el fluoruro no reduce realmente el riesgo de caries en adultos a un nivel significativo. Lo que el fluoruro sí *hace* es alterar tu sistema endocrino al grado de que, como el perclorato, se utilizó como tratamiento para el hipertiroidismo. Un estudio reciente a gran escala confirmó la conexión: las áreas donde se añade fluoruro al sistema de agua tienen niveles de hipotiroidismo dos veces más altos que las áreas sin fluoruro. El fluoruro afecta otros aspectos de tu sistema endocrino también, incluyendo tus hormonas de estrés y sexuales, razón por la que mantener las toxinas fuera y desintoxicarlas hará maravillas por tu salud en general.

El *cloro* se añade también a nuestro sistema de agua como desinfectante. Sí, el mismo cloro que se utiliza para blanquear porque tiene un efecto oxidante que mata las moléculas orgánicas. Eso puede ser bueno para dejar las cosas limpias, pero ¿por qué lo querrías en tu cuerpo? El cloro también se utiliza en una gran cantidad de procesos industriales para fabricar plásticos, tintes, insecticidas, productos de papel y otros objetos, lo que significa que incluso cuando no se añade deliberadamente al agua, entra en ella y en la tierra por otros medios industriales.

El *bromo* se utiliza como protección en muebles y tapices, y como limpiador para jacuzzis, pues las altas temperaturas hacen que el cloro no surta efecto. También se encuentra en pesticidas y en nuestro viejo amigo el plástico. El bromo se añade incluso frecuentemente a los alimentos, como refrescos de sabor cítrico, productos horneados y —¿qué tal?— harina (comúnmente etiquetada como *harina enriquecida*). ¿Empiezas a sentirte deficiente de yodo? Es peor, el bromo puede encontrarse en muchos productos libres de gluten, otra razón para evitarlos por completo durante los 28 días del plan de conexión con la tiroides y consumirlos sólo de vez en cuando después.

Por suerte, tu dieta dentro del plan de conexión con la tiroides es rica en yodo. También recomiendo que tomes un multivitamínico que contenga yodo. Es una buena forma de compensar la disminución provocada por las toxinas. Además, quiero que mantengas este trío tan lejos de ti como sea posible.

LA CONTROVERSIA DEL YODO

En los últimos años ha habido toda una controversia sobre si los pacientes tiroideos y autoinmunes necesitan suplementos de yodo. Algunos investigadores defienden el uso de dosis inmensas de yodo, diciendo que ayuda a prevenir la enfermedad tiroidea y el cáncer de mama. Los médicos convencionales argumentan en contra de cualquier dosis de suplemento de yodo si tienes enfermedad de Hashimoto o de Graves porque piensan que tu sistema ya tiene demasiado yodo y más sólo empeorará la condición.

Sin embargo, los expertos en los que más confío han llegado a una conclusión diferente: necesitamos lograr un equilibrio. No necesitamos megadosis, pero a veces *sí* necesitamos un suplemento de yodo, incluyendo quienes somos autoinmunes.

¿Por qué? Pues, como acabas de ver, nuestra exposición a químicos que merman el yodo es muy grande. Para compensar, nuestro cuerpo suele necesitar un poco más de yodo, no demasiado. Ésa es la razón por la que recomiendo suplementos de yodo para casi todos mis pacientes tiroideos, incluyendo los que tienen condiciones autoinmunes.

Para este momento te puedes estar preguntando cuánto yodo deberías tomar. Seré honesta contigo de nuevo: no hay una forma definitiva de saber exactamente cuánto yodo necesitas. Lo que hago es una recomendación como parte del plan de conexión con la tiroides, pero es posible que tu cuerpo necesite más o menos.

¿Por qué no puedo ser más específica? Porque, como expliqué en la página 146, no hay una forma confiable de analizar los niveles de yodo de tu cuerpo. Si has tenido una exposición tóxica prolongada, probablemente necesitarás más yodo que la mayoría, pero no necesariamente sabrás cuál ha sido tu nivel de exposición, así que eso no ayuda mucho. Puedo decirte que, conforme pase el tiempo, reducirás significativamente tu exposición tóxica al seguir el método Myers, lo cual es magnífico. Aun así, una vida entera de exposición, que todos hemos tenido, ha afectado la relación de tu tiroides con el yodo.

Mi mejor consejo es que empieces con las dosis que recomiendo como parte del plan de conexión con la tiroides. Si no tienes los resultados que quieres, puedes trabajar con un médico funcional para ajustar la dosis como sea necesario.

Una forma de protegerte es con agua filtrada, idealmente en tu regadera y tina, así como tus lavabos, pues la exposición se da a través de la piel al igual que por la boca. Si es posible, elige albercas de agua salada en lugar de albercas con cloro para nadar, o al menos limita tu exposición al mínimo, bañándote después con agua filtrada.

También puedes evitar el fluoruro al quitar las bebidas procesadas, usando pasta de dientes sin fluoruro (visita mi página web para saber cómo puedes preparar la tuya), y encuentra alternativas para medicamentos como Cipro, que contiene fluoruro. (Habla con tu médico sobre sustituciones y pregunta en tu farmacia sobre los posibles aditivos en tus medicamentos.)

En el método Myers ya estás evitando el gluten en forma de panes y productos horneados, pero el bromo añadido te da una razón más para no visitar el pasillo de panadería en el supermercado. Dado que tanto el cloro como el bromo se encuentran en insecticidas, puedes evitarlos al elegir productos y carnes orgánicos. Como también se añaden a los plásticos, por favor evita guardar alimentos en bolsas o contenedores de plástico. Y *por favor* evita las botellas de agua de plástico, pues transfieren esos ladrones de yodo en tu agua. Un termo de vidrio o acero inoxidable funciona muy bien y es más barato.

Nitratos horrendos

Los *nitratos* son varias combinaciones de nitrógeno y oxígeno que puedes encontrar tanto en fertilizantes como en alimentos. Las espinacas y el apio contienen nitratos naturalmente, al igual que otros alimentos, pero los nitratos también se utilizan como conservadores en muchas carnes procesadas y curadas, principalmente los *hot dogs*, las carnes frías y el tocino.

Como probablemente ya adivinaste, los nitratos también se asemejan lo suficiente al yodo para bloquear por completo su absorción. Como resultado, consumir nitratos puede reducir tu funcionamiento tiroideo.

Un estudio de 2010 también vinculó los nitratos con el cáncer de tiroides. Las mujeres cuya agua estaba más contaminada con nitratos eran más propensas a desarrollar cáncer tiroideo. Sin embargo, el nivel de contaminación fue tan bajo, ¡que ni siquiera se acercaba a lo que la EPA permite! De la misma forma, las mujeres cuya comida estaba más contaminada con nitratos eran más propensas a desarrollar cáncer de tiroides e hipotiroidismo. Me parece claro que la contaminación con nitratos es un problema.

No quiero que te preocupes por los nitratos naturales, siéntete libre de tener las espinacas y el apio en tu dieta, pues su concentración de nitratos no es lo suficientemente alta como para que sean un problema, además de que están llenos de beneficios nutrimentales. Lo que sí quiero es que evites las carnes procesadas que contienen nitratos artificiales, y haz todo lo que puedas para proteger tu abastecimiento de agua (más sobre esto, abajo). No te preocupes, puedes disfrutar de tocino libre de nitratos, el cual encontrarás en algunas recetas deliciosas del plan de conexión con la tiroides.

...y el fregadero de la cocina

Fácilmente podría llenar todo este libro con información sobre las toxinas en el ambiente. Después de todo, la impresionante cantidad de 80 000 químicos se registran en uso, y cada año se aumentan 1 700 a la lista. Incluso los que sí son estudiados —como puedes ver en la página 209, la mayoría no lo es— se investigan sólo por periodos cortos de tiempo, en aislamiento. No sabemos lo que sucede en nuestro cuerpo cuando esos cientos de miles de químicos empiezan a interactuar, ya no digamos lo que sucede después de que han estado en nuestro cuerpo década tras década.

Les digo a mis pacientes que su cuerpo es como una taza y cada toxina a la que se exponen es otra gota de líquido que la llena. El plato de plástico de tu almuerzo que calientas en el microondas, *una gota*. Tu botella de agua de plástico, *otra gota*. Esa ropa salida de la tintorería que acabas de ponerte... los productos convencionales de limpieza que utilizas... la pasta de dientes cargada de fluoruro que metes a tu boca, *gota, gota, gota*. Tu taza puede manejar *algunas* toxinas... unas pocas más... otras más... Pero tarde o temprano, si no tienes cuidado, tu taza se desbordará y desarrollarás una condición tiroidea o una enfermedad autoinmune, o cualquiera de los múltiples desórdenes posibles, incluso potencialmente cáncer.

Pero como has visto, tenemos un plan de dos pasos para combatir este peligro. Yo lo sigo, mis pacientes lo siguen y ahora tú lo harás también.

- **Paso 1, prevención:** mantendremos cuantas toxinas sea posible lejos de tu taza.
- **Paso 2, desintoxicación:** vaciaremos tu taza cada día, cada semana y cada mes para que nunca se llene demasiado.

Estas dos estrategias harán toda la diferencia para tu salud tiroidea, inmunológica y general, así que, empecemos.

Tu plan detallado de defensa contra las toxinas

Paso 1: Prevención

¡No llenes tu taza! Estas sugerencias mantendrán las toxinas fuera de tu cuerpo para que tu tiroides y tu sistema inmunológico puedan funcionar al máximo.

Limpia tu aire

El mercurio puede encontrarse en el aire cercano a plantas de carbón, así que tu primer paso es adquirir un filtro de aire de alta eficiencia (HEPA, *high-efficiency particulate air*) para tu casa y tu oficina. Estos filtros atapan polvo, tierra y otras partículas, incluyendo toxinas,

¿DE QUIÉN ES LA CULPA?

Caray, ésta es una pregunta difícil. Por un lado, organizaciones internacionales y gubernamentales, como la EPA y la Administración de Drogas y Alimentos (FDA) en Estados Unidos, deben regular estos factores para mantenernos a salvo, pero parece que no están haciendo un buen trabajo.

Por ejemplo, en 2003, el Grupo de Trabajo Ambiental, en colaboración con la Escuela de Medicina Monte Sinaí de la ciudad de Nueva York, analizó 210 químicos diferentes en nueve personas viviendo en áreas aparentemente limpias. Encontraron que cada cuerpo contenía un promedio de *91 toxinas*, incluyendo químicos industriales, metales pesados y otras toxinas significativas. De esos 91, al menos 53 son conocidos como supresores del sistema inmunológico (sólo puedo imaginarme el daño que le hacen a la función tiroidea). En 2004 los Centros para el Control y la Prevención de Enfermedades (CDC) analizaron 116 químicos industriales en 2 500 personas y encontraron evidencia de los mismos 116. En 2005 un estudio similar encontró rastros de 287 químicos industriales, y ésos sólo eran los químicos que estaban buscando, pero ¿qué pasa con lo que no buscaban?

Yo solía pensar que la carga por demostrar que cada nuevo químico industrial era seguro recaía en las corporaciones. No. Para que la EPA o la FDA, en el caso de Estados Unidos, establezca una regulación de cualquiera de los miles de químicos industriales en el ambiente, alguien tiene que mostrar que uno en específico no es seguro. Es como prohibir un copo de nieve en medio de una avalancha.

Al ser éste el caso, ¿qué se supone que la EPA y la FDA deban hacer? Sólo la EPA recibe un aluvión de 40 o 50 aplicaciones cada semana para permitir el uso de nuevos químicos industriales. Mientras las corporaciones esperan impacientemente una respuesta, una EPA sin fondos y sin personal se apura por cumplir, aprobando casi 80% de esas aplicaciones en tres semanas o menos, ¡muchas veces sin nada de información!

Los gobiernos no están tomando estas decisiones realmente, sino los voceros de las industrias, a quienes contratan las corporaciones para obtener esos permisos tan rápido como sea posible, para que todo el dinero invertido en investigación y desarrollo empiece a dar resultados. Nuestra salud no es su problema. ¿De quién sí?

No me agrada esto y a ti tampoco debería. Si queremos alimentos, agua y aire limpio, vamos a tener que descubrir cómo obtenerlos. Lo seguro es que el sistema actual no está funcionando.

Idealmente, querrás tener toda tu casa llena de filtros de alta eficiencia. Si esto no es práctico o costeable para ti, empieza con tu recámara. Pasas al menos ocho horas al día ahí y te desintoxicas principalmente en tu sueño, haciendo que sea todavía más importante no llenar tu cuerpo con nuevas toxinas mientras las viejas están saliendo. La siguiente prioridad es tu sala, ya que, después del dormitorio, es donde probablemente pasas más tiempo.

Si trabajas por tu cuenta, tener un filtro de alta eficiencia para tu lugar de trabajo es otra prioridad. Si trabajas para otra persona, pregunta a tu jefe si puedes tener un filtro de aire en tu escritorio.

Jenny no comprendía por qué tenía que purificar el aire *adentro*. Le dije que ese aire puede ser hasta *100 veces más tóxico* que el del exterior. No es un error de imprenta: 100 veces más. En casa, los vapores químicos salen de tus alacenas, de tus pisos de madera, de tus colchones, alfombras y muebles, sin mencionar de tus productos de limpieza. En el trabajo salen de los archiveros, las alfombras, el mobiliario, los limpiadores industriales, los químicos de la copiadora y muchas otras toxinas que se unen a la mezcla. En palabras de la propia EPA:

La mayoría de la gente está consciente de que la contaminación del aire en exteriores puede dañar su salud, pero puede no saber que la contaminación del aire en interiores también puede tener efectos significativos. Estudios de la EPA sobre la exposición de humanos a contaminantes en el aire indican que los niveles de muchos contaminantes del aire en interiores pueden ser entre dos y cinco veces, y en ocasiones más de 100 veces, mayor que los niveles en el exterior. Los niveles de contaminantes en interiores son una preocupación particular porque se estima que la mayoría de la gente pasa hasta 90% de su tiempo ahí. En años recientes, estudios de riesgo comparativos hechos por la EPA y su Junta de Asesores Científicos (SAB) *han clasificado consistentemente la contaminación interna de aire entre los cinco principales riesgos ambientales a la salud pública* [las cursivas son mías].

Esta información puede ser abrumadora, pero no entres en pánico. ¡Ármate! Consigue los filtros de alta eficiencia que necesitas y continúa con la limpieza de tu fuente de agua. Si quieres llevarlo un paso más allá, revisa el apéndice B para más información sobre una casa libre de toxinas.

Purifica tu agua

Jenny me dijo orgullosa que ya sólo bebía agua embotellada que compraba en las tiendas naturistas. No fui muy feliz al escuchar eso. Las moléculas tóxicas de las botellas de plástico pueden migrar al agua. Además, el agua embotellada no está regulada. A pesar de las hermosas imágenes de riachuelos y claros en la etiqueta, el agua puede estar todavía más contaminada que la de tu grifo. Y las botellas de plástico deben ir a alguna parte; por lo general a basureros. Ahí, las toxinas se adhieren al agua en el suelo y se elevan hacia la lluvia, afectando finalmente tu abastecimiento de agua y alimento una y otra y otra vez.

¡Detengamos esto! Consigue un filtro de agua para tu casa y compra una botella de vidrio o de acero inoxidable para que puedas preparar tu propia agua embotellada. ¡Problema resuelto para Jenny y el medio ambiente!

Demos un paso más: quiero que te bañes y limpies con agua filtrada también. No quieres realmente que las toxinas se queden en tu piel, ¿cierto? Entre otros químicos industriales, un contaminante conocido como tricloroetileno (TCE) pasa de los desechos industriales hacia los mantos acuíferos, con consecuencias posiblemente desastrosas para tu sistema inmunológico. Algunos experimentos sugieren que el TCE puede causar que produzcas anticuerpos contra tu propio tejido, aumentando la inflamación y alterando el funcionamiento inmunológico. No quiero que remojes tu piel en agua cargada con TCE mientras te bañas en un vapor contaminado.

Muchas fuentes de agua contienen *fluoruro*. Además de que merman tu almacenamiento de yodo, el fluoruro mismo es muy desagradable. Sí, se supone que debe combatir el desgaste de los dientes, pero lo que utilizan no es el fluoruro natural del calcio que primero se recomendó para ese propósito, sino el fluoruro de sodio, un producto de desecho tóxico que resulta de la fabricación del aluminio. *Guácala*. Por último, la mayoría de las fuentes de agua también contiene cloro y bromo que, como sabes, compiten con el yodo.

Así que, por favor, pon filtros de agua en cada llave de tu hogar o, si vives en una casa, coloca todo un sistema de filtrado de agua. Tu tiroides, tu sistema inmunológico y todo tu cuerpo, además de tu familia, no merecen menos.

LA DELICADEZA DEL FILTRADO

Desafortunadamente, la mayoría de los sistemas de filtrado de agua no elimina el fluoruro del agua a menos de que se utilice ósmosis inversa, y mientras que este método sí elimina el fluoruro, también ciertos minerales esenciales encontrados en el agua, mismos que tu cuerpo necesita, incluyendo calcio y magnesio. Cocinar con agua de ósmosis inversa puede eliminar estos minerales de tus alimentos.

Yo resuelvo este pequeño dilema al utilizar un sistema de filtrado de agua que no utiliza la ósmosis inversa. Luego me enfoco en minimizar la exposición al fluoruro de todas las demás fuentes.

Come alimentos limpios

En un mundo ideal, todos comeríamos cien por ciento orgánico porque definitivamente es la mejor opción para nuestra salud. Pero *no* vivimos en un mundo ideal y ni siquiera yo puedo comer cien por ciento orgánico todo el tiempo, aunque sea porque viaje a alguna parte y porque me gusta socializar con mis amigos. Si alguien me invita a cenar, ¡por supuesto que no le doy una lista de ingredientes! Y quiero poder ir a restaurantes con mis amigos, así que debo hacer concesiones.

Jenny tenía otra preocupación, que sé que muchos de ustedes comparten: la comida orgánica es cara y tu presupuesto puede que no la cubra. Está bien. Estresarte sobre la comida es malo para tu salud también, así que ¡por favor no te estreses! En cambio, déjame decirte lo que le comenté a Jenny sobre priorizar.

Tu primera prioridad deben ser productos orgánicos y carnes de libre pastoreo. Te recomiendo que compres carne y productos animales cien por ciento orgánicos, de libre pastoreo, porque esos animales no comen maíz ni soya genéticamente modificados. Es igualmente importante porque los animales están al principio de la cadena alimenticia, lo que significa que todas las toxinas del agua, del nivel del suelo y de los alimentos convencionales con OGM estarán concentradas en tu carne, pollo y cerdo. Enfócate en carnes y aves orgánicas, alimentadas con pastura y criadas como libre pastoreo.

Quiero que evites los alimentos genéticamente modificados porque no son buenos para tu sistema inmunológico y tampoco le hacen bien a tu tiroides.

- Contienen más pesticidas que los alimentos sin OGM, pues muchos de ellos se desarrollaron precisamente para que pudieran rociarse y rociarse y rociarse todavía más con pesticidas.
- Frecuentemente causan permeabilidad intestinal, sobre todo los que fueron diseñados para contener toxinas Bt, las cuales matan insectos al destruir la pared de tu tracto digestivo. Adivina lo que le hacen a la tuya.
- Alteran tu equilibrio intestinal con glifosato, el herbicida utilizado frecuentemente en cosechas modificadas genéticamente para matar hierbas, además de que también funciona como antibiótico.

Por si fuera poco, la mayoría de las carnes y las aves convencionales está también cargada con antibióticos: por las condiciones ínfimas en las que esos pobres animales son criados, se enferman constantemente. Ya es malo que tú tengas que tomar antibióticos por razones médicas, pero que los consumas porque una compañía quiso ahorrar dinero mientras cosechaba... ni qué decir. Como ya sabes, los antibióticos provocan permeabilidad intestinal, levadura (*Candida*) y SBID, así como alteraciones en tu microbioma, debilitamiento de tu sistema inmunológico y daños a tu salud en general.

Además, los antibióticos te engordan —por alterar tu flora intestinal, entre otras razones—, así que los granjeros los siguen utilizando para engordar a sus animales también. Sí, lo leíste bien: los granjeros le dan antibióticos al ganado para engordarlo. Saca tus propias conclusiones sobre lo que esos mismos medicamentos te hacen a ti. (¡Y recuerda tomar tus probióticos para contrarrestar su efecto!)

Los OGM, los antibióticos, los insecticidas y los herbicidas no son algo que quieras alterando tu cuerpo, tu intestino y estresando tu sistema inmunológico. Compra sólo orgánico, asegúrate de comer sólo carne alimentada con pastura y busca productos libres de OGM.

Para frutas y verduras tengo otro consejo útil: revisa la lista de las 12 más sucias y las 15 más limpias en la página web del Environmental Working Group (www.ewg.org). La lista de las sucias te mantendrá lejos de las frutas y verduras más cargadas con pesticidas, mientras que la lista de limpias te dirá cuáles están menos contaminadas y son seguras de consumir. Revísalas cada dos meses más o menos, porque tienden a cambiar.

Este grupo también tiene una buena gráfica para recomendarte qué tipos de peces son los más bajos en mercurio. No tienes por qué evitarlos por completo, sólo aléjate de los que tengan mayor contenido del metal.

Limita tu exposición a los nitratos al comprar carnes frías y procesadas sin nitratos, o incluso mejor, evita esos productos por completo.

Lo que me gusta de este enfoque de comer limpio es que elimina muchas de las toxinas que te golpearían de otra manera cada día. Hasta que nuestra sociedad haga cambios masivos, los desechos industriales seguirán afectando incluso los alimentos orgánicos, por medio del mercurio y el perclorato en las fuentes de agua públicas, dejando rastros. Pero puedes estar tranquilo porque tu propio plan de defensa contra las toxinas mantendrá tantas fuera, que tu tiroides y tu sistema inmunológico tendrán el apoyo que necesitan. He visto los grandes resultados que muchos de mis pacientes han logrado con sólo algunos cambios, así que estaba muy emocionada por ver cómo la salud de Jenny mejoraba también.

EL PROBLEMA CON EL PLÁSTICO

Lo entiendo. Hay plástico por todas partes, desde el recibo que te dan cuando compras algo, hasta el contenedor que utilizas para comer tu ensalada. Algunas personas distinguen entre plásticos BPA y sin BPA, pero honestamente, no estoy segura de que siquiera importe porque muchos de los problemas de salud también están empezando a vincularse con plásticos sin BPA.

Evitar los plásticos no es fácil y debes tomar tu propia decisión sobre hasta dónde estás dispuesto a llegar. Sabes tan bien como yo que el mundo no te lo pone fácil para hacer cambios en la salud, así que debemos hacer lo mejor que podamos.

Así es como yo manejo esta complicada y frustrante danza. Evito las botellas de agua de plástico (excepto en países donde el agua embotellada es la opción más segura). No tengo bolsas de plástico ni contenedores; uso vidrio, pero algunas veces, cuando no tengo tiempo de preparar mi almuerzo, compro algo en la tienda naturista local, la cual sólo ofrece contenedores de plástico para sus alimentos preparados y su barra de ensaladas. Sí, me gustaría rechazar ese recibo cubierto con BPA, y a veces lo hago, pero otras lo necesito para mis archivos.

Para quienes no están listos para dejarlo por completo, éstos son algunos lineamientos para empezar. Tendrás doble beneficio de ellos, son fáciles de seguir y al hacerlos eliminarás muchos de los peores riesgos, dándole a tu tiroides y a tu sistema inmunológico un impulso inmediato y bien apreciado:

- Remplaza los contenedores de plástico con vidrio o acero inoxidable.
- Si debes usar un microondas, asegúrate de usar sólo contenedores de vidrio para calentar.
- Usa termos de acero inoxidable o vidrio en lugar de una botella de agua.
- Tira el teflón.

215

¿Por qué el teflón no? Porque un bioquímico conocido como ácido perfluorooctanóico (PFOA) se considera un problema potencial para el sistema inmunológico. Desafortunadamente, tenemos contacto con el PFOA muy seguido. Se pega a nuestras sartenes antiadherentes, en los vasos desechables de café y en las cajas resistentes a la grasa, incluyendo las de pizza y esas cajas de cartón que te dan en las barras de ensalada y en algunos restaurantes. También se encuentra en la ropa, en los productos para las manchas, en las teclas de las computadoras, los cables del teléfono, las partes de los autos y los pisos.

No estamos felices con nada de esto, ¿cierto? Pero los efectos que tienen las sartenes y ollas antiadherentes en la comida son especialmente desagradables, así que cuando cambies a utensilios más limpios, tu tiroides y tu sistema inmunológico respirarán aliviados y te premiarán con más energía, pérdida de peso y, como bono, un cabello hermoso. ¡Ganancia por todas partes!

Protege tu cuerpo

Como siempre he dicho, no sólo eres lo que comes, ¡también eres lo que pones en tu piel! La FDA determinó que algunos cosméticos aclaradores para la piel, incluyendo productos que dicen aclarar manchas y pecas, tienen peligrosos niveles de mercurio. Los productos elaborados en Estados Unidos tienen regulaciones más estrictas, pero también contienen químicos dañinos, muchos de los cuales se mimetizan con las moléculas de tu cuerpo y alteran el sistema endocrino, incluyendo tu tiroides y tus glándulas suprarrenales.

Sé que es desalentador —y caro— tirar todos tus productos de cuidado personal al mismo tiempo, así que, por fortuna, tengo una opción más tranquila: conforme utilices un producto problemático, remplázalo con uno más limpio. Problema resuelto, y sólo te tomará alrededor de tres meses.

Cuando vayas a comprar productos nuevos lee las etiquetas con cuidado y no compres lo que contenga algunos de estos ingredientes:

- **Parabenos.** Éstos imitan los efectos del estrógeno y alteran el sistema hormonal de hombres y mujeres. Algunas veces los *parabenos* aparecen como parte de una palabra, como *metilparabeno*. Es lo mismo, ¡evítalo!

* *Ftalatos.* Otro imitador del estrógeno. También evítalos.
* *Tintes y colorantes artificiales.* ¿Por qué querrías más químicos industriales en tu cuerpo?
* *Fragancia.* Lo mismo. Puede ser cualquier cosa y seguramente es químico. Aléjate.
* *Gluten y trigo.* Encontrarás estos ingredientes incluso en productos orgánicos. No quiero que los comas y no quiero que los untes en tu cara, cuero cabelludo o piel. Evítalos a toda costa.
* *Avena, soya y productos lácteos.* Puedes evitar estos alimentos o comerlos en cantidades mínimas de vez en cuando. *No* los estás untando en tu piel varias veces a la semana, ¿cierto?

Me gustaría decirte que *orgánico* o *cien por ciento natural* significa que el producto es seguro, pero no puedo. Tienes que leer los ingredientes o buscar opciones más seguras. Una vez que descubras qué productos funcionan mejor para ti, estarás bien. Comprar productos limpios y sanos se vuelve una rutina, así que después sólo tendrás que relajarte y disfrutar tu buena salud.

FTALATOS EN TUS ALIMENTOS

Durante años, cuando les advierto a mis pacientes sobre el peligro de los ftalatos, me enfoco en los productos de cuidado personal. Ahora resulta que los ftalatos están en los alimentos también. Un estudio realizado por los Centros para el Control y la Prevención de Enfermedades que incluyó a 9 000 personas durante más de siete años encontró que los niveles de ftalatos eran hasta 39% más altos en la orina de la gente que había consumido 35% de las calorías del día en comida rápida y hasta 25% más alto para la gente que había comido pequeñas cantidades de comida rápida. Los alimentos basados en granos y la comida rápida que contiene carne parecían ser los peores culpables, ya fuera por la forma en que fueron procesados y empacados, o por la forma en que sus grasas se adhieren a los ftalatos.

Significativamente, el contenido alto de ftalatos en la comida rápida vino principalmente del manejo y empacado de los productos. Todos los alimentos procesados viajan por bandas y tubos, cuyos ftalatos se adhieren a los alimentos. La comida rápida también es manipulada por gente con guantes, los cuales contaminan los alimentos con más químicos aún.

Como viste en el capítulo 7, no me parece bien que comas comida rápida o alimentos procesados de todas formas, ¡y ahora tienes otra razón para evitar la comida para llevar!

Cuida tu boca

Tu boca guarda muchas fuentes de inflamación que tu sistema inmunológico te agradecerá que evites. Los canales de las raíces se pueden inflamar o infectar, al igual que los hoyos en el hueso donde te quitaron las muelas del juicio. Los puentes, los postes y las coronas de porcelana son posibles toxinas, metales pesados e inflamación.

Lo más preocupante, sin embargo, son esas amalgamas de mercurio de color plateado hechas con cobre, plata y mercurio. La forma más rápida de saber si las tienes es abrir tu boca, verte en el espejo y notar si tienes algo plateado. Dado el resultado potencialmente tóxico, les recomiendo a todos mis pacientes que cambien sus amalgamas de metal por resinas o circonios. Tampoco me gusta mucho la resina, honestamente, porque contiene plástico, pero es muchísimo mejor que la alternativa, así que haz el cambio y siéntete magnífico sobre el gran impulso que acabas de darle a tu salud.

Por favor asegúrate de asistir con un dentista biológico, comprometido con prácticas holísticas, orgánicas y naturales. Un dentista convencional puede cambiar tus amalgamas de mercurio, pero no necesariamente sabrá cómo evitar que el mercurio caiga en tu boca o cómo prevenir que respires los vapores mientras las amalgamas se quitan. (Para más información sobre problemas dentales y tu sistema inmunológico, revisa el apéndice C. Para opciones sobre odontología biológica, ve la sección de recursos.)

Paso 2: Desintoxicación

No puedes mantener todas las toxinas fuera de tu sistema, pero sí puedes seguir vaciando tu taza para que no se derrame. Tu cuerpo tiene secuencias de desintoxicación naturales, así que nuestra meta es darles el apoyo que necesitan.

Conoce el estatus de tus SNP

Los SNP son mutaciones genéticas comunes. Su nombre completo es polimorfismos de nucleótido único, y son un problema porque interfieren con tus secuencias de desintoxicación. Específicamente, dificultan más que tu cuerpo absorba las vitaminas que necesita para completar su proceso de desintoxicación. Si tienes un SNP —y sorprendentemente una gran cantidad de gente tiene uno o más—, querrás tomar suplementos extras para compensarlo, especialmente porque los SNP evitan que te desintoxiques de metales pesados, incluyendo el mercurio.

Hay dos SNP potenciales en el gen MTHFR y uno en el gen GSTM1. Puedes pedirle a tu médico que los analice pues, de tenerlos, necesitarás suplementos adicionales para asegurarte de que tu cuerpo pueda librarse de las toxinas.

- Para el SNP MTHFR necesitarás vitaminas B_6 y B_{12} premetiladas, y ácido folínico.
- Para el GSTM1 necesitarás glutatión. Ten cuidado, ¡no todo el glutatión es igual! Es prácticamente imposible absorber muchos de los suplementos de glutatión disponibles, así que básicamente estás tirando tu dinero con una pastilla que no te hará bien. Te sugiero tomar el suplemento de glutatión disponible en mi página web, una fabulosa ayuda para la desintoxicación. (Ve la sección de recursos.)

Ama tu hígado

Tu hígado es el órgano principal de desintoxicación de tu cuerpo, así que ayudarlo es crucial para una desintoxicación óptima. Hay dos fases en el proceso de desintoxicación, y para completar ambas tu hígado necesita químicos específicos conocidos como *cofactores*. La desintoxicación también requiere mucha energía. Por lo tanto, quieres tener una dieta rica en nutrientes que sea alta en proteína, exactamente lo que tendrás con el plan de conexión con la tiroides.

Por favor nunca te desintoxiques con un ayuno absoluto o una dieta de jugos, esto en realidad le *quita* a tu hígado los nutrientes y las proteínas que necesita para completar toda la desintoxicación. Y si tu hígado empieza a desintoxicar, pero no completa el proceso, las toxinas que estaban atrapadas en tu grasa terminan fluyendo por tu cuerpo y estás en más peligro del que estabas antes. En cambio, desintoxícate con el método Myers, comiendo alimentos sanos, evitando los alimentos inflamatorios, reduciendo la exposición a toxinas y tomando los suplementos que tu cuerpo necesita para un sano funcionamiento hepático y para compensar cualquier SNP.

Sana tu intestino

La salud intestinal es también una parte crucial de la desintoxicación. Si tu intestino es permeable, las toxinas pasan hacia tu torrente sanguíneo, con lo que tu sistema inmunológico definitivamente no estará feliz. Un intestino sano procesa las toxinas sin permitir que lleguen al resto del cuerpo. Podrás sanar tu intestino con el método Myers.

Limpia tu cuerpo

El cuerpo debe eliminar las toxinas por medio del trío natural: orina, excremento y sudor. Beber suficiente agua filtrada te ayudará a orinar, mientras que comer verduras y futas enteras te ayudará con el excremento. En el capítulo 10 hablaremos sobre el ejercicio que es bueno para la tiroides y te ayudará a sudar.

Saunas infrarrojos también son una gran opción para sudar, especialmente para esos días en los que no puedes hacer ejercicio. Puedes encontrarlos incluso plegables, para tenerlos en tu casa o departamento. Amo mi sauna infrarrojo tanto para desintoxicarme como para liberar estrés, especialmente después del trabajo. Nada me ayuda mejor como un relajante sauna en mi propia sala.

> **¿NECESITAS QUELACIÓN?**
>
> La *quelación* es un proceso que se utiliza para librar a tu cuerpo de metales pesados. Algunos de mis pacientes lo han hecho, con buenos resultados, pero no es algo que necesariamente les aconseje a todos. Mi sugerencia es que empieces con mis recomendaciones en este capítulo y veas cómo te sientes. Si quieres ir un poco más lejos, revisa el apéndice D.

Los suplementos y la desintoxicación

No quiero que pienses que la desintoxicación es algo ocasional: quiero que tus secuencias de desintoxicación trabajen al máximo cada día. Es la razón para que tomes suplementos para apoyarlas, y créeme, con cientos de miles de químicos tóxicos en nuestro ambiente, tus secuencias de desintoxicación necesitarán toda la ayuda que puedan recibir, especialmente si tienes una condición autoinmune o un SNP. Dado que nuestros suelos son tan pobres en nutrientes, incluso para los productos orgánicos, también necesitarás suplementos para cubrir lo que tus alimentos no pueden darte.

Creo mucho en los suplementos, pero sé que la industria no está regulada, así que, ¡cuidado al comprar! Asegúrate de comprar en compañías certificadas, que sigan buenas prácticas de fabricación y produzcan sólo elementos de alta calidad y libres de gluten, lácteos y soya, además de que las hayan probado otras personas.

Una amenaza potencial más: el moho tóxico

Para la mayoría de ustedes, el plan de defensa contra las toxinas que delinee en este capítulo debe ser suficiente, pero siempre puedes hacer más, especialmente si todavía te sientes menos que óptimo en los siguientes meses. Ve más allá limpiando tu casa (apéndice B), pasando a otro nivel en tu cuidado dental (apéndice C) o descubriendo si la quelación está bien para ti (apéndice D). Una frontera más: moho tóxico o *micotoxinas*.

Las micotoxinas son compuestos orgánicos volátiles que expelen ciertos tipos de hongos. Sólo alrededor de un cuarto de la población es vulnerable a estos químicos tóxicos, lo que significa que puedes estar sufriendo mientras tu familia no siente nada. Puedes estar expuesto a micotoxinas en casa, en el trabajo o en la escuela, todos los lugares donde pases mucho tiempo, maximizando tu exposición.

Desafortunadamente, incluso la mayoría de los médicos funcionales sabe poco sobre el moho y las micotoxinas. Me *gustaría* que no las conociera, pero tristemente yo soy parte de ese 25% vulnerable, así que me he vuelto una experta reticente. Hasta ahora he tenido dos exposiciones significativas, incluyendo una mientras trabajaba en este libro —hablando de estrés—.

Si tú te encuentras entre ese 25% junto conmigo, deberías saber que las micotoxinas pueden suprimir tu sistema inmunológico, por tanto, están vinculadas con varias enfermedades autoinmunes, así como con la disfunción tiroidea no autoinmune. Si no estás obteniendo los resultados que quieres, el moho tóxico puede ser un factor. Revisa el apéndice E para saber más.

La desintoxicación de Jenny

Jenny y yo hablamos mucho sobre cómo debía realizar su proyecto de desintoxicación, como le llamaba. Eventualmente comprendió que las toxinas son un factor significativo para ambos aspectos de su enfermedad de Hashimoto: su tiroides y su sistema inmunológico. Por una parte, las toxinas causan inflamación, la cual acelera su sistema inmunológico, aumentando la probabilidad de que ataque a sus propias células. Por otra parte, las toxinas dan la señal de *peligro* en el cuerpo, haciendo que su tiroides baje la velocidad y conserve energía, su típica respuesta a cualquier peligro potencial. Este doble golpe hacía que controlar las toxinas fuera doblemente importante.

"Me siento tan abrumada —me confesó Jenny—. Simplemente parece que las toxinas están en todas partes ¡y que debería cambiar todo al mismo tiempo!"

"Puedes llegar muy lejos con sólo algunos pasos a la vez", le sugerí. Le compartí mi frase favorita: *Controla lo que puedas y deja ir lo que no puedas.*

Como le dije a Jenny, cada uno de nosotros necesita tomar sus propias decisiones sobre lo que podemos controlar y cuánto esfuerzo tiene sentido que hagamos. Ya que trabajo para mí misma, yo elegí mantener mi casa y oficina tan libres de toxinas como fuera posible, usando materiales de construcción y muebles no tóxicos, así como filtros de agua y de aire. Cuando cocino en mi casa, utilizo estrictamente alimentos orgánicos y utensilios no tóxicos, sin plásticos a la vista. Esto me hace sentir con cierta libertad cuando como en un restaurante, en la casa de un amigo o compro comida para llevar. También me siento libre para viajar, algo que amo. En los últimos dos años he ido a Europa, México, Nicaragua, Argentina, Paraguay, Brasil y la India, así que sabes que no me estoy quedando escondida, temerosa de disfrutar ¡este mundo maravilloso! Tú encontrarás tu forma, pero como yo, definitivamente puedes proteger tu salud mientras vives una vida plena de aventuras.

Jenny quedó inspirada con las posibilidades y pensó en sus propias concesiones mientras se aseguraba de *prevenir* y *desintoxicar*. Primero se aseguró de conseguir un filtro de aire de alta eficiencia y filtros de agua para su grifo y regadera. Compró dos termos ligeros de acero inoxidable, uno para el trabajo y otro para su auto, para que nunca se quedara sin uno. Usó contenedores de alimento de vidrio en casa y en el trabajo, para su almuerzo y colaciones.

No estaba dentro de su presupuesto deshacerse de todos sus productos de cuidado personal, así que decidió que remplazaría cada uno con una versión no tóxica tan pronto como se acabaran. Cuando viajaba, llevaba sus propios productos para no tener que utilizar los de los hoteles o sus anfitriones. (Muchas veces le ofrecieron productos para el baño libres de toxinas, los cuales, como me dijo, ¡son muy populares!)

En casa, Jenny decidió enfocarse en elecciones orgánicas, carnes de libre pastoreo y seguir las listas de los alimentos limpios y sucios. Estaba completamente dedicada a evitar pescados altos en mercurio, y se aseguraba de revisar la página web del Environmental Working Group cada cierto tiempo para no confundirse y terminar con una mala elección para su tiroides. También se aseguró de remplazar sus productos para el hogar con elecciones no tóxicas. "No quiero mi casa llena de químicos que puedan hacerme daño", me dijo.

Pudo localizar una tintorería ecológica, pero luego se dio cuenta de que añadía un viaje de dos horas a su fin de semana. Decidió que una tintorería común era algo en lo que podía hacer una concesión, pero me dijo: "Si empiezo a ir para atrás o si me siento un poco menos que cien por ciento bien, lo reconsideraré". Le recomendé que quitara las bolsas de plástico y colgara su ropa en la entrada de su casa durante una hora más o menos para que los químicos se orearan. De esa manera no se quedarían en su clóset. Jenny estaba emocionada de encontrar otra forma plausible de reducir las toxinas en su vida.

Se dio cuenta de que tenía seis amalgamas de mercurio, así que hizo una cita con un dentista biológico para cambiarlas gradualmente. Dado que éste era un procedimiento difícil y que necesitaba tiempo, espació las visitas. También analicé sus SNP y descubrimos que necesitaba un suplemento de glutatión. Finalmente, Jenny compró un pequeño sauna infrarrojo portátil y organizó su tiempo para pasar media hora en él al menos tres veces a la semana.

Seguir el método Myers hizo tal diferencia que ni siquiera tuvimos que cambiar la dosis de Synthroid de Jenny. La última vez que la vi estaba en su peso ideal, radiante, llena de energía y contenta. "¡Ahora me siento cien por ciento bien! —me dijo—. Y con el método Myers, ¡planeo quedarme ahí!"

Capítulo 9

La conexión con las infecciones

Bernadette vino a verme con dos condiciones autoinmunes, enfermedad de Hashimoto y artritis reumatoide. Había leído mi libro *The Autoimmune Solution* y hecho caso de las recomendaciones de dieta y estilo de vida. Básicamente había dejado el gluten, los granos, las leguminosas y los lácteos, y tomaba los suplementos que recomendé.

Bernadette sabía mucho sobre las toxinas que pululan en los alimentos, el aire y el agua. Había hecho un gran trabajo al controlar gradualmente las toxinas en su vida: elegía productos limpios de cuidado personal, filtraba su aire y agua, evitaba contenedores de plástico y tenía una vida en general limpia.

Además, su prescripción de suplemento hormonal tiroideo estaba muy cerca de la que yo consideraría óptima —aunque sí quise ajustarla un poco—, y sus síntomas de artritis reumatoide parecían haber remitido, tanto que había dejado de tomar los medicamentos para esa condición.

Sin embargo, periódicamente, Bernadette empezó a lidiar con problemas de articulaciones, niebla mental y fatiga. Estos síntomas podrían haber sido el Hashimoto o la artritis reaccionando, pero ¿por qué?

Entonces vi su historia clínica completa y noté dos puntos interesantes:

* De adolescente había padecido un episodio de mononucleosis.
* Hacía dos años —seis meses antes de que se le diagnosticara enfermedad de Hashimoto— había pasado una semana de incapacidad por un caso severo de envenenamiento por comida, que creía había surgido por comer en un festival de mariscos.

La mononucleosis de Bernadette me llevó a sospechar que sus episodios podrían ser una infección subyacente del virus Epstein-Barr, un miembro de la familia del herpes que causa mononucleosis y tal vez síndrome de fatiga crónica. También me pregunté si su aparente envenenamiento con comida había sido una señal de yersinia, una bacteria que puede permanecer en el cuerpo después de un episodio inicial de síntomas de gripe. Significativamente, debido al mimetismo molecular, las infecciones de yersinia pueden provocar Hashimoto (y Graves). La yersinia también puede ser un factor en sus episodios de disfunción tiroidea.

"Bernadette —le dije—, has hecho un gran trabajo con la dieta, la nutrición y las toxinas. Ahora hay otra área que debemos cubrir: las infecciones."

Cómo las infecciones subyacentes afectan tu sistema inmunológico

La mayoría de los médicos convencionales ignora el papel que tienen las infecciones en una condición autoinmune. En mi práctica, sin embargo, he visto a muchos pacientes como Bernadette, cuyos síntomas son provocados por una infección subyacente causada por una bacteria, un virus o un parásito. Tendemos a pensar en infecciones como una condición activa con un montón de síntomas, y por lo general ése *es* el caso, pero muchas infecciones son silenciosas, ya sea que no tengan síntomas o que permanezcan en tu cuerpo durante años en un estado de adormecimiento antes de dispararse. Estas infecciones pueden volverse la gota que derrame el vaso para tu sistema inmunológico, provocando un desorden autoinmune o el aumento de una condición autoinmune existente.

Significativamente, el estrés —ya sea físico, mental o emocional— puede provocar de nuevo las infecciones. De hecho, cuando Bernadette y yo hablamos más al respecto, descubrimos que había pasado por un momento muy estresante en casa, cuando a ella y a su esposo les habían pedido su departamento al término del contrato e intentaban encontrar un lugar para vivir que pudieran costear. Pensé que los altos niveles de estrés de Bernadette habían activado estas infecciones latentes, sobrecargando tanto su glándula tiroides como su sistema inmunológico.

Cómo las infecciones pueden provocar condiciones autoinmunes

Nuestro sistema inmunológico es increíblemente complejo y cada infección es única. Como resultado, no sabemos exactamente cómo las infecciones provocan enfermedades autoinmunes, especialmente porque múltiples factores están usualmente involucrados, y los científicos todavía están intentando descubrir cómo funciona todo esto. Ésta es la última corriente de pensamiento sobre tres formas posibles en que las infecciones provocan desórdenes autoinmunes, las cuales pueden darse juntas o aisladas:

- **Mimetismo molecular.** Como viste en el capítulo 4, el gluten y algunas veces los lácteos (la caseína) pueden provocar una disfunción tiroidea por mimetismo molecular, la falsa identidad por la que tu sistema inmunológico quiere atacar el gluten y los lácteos, pero se confunde y ataca tu glándula tiroides en cambio. De la misma manera, tu sistema inmunológico puede intentar atacar un agente infeccioso —un virus o una bacteria—, pero luego se confunde y ataca tu tiroides.

- **Activación de células espectadoras.** En este caso, una bacteria o virus invade tu glándula tiroides y tu sistema inmunológico se moviliza en respuesta. Envía células inmunológicas a tu tiroides para matar la infección —como se supone que debe hacer—, pero mientras las células asesinas están atacando al invasor, accidentalmente lastiman algunos tejidos tiroideos circundantes, provocando inflamación. Esta inflamación señala la necesidad de más células inmunológicas que corran hacia la tiroides, donde entonces atacan la glándula.

- **El efecto secuestro.** El término técnico es *antígenos crípticos*, pero haz lo que yo y sólo llámalo secuestro, pues te ayuda a visualizar lo que está pasando. Una infección —por lo general un virus, como el herpes simple o el Epstein-Barr— secuestra el ADN de tus células tiroideas, enmascarándose como tejido tiroideo para poder esconderse de tu sistema inmunológico. Éste es lo suficientemente listo para detectar el virus de todas maneras, pero cuando lo ataca, también ataca las células que el virus secuestró.

Puedes ver por qué queremos curar cualquier infección que pueda estar en tu cuerpo; si no lo hacemos, puede provocar uno o más de estos ataques autoinmunes a tu tiroides. Por suerte, tenemos muchas formas de lidiar con estas infecciones, y llegaremos a ello en un momento, pero primero es posible que te estés preguntando si esta información siquiera aplica a tu caso. Después de todo, puedes estar pensando que no *tienes* ninguna infección. Y quizá no la tengas, pero es posible que sí, así que sigue leyendo.

¿Tengo una infección?

Éste es el problema: muchas infecciones son muy sutiles y es posible que tengas una o más sin siquiera haberte dado cuenta. Y si las tienes, tu tiroides y tu sistema inmunológico *no* estarán felices al respecto. Cualquier clase de infección viral, incluyendo la gripe, pueden provocar potencialmente *tiroiditis*, la inflamación de la tiroides, con síntomas de hipotiroidismo o hipertiroidismo. Usualmente esta condición se va después de algunas semanas de que terminara la infección, pero para algunas personas esta última puede provocar una disfunción tiroidea autoinmune.

Para otros en cambio, una o más infecciones pueden permanecer en el cuerpo. Si tu sistema inmunológico puede mantenerlas a raya, no notarás ningún síntoma u otro problema. Pero si el intestino permeable, los alimentos inflamatorios, el estrés, el aumento de exposición tóxica o algún otro factor sobrecarga tu sistema inmunológico, la infección se puede volver más fuerte y crear problemas tanto para tu sistema inmunológico como para tu tiroides.

A continuación se encuentran las infecciones más comunes implicadas en provocar enfermedad tiroidea autoinmune, ya sea al momento de la infección o por un estado latente.

Herpes

Hay toda una familia de infecciones de herpes y los investigadores creen que todas tienen un papel en los desórdenes autoinmunes. Las que hemos estudiado más son el herpes simple tipo 1 y tipo 2 —sí, justamente los que causan el herpes oral y genital, dándote brotes de frío y de herpes—. El herpesvirus humano 6 (HHV-6) es otro tipo de herpes implicado en las condiciones tiroideas y autoinmunes.

Una vez que te has infectado con un virus de la familia del herpes, se queda en tu cuerpo de por vida. No siempre está activo, por supuesto —algunos surgen de vez en cuando y otros, como el HHV-6, nunca aparecen. Sin embargo, el virus puede estar activo, y cuando es así —lo cual sucede sin que te des realmente cuenta—, puede provocar una respuesta autoinmune en tu tiroides por activación de espectadoras o efecto de secuestro.

Significativamente, el estrés —ya sea físico, mental o emocional— puede incitar al virus del herpes para que se active porque, como hemos visto, las hormonas de estrés suprimen tu sistema inmunológico, volviendo tu cuerpo un ambiente más agradable para los virus. Así, durante milenios, los virus han evolucionado para volverse activos cuando detectan la presencia de suficientes hormonas de estrés. Como puedes ver, el estrés y las infecciones están interrelacionadas; así que si quieres que tu tiroides y tu sistema inmunológico funcionen óptimamente, necesitamos atender ambos.

Epstein-Barr

Este virus es en realidad parte de la familia del herpes. Es el virus que provoca la mononucleosis, que es la razón de que al escuchar sobre el brote de la "enfermedad del beso" en su juventud me hizo pensar que las infecciones eran posiblemente un factor en la condición de Bernadette. Por cierto, tiene un sobrenombre engañoso porque no te da mononucleosis por besar. Como sucede con muchos otros virus —la gripe, el resfriado común—, te contagias por la saliva de otra persona, lo que puede suceder si estás cerca de una persona infectada que toce o estornuda, o si compartes un vaso, un popote o algún utensilio con ella.

Así que la cuestión es ésta: incluso si no *piensas* que tienes mononucleosis, es posible que sí tengas de todas formas. Aún más, el Epstein-Barr se ha vinculado tanto a la enfermedad de Hashimoto como a la de Graves, como parecía ser el caso de Bernadette.

Yo misma tuve mononucleosis de adolescente, lo cual reconozco ahora como un factor —junto con mi dieta, mi intestino permeable, mi exposición al mercurio y mi estrés— que pudo contribuir a mi Graves. El Epstein-Barr también se ha vinculado con otras enfermedades autoinmunes, sobre todo la esclerosis múltiple y el lupus, así como el síndrome de fatiga crónica, la fibromialgia y el síndrome de Sjögren.

Hepatitis C

Casi tres millones de personas en Estados Unidos tienen hepatitis C, pero entre 70 y 80% de ellos ni siquiera lo saben porque no tienen síntomas. El virus de la hepatitis C ataca el hígado, pero los investigadores han descubierto que los pacientes crónicos de hepatitis C que no se tratan tienen un índice de disfunción tiroidea autoinmune mucho más alta, lo que sugiere que cuando el virus está activo, puede provocar un ataque de tu sistema inmunológico a tu tiroides.

Desafortunadamente, los pacientes con hepatitis C que se han tratado *también* tienen un alto índice de enfermedad tiroidea autoinmune. La razón es que los interferones —el principal tratamiento— es un medicamento antiviral que puede suprimir tu sistema inmunológico, algunas veces con el resultado de provocar condiciones autoinmunes. Así que tanto el virus como su tratamiento son factores potenciales de riesgo.

Yersinia enterocolitica

Esta bacteria se transmite por lo general por el cerdo crudo o en agua, carne o leche contaminadas. Si estás infectado de yersinia, tus síntomas se parecen al envenenamiento con comida. Cuando escuché sobre el envenenamiento de Bernadette me pregunté si había estado expuesta a la yersinia y si eso y el estrés de su búsqueda de casa habían sido las gotas que derramaran finalmente su vaso.

La mayoría de las personas supera las infecciones de yersinia por su cuenta, pero otras veces la bacteria crea una resistencia en tu pared intestinal y continúa multiplicándose. Éste es otro caso de mimetismo molecular, pues la yersinia se asemeja tanto a tus receptores tiroideos, que los anticuerpos al atacar la yersinia también se van contra la tiroides. La yersinia está vinculada tanto a la enfermedad de Hashimoto como a la de Graves.

Sobrecrecimiento bacteriano en el intestino delgado (SBID)

El SBID resulta del desequilibrio de tu flora intestinal por demasiadas bacterias malas proliferando en tu tracto intestinal. El SBID está ligado al hipotiroidismo y, de hecho, algunos estudios han demostrado que hasta la mitad de los pacientes hipotiroideos lo padece. Además, cualquier infección intestinal pone en peligro a tu sistema inmunológico, volviendo al SBID una particular dificultad para la gente con Hashimoto.

Helicobacter pylori

También conocida como *H. pylori*, esta bacteria causa úlceras al atacar la pared estomacal, permitiendo que tu ácido estomacal se cuele y se coma también tu pared intestinal. Como las otras infecciones que hemos visto, la *H. pylori* es muy común, y como las otras, también puede no tener síntomas, dejando a las personas ignorantes de que han sido infectadas.

Un estudio importante encontró que 40% de los pacientes tiroideos no autoinmunes dieron positivo para *H. pylori*, así como 45% de los pacientes autoinmunes sin una condición tiroidea. ¿Y si alguien tuviera *tanto* una autoinmunidad *como* una disfunción tiroidea? Un impactante 86% de ese grupo salió positivo para la bacteria. Así que si tienes alguna clase de disfunción tiroidea, pero especialmente si tienes

Hashimoto o Graves, es muy probable que la *H. pylori* sea un factor, el cual quieres atender de inmediato. Más adelante aprenderás cómo.

Toxoplasmosis

Otro factor potencial para una disfunción tiroidea autoinmune es la toxoplasmosis, una enfermedad causada por un parásito encontrado en el cerdo crudo y en el excremento de gatos infectados. Si has sido infectado, puede que no tengas síntomas o puedas experimentar síntomas ligeros de gripe, como molestias en los nódulos linfáticos y dolor muscular. Para las mujeres embarazadas, la toxoplasmosis es un riesgo para el feto. En la mayoría de la gente el parásito pasa, pero a veces puede quedarse en el sistema, eventualmente provocando Hashimoto o Graves.

Blastocystis hominis

Este parásito se ha vinculado con la enfermedad de Hashimoto. El *Blastocystis hominis* es común en los países en desarrollo, así que si viajas al mundo subdesarrollado es posible que te contagies. Los Centros para el Control de Enfermedades dicen que este parásito no causa realmente daño, sin embargo, he visto casos en los que la gente es tratada por este parásito y luego también mejora su Hashimoto. También lo he visto en mi clínica todo el tiempo y conozco qué tan efectivo es el tratamiento de este parásito. Si piensas que lo has adquirido, por favor hazte un análisis y trátalo.

Buscando infecciones

Como le dije a Bernadette, buscarlas es el primer paso. No puedes sólo creer que tienes una infección, necesitas estar seguro.

Para el SBID y el *Blastocystis hominis*, puedes rellenar el cuestionario en las páginas 298-299, el cual te ayudará a crear tu propio plan individualizado de suplementos. También hay análisis para estas infecciones:

- El herpes, el Epstein-Barr, la toxoplasmosis y la hepatitis C se pueden encontrar con análisis de sangre que puede ordenar cualquier médico.
- La *H. pylori* se identifica con una prueba de aliento, de excremento o de sangre, que cualquier médico puede hacerte. Por favor considera que el análisis de sangre sólo te dirá si tienes *H. pylori*, no si está activa.
- El SBID se detecta con un análisis de aliento que tu médico puede pedir.
- Para el *Blastocystis hominis* necesitas un análisis de excremento, aunque no es infalible, así que si el resultado es negativo y todavía piensas que puedes tenerlo, considera ver a un médico funcional para un análisis de excremento más especializado.
- Aunque no hay un análisis convencional bueno para la yersinia, un médico funcional puede hacerte un análisis de excremento especializado.

Tratar tus infecciones

Muy bien, digamos que resultó positivo tu análisis de una o más infecciones. ¿Qué debes hacer después? Tu tratamiento específico dependerá de si tienes una infección causada por un virus, una bacteria o un parásito. Sin embargo, quiero hacer énfasis en que sin importar el tratamiento que uses, necesitas seguir también el plan de conexión con la tiroides. ¿Por qué? Porque si no eliminas los alimentos inflamatorios de tu dieta, sanas tu intestino y das apoyo a tu sistema inmunológico, tu oportunidad de ganar la batalla contra una infección y tu oportunidad de prevenir que se vuelva recurrente bajan. Date la mejor oportunidad de vencer las infecciones al combinar los siguientes tratamientos con la dieta y los suplementos correctos, además de un intestino sano.

Tratar las infecciones virales: herpes y Epstein-Barr

Para éstas recomiendo Lauricidin, un suplemento que no requiere prescripción. Es un ácido derivado del aceite de coco y el ácido húmico. El aceite de coco ha demostrado ser un agente antiviral natural al envolver las células infectadas y destruir sus paredes celulares. El ácido húmico es de mucha ayuda con las infecciones latentes porque previene que el virus reactivo entre en tus células y se reproduzca, lo que eventualmente reduce tu carga viral.

Tratar las infecciones bacterianas: yersinia y H. pylori

Para la H. pylori puedes usar un tratamiento natural que combina goma de masilla, zinc, berberina y citrato de bismuto. Varias compañías fabrican este producto.

Para la yersinia, mi primera línea de defensa es una fórmula herbal compuesta de berberina, ajenjo dulce, extracto de semilla de toronja, olmo negro y uva ursi (visita mi página web). Si no funciona, un antibiótico debería servir. No suelo recomendar antibióticos por el daño tan serio que hacen a tu microbioma y por ende a tu sistema digestivo e inmunológico, sin embargo, en este caso, pienso que están garantizados. Estarás tomando probióticos de todas formas, pero especialmente necesitas tomarlos cuando haya antibióticos de por medio, de lo contrario, la alteración de tu flora intestinal puede mermar tu digestión y sabotear tu sistema inmunológico, pues en general son caóticos para tu salud. (Además, es probable que subas de peso.)

> ### CUANDO TOMES ANTIBIÓTICOS, ¡TOMA PROBIÓTICOS!
>
> Esto es muy importante: *asegúrate* de apoyar tu intestino cuando tomes antibióticos. Como el nombre lo sugiere, los antibióticos matan la biota, es decir, la flora intestinal. Seguramente algunas de esas bacterias quieren dañarte, pero muchas quieren mantener a tu intestino y a todo tu cuerpo en óptimas condiciones. Querrás reabastecer las bacterias beneficiosas mientras intentas matar a los malos por medio de *probióticos* en pastillas, polvos o cápsulas que contienen miles de millones de bacterias beneficiosas. Estarás tomando probiótico en el plan de conexión con la tiroides, pero más allá, cuando tomes antibióticos, asegúrate de equilibrar sus efectos con un probiótico diario.
>
> Además de los probióticos, es muy útil tomar un tipo de levadura llamada *Saccharomyces boulardii*, comúnmente llamada *S. boulardii*. Esta levadura fabulosamente amigable ayuda a contrarrestar los efectos de la levadura dañina y se sabe que ayuda a prevenir la diarrea asociada con antibióticos, así como la infección de *C. difficile*, otro resultado común de tomar antibióticos. Es sorprendente lo útil que la *S. boulardii* puede ser y no puedo imaginar por qué los médicos no la recetan comúnmente cuando se prescriben antibióticos. Sin embargo, algunas personas sienten que empeora sus problemas de levadura, así que si notas algún síntoma no deseado, deja de tomarla.
>
> También tomarás L-glutamina durante el método Myers, pero si tomas antibióticos después de estos 28 días, por favor toma L-glutamina también. Esto protegerá tu pared intestinal y te ayudará a rejuvenecerla de cualquier efecto antibiótico, previniendo por tanto la permeabilidad estomacal.

Para el SBID necesitarás tomar los suplementos mencionados en las páginas 298-299 como parte de tu plan de suplementos individualizado. También puedes pedirle a tu médico una prescripción de Xifaxan, un antibiótico específico para el intestino, pero si lo haces, *por favor* recuerda tomar los probióticos.

Tratar los parásitos: toxoplasmosis y Blastocystis hominis

Para la toxoplasmosis necesitarás ver a tu médico, quien probablemente recomendará antibióticos. De nuevo, asegúrate de tomar probióticos también o tu flora bacteriana, y por ende tus sistemas digestivo e inmunológico, sufrirán mucho.

Para tratar el *Blastocystis hominis* necesitarán tomar los suplementos listados en la página 301 como parte de tu plan individualizado de suplementos. También puedes pedirle una prescripción de Flagyl a tu médico, un antibiótico, pero si lo haces, *por favor* recuerda tomar probióticos.

Cómo Bernadette sanó sus infecciones

Mientas Bernadette continuaba con el plan de conexión con la tiroides, también hice que siguiera el programa de 4R para sanar su intestino, el cual describí en la página 179. Tomó L-glutamina para sanar su pared intestinal, enzimas digestivas e hidrocloruro de betaína para mejorar su digestión, así como probióticos para recuperar su flora intestinal. Sanar su intestino le dio un gran impulso a su sistema inmunológico, el cual ayudó a vencer la yersinia y el Epstein-Barr.

También le di la fórmula herbal para contrarrestar la yersinia y le di Lauricidin y ácido húmico para su Epstein-Barr. Si la preparación herbal no hubiera funcionado, le habría prescrito antibióticos (¡con probióticos!), pero afortunadamente Bernadette respondió bien y sus infecciones desaparecieron.

Le expliqué que el estrés también puede provocar infecciones, así que la invité a probar las sugerencias para liberar estrés, sobre las que aprenderás en el siguiente capítulo. Liberar estrés a diario, en lugar de permitir que se acumule, puede ser un apoyo inmenso para cada aspecto de tu salud.

Bernadette estaba aliviada de haber resuelto la última pieza de su rompecabezas de salud. Con las infecciones fuera del camino, sus síntomas desaparecieron y sus niveles de energía subieron de nuevo. No más niebla mental ni fatiga, sólo salud óptima.

Capítulo 10

Libera el estrés

Laila tenía una vida complicada e interesante como consultora de negocios internacionales. Seguido estaba cruzando los meridianos mientras volaba a China, Japón y otros lugares del sur de Asia. Cuando no estaba viajando, estaba en el teléfono a altas horas de la noche, hablando con colegas en el extranjero. Para hacer su vida más interesante todavía, su novio era diplomático en Europa, lo que añadía otros horarios y destinos de viaje a la mezcla. Como podrás imaginarte, esta agenda volvía caóticos los patrones de sueño de Laila.

En cualquier caso, su trabajo era muy demandante, especialmente desde que había empezado a trabajar para su última jefa de departamento. El hombre que había contratado a Laila había sido agradable y comprensivo, y Laila siempre se había sentido motivada a trabajar para él. La nueva mujer que había tomado la división de Laila parecía mucho más demandante y Laila nunca sabía si su jefa estaba contenta con su labor o no. Como resultado, solía estar preocupada en el trabajo.

Laila siempre había sido físicamente activa, e incluso con su agenda de trabajo tan complicada encontraba tiempo para hacer CrossFit varias veces a la semana. Cuando viajaba, salía a correr. Me dijo que este ejercicio vigoroso la ayudaba a sacar vapor, y que si tenía que sacrificar sueño o eventos sociales para mantener su régimen, siempre lo hacía.

Cuando Laila vino a verme tenía todas las señales de hipertiroidismo: un corazón acelerado, insomnio, temblores musculares, ataques de pánico frecuentes. Pensé que podría tener enfermedad de Graves, lo que significaría que su tiroides y su sistema inmunológico estaban funcionando muy mal, y le hice un perfil completo de análisis tiroideos para ver exactamente qué estaba pasando. Mientras tanto, cuando vi la historia detallada de Laila me di cuenta de lo demandante de su agenda.

Aunque no podía tener un diagnóstico exacto hasta conocer los resultados de sus análisis, sí noté un par de señales de advertencia en su historia, factores que eran casi seguramente lo que afectaba el funcionamiento efectivo de su tiroides y su sistema inmunológico:

- **Su falta de sueño profundo y constante.** Mientras que sus síntomas recientes incluían insomnio y otros problemas de sueño, Laila había admitido que desde que empeoró su trabajo su sueño se había vuelto irregular y muchas veces insuficiente. La falta de sueño afecta el funcionamiento tiroideo, en parte al elevar los niveles de estrés. Como vimos en el capítulo 3, el estrés no sólo es psicológico, sino físico. No darle a tu cuerpo el sueño que necesita es un estresor inmenso y muy común.
- **Su agenda de ejercicio tan intensa.** Como muchos de mis pacientes, Laila probablemente estaba haciendo demasiado ejercicio para las necesidades de su cuerpo, y esto también afectaba su funcionamiento tiroideo. Muchos de mis pacientes de tiroides hacen formas extremas de ejercicio que llevan a sus cuerpos al máximo (CrossFit, maratones, Ironman, campamentos de entrenamiento). Para algunas personas esto es genial, pero para la mayoría este tipo de ejercicio es mucho más demandante físicamente de lo que su cuerpo puede aguantar, especialmente

cuando llegan a los 30 o 40 años. Si el ejercicio intenso no es bueno para ti, tus hormonas de estrés y tu glándula tiroides protestarán.

- **Su estrés psicológico.** La ansiedad de Laila sobre las respuestas de su jefa mantenía sus niveles de estrés permanentemente elevados. Aun con más sueño y mejores elecciones de ejercicio, Laila necesitaría encontrar formas de reducir este estrés sobre su tiroides y su sistema inmunológico para lograr un funcionamiento óptimo. Mientras que no podía tener control sobre este aspecto estresante de su vida, podía encontrar formas durante la noche o en los fines de semana, incluso durante el día, para liberarlo, reduciendo sus hormonas de estrés y despertando la respuesta de relajación.

Le expliqué a Laila que si en verdad tenía enfermedad de Graves, estos factores tenían un papel muy significativo, como sucede con todas las formas de disfunción tiroidea y autoinmune. (Así que cualquiera que sea tu condición, ¡esto también aplica para ti!) De hecho, sus análisis resultaron positivos para Graves. Para que Laila estuviera bien, necesitábamos liberar su estrés. Necesitaría dormir profundamente cada noche, hacer ejercicio de una forma que sentara mejor a su cuerpo y liberara el estrés que sentía sobre su trabajo y su jefa.

El estrés es un factor muy común en la disfunción tiroidea y autoinmune, pero quizá para este punto ya no te sorprenda saber que la mayoría de los médicos convencionales básicamente lo ignora al tratar ambos tipos de disfunción. Bien, *no* vamos a ignorarlo nosotros, así que veámoslo más de cerca.

Cómo el estrés afecta tu tiroides y tu sistema inmunológico

Como vimos en los capítulos 3 y 4, el estrés de todo tipo afecta la tiroides y el funcionamiento inmunológico de muchas formas.

- Tu cuerpo redirige sus recursos *hacia* lidiar con el estresor ("¡Peligro! ¡Peligro!") y *lejos* de sus asuntos normales, incluyendo el funcionamiento tiroideo e inmunológico.

- El estrés suprime tu funcionamiento intestinal, llevándote a una permeabilidad intestinal, un factor muy importante de los desórdenes autoinmunes. Si tienes una condición autoinmune, un intestino permeable sólo la empeorará. Dado que la gran mayoría de la serotonina se produce en tu intestino, el intestino permeable (que merma la serotonina) también puede contribuir a la depresión, la ansiedad y el insomnio.

- El exceso de cortisol da la señal a tu cuerpo para que baje su producción de hormona tiroidea.

- Las hormonas de estrés reducen la conversión de T4 en T3, produciendo menos de la forma activa de la hormona disponible para ti. También aumentan la conversión de T4 y T3 libre en T3 inversa, efectivamente poniendo el freno a tu metabolismo.

- El exceso de cortisol genera más estrógeno. Éste promueve la globulina fijadora de tiroxina, provocando que más hormona tiroidea se *ligue* para que tu cuerpo tenga menos T4 libre y T3 libre con que trabajar.

- Las células inmunológicas de la inflamación, conocidas como *citocinas*, también son una parte de la respuesta de estrés y crean una resistencia a la hormona tiroidea, haciendo que tus receptores tiroideos estén menos sensibles a la hormona. Como resultado, incluso si los análisis muestran que tienes suficiente hormona tiroidea —y aun si estás tomando un suplemento hormonal— tus células no pueden absorber la hormona adecuadamente y tus síntomas persisten.

Desafortunadamente no hay tantas investigaciones sobre los efectos del estrés como debería haber. Tal vez la medicina convencional tiende a ignorarlo porque no se puede medicar el estrés como tal. En cambio, yo sí quiero contarte sobre dos estudios que realmente me dejaron pensando: en uno, los investigadores encontraron que el estrés aumenta ocho veces la aparición de Graves; en el otro, el estrés emocional severo se tuvo como la causa principal en 14% de los estudios con Graves.

Cuando pienso en mis propios estresores antes de desarrollar Graves —la muerte relativamente repentina de mi madre y los problemas de ser una estudiante de medicina de segundo año—, me hubiera gustado saber sobre esas investigaciones. Al menos lo sé ahora, así que puedo reconocer factores similares en la vida de pacientes como Laila. Ahora tengo muchos más recursos para *liberar* estrés.

Primero, quiero que seas capaz de probar tu propia funcionalidad suprarrenal para que tengas un poco de información sobre el papel que el estrés físico, mental y emocional tiene en tu cuerpo.

¿Tengo una disfunción suprarrenal?

Pregúntale a cualquier médico convencional y te dirá que hay sólo dos tipos de disfunción suprarrenal que vale la pena mencionar: enfermedad de Addison, en la que las suprarrenales están produciendo realmente muy poco, y el síndrome de Cushing, en el que producen realmente mucho. Estos dos extremos en el espectro son el resultado de varios problemas estructurales; en el caso de Addison, las suprarrenales no son capaces de producir suficientes hormonas de estrés, y en el caso de Cushing, las suprarrenales son forzadas a producir demasiadas. Esto puede ser ocasionado por esteroides, un tratamiento común para muchas condiciones, incluyendo los desórdenes autoinmunes, o por un tumor en las suprarrenales o la hipófisis.

Estas enfermedades son relativamente raras, aunque la disfunción suprarrenal —la mitad del espectro— es increíblemente común. La gran mayoría de mis pacientes la tiene cuando primero viene a verme y me da pena decir que la mayoría de la gente que conozco fuera de mi clínica parece tenerla también. Lee cualquier blog o muro de Facebook y escucharás a gente hablando de cómo se siente estresada, sobrecargada, al límite, desgastada, "disfuncional hasta que tomo mi café", "lista para una siesta a mitad de la tarde" y "gritándole a mi esposo e hijos, aun cuando no se lo merecen". Éstos son los síntomas de una disfunción suprarrenal, amigos, y bien podría llamarla una enfermedad mundial.

¿Qué sucede con nuestro cuerpo cuando nos sentimos cansados, nerviosos, al límite, aturdidos y frecuentemente dependientes de la cafeína? Básicamente, tus glándulas suprarrenales están produciendo muchas hormonas de estrés o no las suficientes, o ambas; demasiadas durante algunas partes del día y no las suficientes durante otras. Como vimos en el capítulo 3, este tipo de disfunción tiene un enorme impacto en tu tiroides, tu sistema inmunológico y tu salud y bienestar en general.

Éste es otro de esos casos en los que te preguntas: "¿qué fue primero, el huevo o la gallina?" Algunas veces, una tiroides hipoactiva causa que tus suprarrenales se aceleren para que, en lugar de tener energía con hormona tiroidea, tu cuerpo se apoye en las hormonas de estrés, tanto para energía como para motivación y concentración. Luego, cuando finalmente empiezas a tomar un suplemento hormonal tiroideo, terminas con síntomas como temblores en las manos o un corazón acelerado porque ahora tienes la cantidad correcta de hormona tiroidea pero demasiadas hormonas de estrés.

Las suprarrenales disfuncionales también estresan tu tiroides, pues ésta intenta compensar por las hormonas de estrés que faltan. Al final tienes una disfunción en dos sistemas en lugar de uno, y cada disfunción hace que la otra empeore.

¿Cómo rompemos este círculo vicioso? Muchas veces empezamos probando para saber si en realidad tienes una disfunción suprarrenal porque con una tiroides que no funciona puede ser difícil de saber. Los médicos convencionales típicamente se apoyan en análisis de sangre para medir el nivel de cortisol, pero no me parece que sea muy útil. Después de todo, tus hormonas de estrés fluctúan significativamente a lo largo del día. En un cuerpo sano están en su máximo punto en la mañana y en el más bajo en la noche, cuando te preparas para dormir, con pequeños picos a lo largo del día conforme te topas con retos y respondes a ellos.

Así que si estás lidiando con una disfunción suprarrenal, puedes sentir sueño y niebla mental en la mañana porque las hormonas de estrés están muy bajas, y luego tal vez nervioso y ansioso en la noche, cuando empiezan a elevarse y te mantienen despierto. También puedes responder con enormes oleadas de hormonas de estrés a lo largo del día mientras enfrentas varios retos o, como Laila, puedes estar continuamente con un nivel alto durante la mayor parte del día mientras lidias ansiosamente con complacer a tu jefe, un niño enfermo o cualquier otra situación desgastante.

Es por ello que empecé a darles a mis pacientes el cuestionario de las páginas 304-305. Si, basándote en tus resultados, necesitas apoyo suprarrenal, incluí algunas sugerencias para tu plan de conexión con la tiroides. Hay un análisis de saliva más preciso que puedes tomar, pero necesitarás un médico funcional para que lo pida y lo interprete para ti.

Tratar la disfunción suprarrenal: hierbas y suplementos

Cuando le dije a Laila que podía ayudarla a lidiar con su disfunción suprarrenal con hierbas y suplementos, brillaron sus ojos. Pude ver exactamente lo que estaba pensando.

"Estás pensando que si tomas estas hierbas y suplementos no tienes que hacer otros cambios —le dije—. Crees que puedes seguir saltándote sueño, presionando tu cuerpo demasiado con el CrossFit y corriendo, y seguir ignorando tu estrés laboral como si no fuera un problema genuino."

Laila asintió culpable. Yo suspiré.

"Mira —le dije—, las hierbas y los suplementos harán una diferencia, y quiero que tengas un beneficio de ellos, pero es como si te estuviera dando una cubeta más grande para que sacaras más agua de tu bote mientras se hunde; todavía necesitas tapar los hoyos. De otra forma, estarán provocándote más disfunción tiroidea y más problemas inmunológicos, incluso tal vez otra condición autoinmune. El sueño, el ejercicio y el estrés psicológico no son 'extras' ni pueden arreglarse tomando una pastilla. Usemos las hierbas y los suplementos para darte un empujón, pero todavía necesitamos llegar a la raíz del problema."

Lo que le dije a ella te lo digo a ti también. En un momento más aprenderás sobre varias hierbas y suplementos que pueden hacer una gran diferencia en tu salud suprarrenal (de nuevo, revisa las páginas 306-307 para saber si necesitas tomarlos). Esto te dará un impulso de bienestar fabuloso y dentro de unas cuantas semanas notarás que te sientes más tranquilo, con más energía y más optimista. ¡Sólo de pensarlo estoy muy contenta por ti!

Pero sin importar qué tan bien funcionen los suplementos, por favor no cometas el error de ignorar los otros tipos de estrés —físico, mental y emocional— en tu vida. Si lo haces, estarás construyendo tu fracaso, ¡y yo quiero que tengas éxito!

Como punto de partida, primero recomiendo las siguientes vitaminas y minerales, los cuales ya tomarás como parte del método Myers:

- **Magnesio.** Si estás estresado, tiendes a excretar más magnesio a través de la orina, así que querrás tomar un suplemento, especialmente dado que la deficiencia de magnesio te vuelve ansioso y depresivo. El magnesio te da una defensa contra el estrés al elevar el punto en el que tus suprarrenales activan la respuesta de pelea o huida, para que las cosas sin importancia no desaten tu enojo, tu frustración o tu desesperanza tan rápido. También es un gran suplemento para los problemas de sueño.

- **Complejo de vitamina B.** Es crucial. Es lo que tus suprarrenales usan para producir hormonas de estrés, la razón de que el estrés te vacíe de vitamina B. Cuando tus suprarrenales no la tienen, empiezan a trabajar menos y... tú entiendes. Corta este círculo vicioso con un poco de vitamina B y respira aliviado.
- **Vitamina C.** Muchas partes de tu cuerpo utilizan vitamina C por supuesto, pero la concentración más alta de este fabuloso antioxidante se encuentra en tus suprarrenales, las cuales lo utilizan para producir cortisol y otras hormonas de estrés. El estrés merma tu resguardo de vitamina C también, así que asegúrate de remplazarlo, especialmente porque la carencia de vitamina C en sí misma puede provocar un exceso de cortisol.

Seguramente querrás tomar suplementos de magnesio, vitaminas B y vitamina C de por vida.

Segundo, para un impulso adicional a corto plazo cuando tienes disfunción suprarrenal, te recomiendo *hierbas adaptógenas*. Estas maravillosas hierbas tienen dos efectos distintos: si tus hormonas suprarrenales están demasiado bajas, las hierbas las elevarán; si están demasiado altas, las bajarán. Sorprendente, pero cierto, ¡son autoajustables!

Tercero, recomiendo una hormona conocida como dehidroepiandrosterona (DHEA), uno de los compuestos más abundantes producidos por las glándulas suprarrenales. Tu cuerpo la convierte en andrógenos y estrógenos, los cuales afectan múltiples procesos metabólicos. Si ya pasaste los 25, has estado experimentando un declive natural de DHEA desde entonces, lo que es normal, pero a veces tu DHEA baja *demasiado*, y en ese caso necesitaríamos darle un impulso. Se ha demostrado que un suplemento de DHEA en la gente cuyos niveles son bajos aumenta el bienestar emocional y el funcionamiento inmunológico.

La disfunción autoinmune está asociada con bajos niveles de DHEA, e incluso la gente sin un desorden autoinmune suele estar baja. Así que esto es lo que quiero que hagas: pide a tu médico que revise tus niveles. Si están por debajo de 100, trabaja con él para subirlos a 100 o más. Lo que sea que hagas, *por favor* no te automediques con DHEA. Sé que está disponible a la venta, pero es una hormona que se convierte en testosterona y finalmente en estrógeno, así que necesitas estar bajo el cuidado de alguien que sabe lo que está haciendo.

¿AYUDARTE A TI MISMO, O BUSCAR AYUDA?

Te he dado muchas herramientas y recursos para ayudarte a equilibrar tus hormonas de estrés mientras apoyas tus glándulas suprarrenales, tiroides y sistema inmunológico. En muchos casos es una cuestión de "hazlo tú mismo", pero si no notas una mejoría clara después de 28 días de seguir el plan de conexión con la tiroides, busca un médico funcional. La relación entre la tiroides y las suprarrenales es de un equilibrio delicado y a veces necesita varios meses de prueba y juego con las dosis antes de que obtengas el equilibrio correcto. *Puedes* lograr una salud óptima, pero tal vez necesites un poco más de paciencia y ayuda.

Duerme para alcanzar tu salud

Una de las claves para un sueño regular y profundo es mantener un buen *ritmo circadiano*. Es el término para los ritmos diarios regulares de tu cuerpo. Muchos de tus receptores hormonales están regulados por estos ritmos, los cuales pueden ser gobernados por relojes genéticos que evolucionaron para mantener a tu cuerpo ajustado a los ritmos diarios, de temporada y anuales del planeta. Todo un nuevo campo de investigación ha encontrado que el metabolismo y el peso están profundamente interconectados con los ritmos circadianos, como se explicó en un artículo de mayo de 2014, publicado en *Advances in Nutrition*. Yo concluyo que el funcionamiento óptimo de tu tiroides depende de su ciclo diario, por lo que el sueño es tan importante.

Una de las principales señales que tu cuerpo utiliza para regular su actividad es la cantidad de luz a tu alrededor. No es de sorprender de hayamos evolucionado para estar despiertos cuando es de día y dormidos cuando es de noche, con numerosas señales hormonales y metabólicas ligadas a esos patrones primarios. Cuando no los seguimos, nuestra tiroides y nuestro metabolismo sufren.

Puedes ver a partir de esta explicación por qué la agenda de sueño tan irregular de Laila podía estarle causando problemas. Sus constantes cambios de horario y actividades le dificultaban dormir, mientras que el sueño irregular e insuficiente seguía elevando sus hormonas de estrés. Entonces, al sentirse estresada, tenía todavía más problemas para quedarse dormida.

Laila y yo hablamos sobre cómo podría acomodar su trabajo y sus viajes para minimizar el problema lo más posible. También platicamos las siguientes sugerencias que podía seguir para mejorar la calidad de su sueño:

- Obtener tanta luz natural como fuera posible durante el día y salir lo más temprano en la mañana. Estar bajo la luz natural les indica a tus ritmos circadianos que estás despierto. Idealmente estarás afuera 30 minutos después de despertar.

- Determinar la cantidad de horas que necesitas de sueño, ¡y luego asegurarte de que las duermas! Date un par de días los fines de semana cuando puedas dormir ininterrumpidamente, sin una alarma que te despierte. Así sabrás cuánto sueño realmente necesitas. Luego cuenta hacia atrás a partir de la hora en que necesitas despertar, para asegurarte de que duermas la cantidad correcta.

- Tanto como puedas, ve a la cama y despierta a las mismas horas cada día. Para Laila esto era un reto la mayoría de las veces, pero ojalá para ti no lo sea tanto. Idealmente, dormir temprano y levantarte temprano es lo más saludable, en lugar de tarde y tarde. Entre 10:00 p.m. y 6:00 a.m. es probablemente óptimo, pero muchos de nosotros tenemos vidas que simplemente no se acomodarían a este horario. También es posible que tu sueño óptimo sea entre nueve y 10 horas. ¡Sólo haz lo mejor que puedas! Si tienes hijos, sabes lo importante que es plantearles un horario. Adivina qué... ¡tu cuerpo también lo necesita!

- Progresa lentamente durante la noche con una luz ámbar. Después del atardecer, remplaza tus focos blancos brillantes con focos ámbar, o usa lentes de este color para dar la señal a tu cuerpo de que ya anocheció. Recomiendo el programa f.lux para tu computadora, es gratis y cambiará la iluminación de tu pantalla, de tonos azules a naranjas, conforme cae el sol. La mayoría de los smartphones y los iPads ahora tiene una función para la noche que cambia la luz de tu aparato a un tono ámbar dependiendo de la hora del día.

- Mantén tu dormitorio tan oscuro como sea posible. Tu cuerpo necesita creer que está rodeado de oscuridad absoluta para entrar en el sueño más profundo y reparador. Especialmente querrás bloquear la luz azul que emiten las pantallas eléctricas y muchos tipos de focos, pues imitan mejor los efectos de la luz del día, alterando tu reloj circadiano. Los antifaces para dormir y las cortinas gruesas son de mucha ayuda. Mantén los aparatos eléctricos fuera del dormitorio, apágalos o al menos cubre sus pantallas con telas rojas para bloquear las luces azul y verde.

- Duerme fresco, no caliente. Tu temperatura corporal necesita bajar para mantener un ritmo circadiano sano. Asegúrate de que tu dormitorio está fresco o incluso frío.

- Instituye un atardecer electrónico. Al menos una hora antes de irte a la cama, apaga todas las pantallas: teléfono, computadora, televisión. Tu meta es minimizar tu exposición a la luz azul mientras tu cuerpo se prepara para dormir.

- También querrás sacar los aparatos eléctricos de la habitación para minimizar tu exposición a los campos electromagnéticos

(EMF) que emiten. Aunque todavía no sabemos los efectos que tienen, pero simplemente son otra exposición que tu cuerpo no necesita.

Le dije a Laila que los nutrientes y los suplementos en el plan de conexión con la tiroides harían una gran diferencia en su calidad de sueño. Por ejemplo, el selenio, el cual necesita tu tiroides, también es crucial para un buen descanso. Reducir tu inflamación también ayudará a que duermas, así como hacer la clase correcta de ejercicio y ciertas prácticas para desestresarte.

Encontrar el ejercicio correcto: el acercamiento de Ricitos de Oro

El reto en cuanto al ejercicio es que debes encontrar un grado de dificultad que estrese tus músculos un *poco*, pero no demasiado, es decir, como Ricitos de Oro, quieres que el nivel de estrés sea *el correcto*. Seguramente presionarte hasta el límite algunas veces puede sentirse fantástico por la descarga de endorfinas que tu cuerpo genera en respuesta, pero esa descarga puede enmascarar un problema subyacente y que tus suprarrenales y tiroides luchen contra lo que perciben como peligro en lugar de un entrenamiento vigoroso.

¿Cómo puedes encontrar tu equilibrio perfecto? El primer paso es contestar el cuestionario en las páginas 304-305. Si estás sufriendo de disfunción suprarrenal sólo hay una respuesta saludable: deja de hacer cualquier clase de ejercicio intenso, al menos hasta que tus suprarrenales y tu tiroides estén mejor. Si tienes la energía, por favor, haz algo de ejercicio, pero no te sobrepases. Si te presionas demasiado lejos, lo más seguro es que te sientas fatigado, estresado y confundido, y te pongas en riesgo de subir de peso en lugar de alcanzar tu peso sano.

Éstas son algunas formas en las que puedes mantener tu cuerpo en movimiento durante el plan de conexión con la tiroides. Elige el nivel de energía que mejor embone con tu estado actual, no donde te gustaría o solías estar. Siempre puedes trabajar gradualmente a un régimen más vigoroso cuando tu cuerpo ya haya tenido tiempo de sanar.

Baja intensidad

- Caminar
- Estiramientos
- Yoga vigorizante

Intensidad media

- Pilates
- Jugar con tus hijos
- Nadar
- Bailar
- Trotar

Alta intensidad

- Ciclismo
- Correr
- Tenis
- Levantamiento de pesas
- Yoga caliente
- Entrenamiento de circuitos
- CrossFit

Un nuevo acercamiento a la liberación de estrés

Cuando Laila y yo empezamos a hablar sobre liberar su estrés, pude ver que la sola idea la ponía ansiosa. "Doctora Myers —me dijo—, la gente me ha estado diciendo que me relaje y me calme ¡toda mi vida! Créame, lo haría si pudiera, pero me es muy difícil desinflarme. He probado con yoga, he probado meditar, pero no me funcionan. Todos en la clase están ahí, en éxtasis, y yo estoy sentada intentando recordar si saqué el pollo del congelador para la cena o si tengo suficiente tiempo para pasar a la tintorería de regreso a casa. Y mi trabajo simplemente *es* muy estresante, sobre todo con esta nueva jefa. No veo cómo pueda hacerlo."

Yo también tengo un trabajo altamente demandante que es estresante con frecuencia y yo también tengo una mente a la que le gusta seguir trabajando incluso cuando mi cuerpo descansa. Sin embargo, ahora sé mucho sobre cómo el estrés altera tu funcionamiento tiroideo e inmunológico, ¡así que no puedo simplemente dejar la liberación de estrés fuera de la lista porque es difícil!

Afortunadamente hay una forma en la que Laila y yo —y tú también— podemos tenerlo todo. No tenemos que volvernos personas completamente diferentes y no tenemos que dejar de cumplir nuestros compromisos. Es cierto para ti también, sin importar si el estrés en tu vida viene del trabajo, de problemas familiares, de preocupaciones personales o de un poco de las tres. La meta no es *eliminar* el estrés, sino *liberarlo*, equilibrar las horas en que estás alerta, concentrado y activo con 30 o 60 minutos de estar tranquilo, relajado y en calma. Recuerda, tu sistema nervioso autónomo tiene dos mitades: un sistema nervioso simpático para encenderte y un sistema nervioso parasimpático para apagarte. Sólo necesitas asegurarte de que cada día enciendas el sistema nervioso parasimpático durante un rato para que tu estrés acelerado pueda equilibrarse con una hora de relajación.

El yoga es fantástico, por supuesto, y si te funciona, adelante. Sus beneficios para la salud se han documentado en múltiples estudios y hará maravillas para tu tiroides y tu sistema inmunológico, así como para todo tu cuerpo y tu bienestar general. ¡Hagamos yoga!

Pero si estás buscando otras formas de desestresarte, tienes suerte, porque he pasado bastante tiempo juntando una larga lista de opciones deliciosas y relajantes. Éstas son algunas de mis herramientas favoritas, y me encantaría que hicieras una o dos de ellas una o dos veces al día.

Sonidos binaurales

A mediados del siglo XIX el físico Heinrich Wilhelm Dove descubrió que cuando tu cerebro recibe dos frecuencias diferentes —una en cada oído—, crea una tercera frecuencia en un esfuerzo por sincronizarlas. Esta tercera frecuencia puede utilizarse para guiar a tu mente hacia un estado más relajado que te ayude a desconectarte de tu ansiedad y te permita relajarte y sentirte más positivo. Es básicamente una ayuda para lograr el estado mental que los meditadores experimentados alcanzan. También puedes utilizar esta técnica para una relajación mayor, similar al estado que experimentas durante un sueño profundo.

Hay muchos tipos de discos de sonidos binaurales, así que sólo necesitas determinar el correcto para ti. Muchos se pueden encontrar fácilmente en iTunes y tocarlos directamente en tu teléfono.

HeartMath

Aquí hay un dato fascinante: cuando estás estresado, tu ritmo cardiaco es más regular; cuando estás relajado, los intervalos entre los latidos varían. Así que si te han dicho que tu pulso es de 60 latidos por minuto, en realidad es de 55 latidos durante un minuto y 65 al siguiente. Asimismo, cuando inhalas, tu corazón se acelera, y cuando exhalas se desacelera. Esto se conoce como *variabilidad de la frecuencia cardiaca* (VFC), y la falta de ella se ha vinculado a una cantidad de desórdenes, incluyendo enfermedad cardiaca, diabetes y trastorno de estrés postraumático (TEPT).

Aunque todavía no sabemos cómo medir los niveles de estrés de una persona, la variabilidad de la frecuencia cardiaca es probablemente un buen inicio. Si tu VFC es alta, estás menos estresado y eres más resistente. Si tu VFC es baja, estás más estresado y eres menos resistente. En concordancia, si puedes aumentar tu VFC, puedes reducir tus niveles de estrés.

¿Cómo puedes aumentar algo tan automático como tu frecuencia cardiaca? Ah, ahí es donde entra HeartMath, un maravilloso mecanismo de retroalimentación que te permite saber cuándo tu VFC está alta y cuándo está baja. Resulta que sólo tener la información te ayuda a saber cómo ajustar tu VFC más conscientemente.

Si tienes un smartphone, puedes descargar la aplicación "Balance interno" (Inner Balance) de HeartMath, la cual utiliza un sensor externo en tu lóbulo de la oreja para ayudarte a sincronizar tu frecuencia cardiaca, tu respiración y tu mente. Es muy fácil de usar, además de conveniente. También, como una persona orientada hacia el éxito (¡sí, incluso en mi reducción de estrés!), me encanta que la aplicación te permite poner metas y registra tu progreso. Puedes encontrar además una gran gama de monitores baratos que puedes usar, como clips para la oreja y el dedo, correas para el pecho e incluso ropa "inteligente".

Cuando comienzas a monitorear tu propia VFC, algo maravilloso empieza a suceder. Primero, notas cuándo estás estresado —algo de lo que muchos de nosotros ni siquiera estamos conscientes—, y segundo, puedes hacer cosas pequeñas, pero efectivas, para desestresarte. Digamos que acabas de salir de una junta importante y corres al baño antes de que venga la siguiente llamada, o tal vez acabas de dejar a uno de tus hijos en la escuela y estás corriendo para ir al supermercado antes de que sea hora de acostar a tu segundo hijo para su siesta; de cualquier forma, estás estresado y apurado, pero probablemente no te has dado cuenta. Revisa tu VFC y verás que está baja. Y si puedes detenerte por sólo el tiempo que te toma respirar hondo 10 veces —¡ni siquiera un minuto!—, inmediatamente puedes impulsar tu VFC. Tu estrés se libera, tu cuerpo dice: "¡Gracias!" y tú sigues con tus pendientes. ¡Qué invento tan fabuloso!

Biorretroalimentación

Como HeartMath, esta técnica te retroalimenta sobre lo que está sucediendo en tu cuerpo, lo que puedes utilizar entonces para dejar ir el estrés. La biorretroalimentación se ha estado utilizando para tratar el estrés, así como una gran cantidad de otras condiciones, incluyendo asma, dolor crónico, constipación, presión arterial alta, incontinencia, síndrome de intestino irritable, migraña y dolor de cabeza por estrés. La gente también lo utiliza para lidiar con los efectos secundarios de la quimioterapia. En todos estos casos tienes más control sobre tus respuestas corporales del que crees. La biorretroalimentación te permite estar consciente de cómo tus pensamientos y actos afectan tu cuerpo para que puedas inducir los efectos que quieres.

Por lo general tomas algunas sesiones en una clínica, donde estás conectado a una diversidad de sensores eléctricos que miden tu frecuencia cardiaca, la temperatura de tu piel, tus ondas cerebrales y tu funcionamiento muscular. Si estás recibiendo biorretroalimentación por estrés, puedes ver que la máquina emite un sonido o que brilla una luz roja cuando tu cuerpo se tensa. Al usar varias técnicas de relajación, puedes hacer que el sonido o la luz se detengan. De esta forma te vuelves más consciente sobre las respuestas de tu cuerpo y obtienes el poder de dirigirlas, cambiando de un estado tenso a uno relajado. Al permitirte aumentar el conocimiento de tu cuerpo, la biorretroalimentación es increíblemente efectiva.

Es un campo en crecimiento que ofrece una amplia variedad de enfoques:

- La electromiografía te retroalimenta sobre tu tensión muscular.
- La retroalimentación termal mide la temperatura de tu piel, pues generalmente baja cuando estás estresado.
- El entrenamiento de la respuesta galvánica de la piel mide la cantidad de sudor producido por tus glándulas sudoríparas, un indicador clave de la ansiedad.
- La retroalimentación de la variabilidad de la frecuencia cardiaca es básicamente HeartMath.

También puedes comprar aparatos de biorretroalimentación. Algunos se pueden manipular y otros se conectan a tu computadora, o incluso puedes encontrar aplicaciones, como el monitor de HeartMath.

Entrenamiento audiovisual (entrenamiento de ondas cerebrales)

Es una técnica que involucra utilizar patrones visuales junto con sonidos para inducir un estado hipnótico de relajación: ves las ondas sobre lentes mientras escuchas los sonidos (como sonidos binaurales) a través de audífonos. Lo estuve utilizando durante el tiempo que trabajé en este libro, ¡y es fantástico! Requiere una inversión inicial, pero te prometo que desestresarte emocional y mentalmente lo merecen. El impulso cerebral que recibes no sólo puede relajarte, también te ayuda con tu desempeño académico y deportivo, con la ansiedad, la depresión, el TDAH, el dolor y con el trastorno afectivo estacional.

Terapia de sauna infrarrojo

¡Ésta me encanta! Tengo un sauna infrarrojo en casa, el cual uso casi todas las noches. Como podrás recordar del capítulo 8, puedes obtener el tuyo —incluso los hacen portátiles para los departamentos—

o encontrar un spa o un gimnasio que tenga uno. En mi sauna suelo usar el tiempo para meditar, hacer HeartMath o escuchar sonidos binaurales. También edité gran parte de este libro y de *The Autoimmune Solution* mientras me desintoxicaba y me relajaba en mi sauna.

Baño de tina relajante

¡Por algo es un clásico! Me encanta terminar mis noches con un baño de tina relajante, con sales de Epsom y aceites esenciales. Las sales de Epsom están llenas de magnesio, el cual ayuda a aliviar la tensión y relajar tus músculos. Unas cuantas gotas de tu aceite esencial orgánico favorito pueden crear un ambiente relajante también. Me gusta preparar mis propias sales de baño porque es una forma fácil y más barata. Personalmente disfruto el silencio, pero se sabe que la música puede bajar los niveles de cortisol, así que siéntete libre de escuchar tus canciones favoritas o sonidos binaurales en la tina. Apaga la luz o usa velas o una luz ámbar para ayudar a indicarle a tu cuerpo que se relaje para un sueño reparador. Hacer de tu baño un ritual nocturno también puede ayudar con tus ritmos de sueño. Pero ¿sabes qué? Simplemente no hay una forma de hacer esto mal, así que, por favor, ¡disfrútalo!

Paseos en la naturaleza

¡Por favor añade esto a tus prescripciones para una buena salud! Como hemos visto, salir a la luz natural durante el día es bueno para tus ritmos circadianos, mientras que una caminata ligera —o si puedes, un trote no muy demandante— es una gran forma de liberar el estrés físico. (Correr en el campo y escalar entran dentro de la categoría de ejercicio, así que asegúrate de no estresar demasiado tu cuerpo, especialmente si estás lidiando con disfunción suprarrenal.)

Las caminatas en la naturaleza también te ponen en contacto con las sorprendentes cualidades de nuestro mundo natural, genial para tu sistema inmunológico y para tu estado de ánimo. Personalmente, me he dado cuenta de que cuando estoy caminando soy capaz de maravillarme con la belleza del mundo que me rodea, así que mi mente ocupada da lugar a mi sentido de apreciación y curiosidad. Si puedes incorporar algunas caminatas en la naturaleza a tu agenda diaria, semanal y mensual, tu tiroides y tu sistema inmunológico te lo agradecerán.

Hay una nueva idea extremadamente fantástica que te lleva de vuelta a la forma en que nuestros ancestros vivían: *tocando la tierra*, en la que caminas descalzo sobre la tierra o el pasto. Es relajante por muchas razones, entre ellas que las bacterias en la tierra son muy amigables —como las que quieres en tu intestino— y ayudan a que tu cuerpo produzca serotonina, un antidepresivo natural auxiliar en la regulación del sueño. Quienes promueven esta práctica también dicen que te da una mezcla de iones que ayuda a equilibrar tu carga eléctrica. Por la razón que sea, podemos concordar que la sensación del pasto fresco o de la arena caliente bajo tus pies es una gran forma de desestresarte.

Tiempo con tus seres queridos

¿Alguna vez has notado qué tan bien te sientes cuando cuelgas el teléfono después de hablar con un amigo o después de pasar una noche con tu pareja? Esto no es sólo psicológico, tus niveles de cortisol bajaron y tu cuerpo entero se siente mejor. Muchos de nosotros tenemos problemas para hacer tiempo para estar con nuestros seres queridos; algo siempre parece ser más importante. Pero tu salud realmente se beneficiará al divertirte y sentirte conectado, así que haz lo que puedas para volverlo una parte cotidiana de tu vida.

Respirar, rezar y meditar

Hay muchas formas en las que puedes beneficiarte de estas prácticas para desestresarte. Una de las más emocionantes —la cual estuve utilizando mientras escribía este libro— se conoce como Muse, un monitor cerebral que mide tu respuesta cerebral a la meditación y te da una retroalimentación en tiempo real. Esto te ayuda a lograr una meditación más profunda y efectiva.

Sólo respirar profundamente desde el abdomen puede cambiarte de un estrés simpático a un modo de relajación parasimpático. Éste es un ejercicio de respiración profunda que uso cuando estoy estresada o ansiosa:

- Con una mano en el pecho y otra en el abdomen, respira hondo por la nariz, asegurándote de que el diafragma (no el pecho) se infla con suficiente aire para provocar un estiramiento de los pulmones.
- Cuenta hasta seis mientras inhalas.
- Cuenta hasta seis mientras exhalas.

Si alguien te está poniendo de malas o si dudas de que puedas sobrevivir a tu día, si sólo sientes cómo se acumula la tensión, *detente*, haz 10 ciclos y luego sigue con lo que estabas haciendo. Una vez que empieces a notar tus propios niveles de estrés y los reduzcas, incluso con esta sencilla práctica, te sorprenderá lo bien que te sientes (¡y tu tiroides también!).

Liberación de estrés semanal

Las técnicas que acabo de mencionar para liberar estrés son muy útiles porque puedes practicarlas en casa, a tu conveniencia. Sin embargo, me gustaría que salieras una vez a la semana. Intenta alguna de las técnicas de relajación que describo más adelante. Una vez que encuentres una técnica que te funcione, disfrútala tanto como tu agenda y tu presupuesto te lo permitan.

Acupuntura

Ésta es una de mis prácticas favoritas para liberar estrés. Intento ir cada viernes; ¡es mi hora feliz! La acupuntura se siente tan bien —y honestamente no me interesa por qué—, pero la científica en mí quedó complacida al leer un estudio publicado en el *Journal of Endocrinology*, en 2013, donde investigadores de la Escuela de Enfermería y Estudios de Salud, de la Universidad de Georgetown, encontraron que la acupuntura parece aliviar el estrés al bloquear la liberación de hormonas de estrés por parte del eje hipotálamo-hipófisis-suprarrenales, junto con el péptido involucrado en la respuesta de pelea o huida. Genial, ¿no? Si necesitas liberar un poco de estrés al final de *tu* semana, te invito a que busques ¡tu propia hora feliz!

Tanque de flotación

Esto es como un baño de tina caliente con sales de Epsom, ¡pero con esteroides! Básicamente flotas en agua salada, a la temperatura de tu piel, dentro de un tanque a prueba de sonido, en la oscuridad, es decir, no tienes absolutamente ninguna estimulación y no estás haciendo ningún esfuerzo, simplemente flotas, descansas, dejas ir todas las responsabilidades por lo que dure tu flotación. El nombre técnico para esta práctica es terapia de estimulación ambiental restringida.

Existen centros de tanques de flotación, así que una simple búsqueda en internet podrá ayudarte a encontrar uno. Por lo general, tendrás la oportunidad de elegir 60 o 90 minutos. Incluso puedes comprar un tanque para tu casa, aunque son un tanto caros.

Como le dije a Laila, los tanques de flotación son especialmente buenos para los problemas de sueño y el insomnio, así como para recuperarse del *jet lag*. Le dije que los utilizara mientras viajaba si era posible y cada vez que volviera a casa, como un tipo de desintoxicación de zona horaria. Los tanques de flotación son magníficos para liberar estrés; tus niveles de cortisol bajan, lo que es genial para tus suprarrenales, tu tiroides y tu sistema inmunológico. También son buenos para aliviar el dolor; la relajación le indica a tu cuerpo que libere endorfinas y elimine el ácido láctico que provoca el dolor muscular. Varios estudios confirman que los tanques de flotación liberan el estrés, la ansiedad, la depresión y la fibromialgia mientras mejoran la circulación, la capacidad de autocuración de tu cuerpo y tu funcionamiento inmunológico. También parecen aumentar la creatividad científica, así como el desempeño deportivo. ¡Un estudio incluso encontró que mejoran tu habilidad para tocar el piano!

Masajes

Cuando le compartí a Laila esta práctica para desestresarse, se sintió escéptica al principio. ¿Cómo podía ser que el lujo de darse un masaje fuera bueno para su salud? Pero los masajes no son sólo uno de los mejores regalos en la vida, también son absolutamente maravillosos para bajar tus niveles de cortisol y dejar ir el estrés. También son buenos para los problemas de sueño, y te prometo que tu cerebro trabajará mejor cuando tengas masajes constantemente.

Si puedes hacerlo, vuelve un masaje parte de tu rutina semanal, o al menos una vez al mes. Incluso mejor, aprende a notar cuándo te sientes especialmente estresado y, si puedes, programa un masaje para ayudarte a liberar esas capas extras de tensión. Si el costo es un problema, ve si hay una escuela de masaje cerca de ti; los estudiantes suelen ofrecer masajes a precios bajos.

Neurorretroalimentación

Es una subcategoría de la biorretroalimentación, y una de la que personalmente me he beneficiado mucho. Básicamente, recibes retroalimentación sobre cómo está operando tu cerebro para que puedas modular los procesos que usualmente suceden subconscientemente. Por ejemplo, tu cerebro necesita encontrarse en un estado específico para quedarse dormido, así que podrías utilizar una capucha con electrodos que midieran la actividad de tus ondas cerebrales, y cuando tu cerebro está en el estado adecuado de relajación o listo para dormir, verás un círculo verde hacerse más grande en la pantalla.

Sé que esto suena extraño, pero de alguna forma, sólo con obtener esa retroalimentación visual, te vuelves capaz de poner a tu cerebro en el estado que provoca el círculo, y eso te permite dormirte o relajarte. Mi propia experiencia es que empiezas a reconocer cómo se siente la relajación, y este conocimiento te permite recrearlo. Todo sucede impresionantemente rápido, ¡un tributo al poder de tu cerebro!

Se ha descubierto que la neurorretroalimentación es especialmente útil para tratar problemas neurológicos como el TDAH, la epilepsia, el traumatismo cerebral y otras condiciones relacionadas. También es muy útil para el estrés, la ansiedad y los desórdenes de sueño.

¡Y hay más!

Éstas son algunas estrategias más para liberar estrés que mis pacientes y yo consideramos útiles:

- **Arte:** puedes liberar estrés haciendo arte y contemplándolo.
- **Terapia:** la terapia psicodinámica, la terapia cognitivo conductual y una terapia de arte o música son opciones que pueden ser de ayuda.
- **Baila:** pon una canción que te guste y baila lejos de ese estrés.

- **Desensibilización y reprocesamiento con movimientos oculares:** esta forma de terapia se enfoca en dejar ir los eventos traumáticos o los sentimientos alterados.
- **Jacuzzi, hidromasaje o baño caliente:** todos son muy relajantes, incluso si sólo te remojas unos 10 minutos.
- **Artes marciales:** incorporan relajación y liberación de estrés en entrenamientos vigorosos.
- **Música:** estudios demuestran que sólo 30 minutos de escuchar música puede bajar tus niveles de cortisol.
- **Pasión:** haz tiempo para lo que sea que te apasione.
- **Mascotas:** ésta es muy importante para mí; sólo ver a mi perra, Mocha, me hace feliz.
- **Juega:** lo que te haga feliz liberará tu estrés. ¡Adelante!
- **Sexo:** el paliativo de la naturaleza en todas sus formas. Altamente recomendable.
- **Sacúdelo:** literalmente, sacude tus brazos, piernas o cabeza, e imagina que te sacudes las preocupaciones o el estrés, especialmente después de tener un pleito o recibir una mala noticia.
- **Tai chi:** hay muchas formas de tai chi, desde la versión del arte marcial, hasta una mucho menos demandante, pero todas involucran respiración, relajación y liberación de estrés.
- **Golpeteo (*tapping*):** esta práctica es una parte integral de la técnica de libertad emocional, una forma de dejar ir pensamientos o emociones estresantes.
- **Té:** toma cinco minutos para sentarte tranquilamente con una fragante taza de té herbal sin cafeína, concéntrate en su olor, su calor y su sabor.

Cómo resolvió Laila su problema de estrés

Laila ya se había comprometido con la parte de la dieta del plan de conexión con la tiroides. Encontró formas para llevar consigo alimentos sanos durante las largas horas de vuelo y encontró restaurantes en cada uno de sus destinos frecuentes.

Más allá de la dieta, sin embargo, Laila se dio cuenta de cómo el sueño, el ejercicio y el estrés estaban exacerbando su enfermedad de Graves, y decidió que tenía que hacer algunos cambios. Mientras empezamos a trabajar con las hierbas y los suplementos para calmar su tiroides, Laila atendió estas otras áreas de su vida.

Aunque había disfrutado realmente sus rutinas extremas de ejercicio, estuvimos de acuerdo en que, hasta que su tiroides no estuviera completamente curada, el mejor ejercicio para ella era enfocarse en su reducción de estrés, sin un ejercicio más intenso que caminar.

Para liberar su estrés, Laila probó la neurorretroalimentación al principio, pero se dio cuenta de que consumía demasiado tiempo de su agenda ya apretada. HeartMath funcionó mejor porque podía utilizarlo en cualquier momento con su teléfono, el cual por supuesto siempre traía consigo. Descubrió que realmente disfrutaba pasar tiempo con sus seres queridos, a quienes había estado descuidando en favor del trabajo y el ejercicio. También empezó a amar su ritual nocturno de un baño caliente y perfumado bajo las luces ámbar, con su música favorita de fondo.

Su herramienta predilecta para liberar el estrés resultó ser el tanque de flotación. Yo estaba encantada porque es magnífico para ayudarte a restablecer tu patrón de sueño. Quedamos de acuerdo en que no iba a poder mantener un ritmo circadiano ideal, pero que encontraría tanques de flotación en sus viajes al extranjero y programaría visitas regularmente en su ciudad. Las cortinas eléctricas y los focos ámbar también hicieron una diferencia significativa en su patrón de sueño. Laila incluso llevaba lentes ámbar y un antifaz para dormir cuando viajaba, para que pudiera volver su cuarto de hotel un lugar mejor para dormir.

Durante los siguientes seis meses, mientras su estrés bajaba y su tiroides respondía a las hierbas relajantes y los suplementos de apoyo, empezó a añadir algunas sesiones de natación. Encontró que le encantaba el tiempo reflexivo y en silencio que pasaba en el agua. Para Laila, nadar era lo mejor de ambos mundos: un vigoroso entrenamiento y una forma de darle un respiro a su tiroides y sus glándulas suprarrenales.

Cuando me encontré con Laila en el curso de varios meses, retomamos la idea de que sus respuestas eran un trabajo en proceso. Le dije que no tenía que encontrar el programa desestresante perfecto de inmediato, que podía ser gentil consigo misma y darse tiempo para definir el estilo de vida correcto para ella. Lo importante era estar consciente de cómo sus decisiones afectaban su cuerpo para que pudiera elegir estrategias que la dejaran en calma y, sin embargo, con energía a lo largo de su satisfactoria vida.

Después de varios meses, los síntomas de Laila bajaron, sus anticuerpos desaparecieron, ya no necesitaba ninguna forma de medicamento. Aunque si no seguía el plan de conexión con la tiroides, su Graves podía volver, la dieta y el estilo de vida correctos mantendrían a su tiroides, su sistema inmunológico y su intestino funcionando en condiciones óptimas. Efectivamente, había revertido su Graves y podía disfrutar una sensación de bienestar junto con una salud espléndida. Como me dijo Laila, la liberación de estrés hizo una enorme diferencia en su condición y sus probabilidades.

"Lo realmente emocionante es cuán *poderosa* me siento —me dijo—. Si algo deja de funcionar, sé que tengo el poder de crear una nueva solución. Saber eso, para mí, ¡es lo más desestresante de todo!"

QUINTA PARTE

El método Myers paso a paso

Capítulo 11

El plan de conexión con la tiroides

Ésta es la parte más emocionante del libro porque estás a punto de comenzar mi plan de 28 días para apoyar tu tiroides y tu sistema inmunológico, y encender tu salud otra vez. ¡Estoy encantada! Éste es el momento de la verdad, cuando inicias tu viaje hacia la salud óptima mediante un enfoque cuádruple:

- Emplear el poder de los alimentos mientras sanas tu intestino
- Controlar las toxinas
- Tratar tus infecciones
- Liberar tu estrés

Entonces, ¿cómo funciona esto?

Paso 1: sigue el plan de 28 días que comienza en la página 309

Este plan te dice exactamente lo que debes hacer desde el momento en que despiertas hasta que vas a la cama. Incluye todos los alimentos y suplementos que necesitas para una salud óptima mientras te mantiene lejos de los alimentos inflamatorios y supresores de la tiroides que no dejan a tu cuerpo sanar. También incluí la liberación de estrés dentro del plan, incluyendo el ejercicio (ve la página 251 para tu lista de opciones saludables).

Desarrolla tu plan personalizado de suplementación

Como parte de tu plan de 28 días tomarás suplementos, pero ¿cuáles? Eso depende de tu situación personal, del tipo de disfunción tiroidea que tengas, si es autoinmune o no, si tienes SNP y si ya sufres de infecciones intestinales, otras infecciones o disfunción suprarrenal. Si fueras mi paciente, te haría una revisión completa y crearía un plan específico, detallado, basado en tu historia clínica y los resultados de tus análisis. En este libro haremos la siguiente mejor opción. A partir de la página 282 te llevaré de la mano para revisar tu situación individual. Usarás esa información para completar tu propio plan de suplementación personal y tomarás esos suplementos durante 28 días, y en algunos casos durante más tiempo.

Empieza tu plan de defensa contra las toxinas

Como vimos en el capítulo 8, éste será un plan personalizado para tus condiciones particulares de estilo de vida, presupuesto y salud. Revisa la página 307 para un recordatorio de lo básico y empieza controlando las toxinas en *tu* vida.

Paso 2: después de 28 días, consulta a tu médico y retoma algunos alimentos si es posible

Revisa en la página 145 una lista de todos los análisis que necesitas y relee el capítulo 6 para sugerencias sobre cómo trabajar con tu médico. Ve a la página 368 para descubrir cómo retomar algunos alimentos, incluyendo pequeñas cantidades de azúcar, cafeína y alcohol si lo deseas.

Sé que para algunos de ustedes esto puede parecer abrumador. Tal vez estabas buscando una dieta simple, quizá un suplemento o dos, algo que se pareciera más a los planes que has visto en otros libros de salud, pero como has aprendido a lo largo de este libro, tu cuerpo funciona como un todo. No puedes sólo sacar un par de alimentos y añadir unas cuantas vitaminas, ¡no si quieres resultados fantásticos! Quiero que tengas beneficios en todos los aspectos posibles: dieta, suplementos, sanar tu intestino, controlar las toxinas, curar tus infecciones y liberar el estrés.

Pero no te preocupes. Una vez que hayas completado tu plan de suplementos, básicamente todo lo que necesitas es seguir los pasos día a día que empiezan en la página 309. Una vez que lo hayas hecho durante un día o dos, se volverá algo normal para ti. ¡Revísalo ahora para que veas qué tan simple es!

Qué comer

De acuerdo, seré honesta contigo. Si alguien me indicara cada cosa que debo comer durante los siguientes 28 días, no lo haría. Yo querría sustituir el pollo con salmón, la albahaca con cilantro, o comer una manzana en lugar de una pera. Claro, elegiría opciones sanas, pero me gustaría que fueran *mías*.

Sin embargo, conozco a muchas personas que prefieren tener todas las opciones preestablecidas para no tener que pensar en ello. Lo entiendo, tienes muchas otras cosas que hacer, no quieres tener que preocuparte sobre qué clase de proteína preparar para la cena.

Pues, ¿sabes qué? Sin importar la forma que prefieras, así lo tendrás. Trabajé en conjunto con mi nutrióloga certificada, Brianne Williams, para preparar tres comidas más una colación cada día, para los 28 días. Pero al principio de la página 273 expongo todas las bases de lo que puedes y no puedes comer para que si *quieres* sustituir algo sepas cómo hacerlo. Cambiar pescado por pollo está bien. Añadir huevos o lácteos no, al menos no durante los primeros 28 días. Así que si sólo sigues los planes de comidas que creamos, ¡sensacional!, pero si quieres jugar un poco con ellos, también está bien. No podríamos incluir absolutamente todos los alimentos que está bien comer; simplemente son demasiados. Sólo asegúrate de no incluir *ningún* alimento dentro de la lista "Alimentos para desechar". De otro modo te arriesgas a inflamar tu sistema inmunológico y mermar tu tiroides. ¿Por qué sabotear tu oportunidad de encender tu salud?

Me encantaría que todas tus comidas fueran caseras y orgánicas durante los 28 días para que puedas asegurarte totalmente de obtener los nutrientes que necesitas y ningún alimento inflamatorio, tóxico o supresor de la tiroides, el cual afectará tu glándula, tu intestino y tu sistema inmunológico. Después de este mes, podrás ampliar tu dieta y disfrutar comer en un restaurante. ¡Yo lo hago! Pero para darle a tu salud tiroidea el mejor cimiento posible, será mejor que sigas este plan.

Procuré que cocinar en casa fuera lo más fácil posible para ti, por lo que preparar cada una de estas deliciosas y nutritivas recetas no te tomará más de media hora. Acomodamos el plan para que siempre sobre suficiente, lo cual reducirá todavía más tu tiempo en la cocina. Puedo garantizarte que no te sentirás con hambre mientras dure el plan porque las recetas son ricas y suculentas. Además, estarás equilibrando nuevamente tu tiroides y recuperando energía, sintiéndote más lúcido y disfrutando de un estado de ánimo tranquilo, optimista y equilibrado.

Evitarás muchos alimentos potencialmente inflamatorios durante las siguientes cuatro semanas para darle a tu tiroides y tu sistema inmunológico la mejor oportunidad posible de recuperarse. Luego, como verás en las páginas 365-369, encontrarás cómo reintroducir ciertos alimentos en tu dieta, incluyendo pequeñas cantidades de cafeína, azúcar y alcohol, pero por favor, sigue comiendo orgánico.

Estoy muy emocionada de que hayas decidido embarcarte en este viaje de 28 días. NO puedo esperar para que experimentes más energía, menos niebla mental y más vitalidad, y que puedas estar en tu peso ideal. ¡Empecemos!

Alimentos permitidos: resumen

- **Proteínas de calidad:** carnes orgánicas de libre pastoreo o silvestres, aves de caza, incluyendo res, bisonte, cerdo, cordero, pollo, pato, pavo y pescados silvestres.
- **Carbohidratos complejos:** frutas y verduras, incluyendo camotes y calabazas.
- **Grasas saludables:** aguacate, coco, aceite de coco, aceite de oliva extravirgen, leche de coco entera y grasa animal.
- **Especias:** canela, ajo, jengibre y cúrcuma son de tus opciones más saludables.
- **Bebidas refrescantes:** agua filtrada, tés herbales (sin cafeína), jugos de verduras caseros, agua mineral, agua carbonatada y un poco de té verde orgánico si lo deseas.

Alimentos para disfrutar
Proteínas de calidad

1. Para ahorrar tiempo y energía, considera cocinar tu carne y aves al principio de la semana —quizá el domingo en la noche—, para que puedas utilizarlas a lo largo de la semana.
2. Enfócate en carnes magras orgánicas, silvestres y de libre pastoreo. Evita los productos procesados, como carnes frías, que pueden contener gluten, azúcar, soya y maíz, y generalmente son carnes de poca calidad.
3. Considera comprarle a algún granjero local carnes orgánicas, silvestres o de libre pastoreo, a granel.

Disfruta:

- Aves silvestres orgánicas
  - Pollo
  - Pavo
  - Pato
- Cordero orgánico alimentado con pastura
- Animales de caza
- Pescado fresco silvestre
  - Salmón del Pacífico
  - Halibut
  - Merluza
  - Bacalao
  - Huachinango
  - Lenguado
  - Abadejo
  - Trucha
- Pescado empaquetado en agua o aceite
  - Sardinas
  - Salmón silvestre
- Res o búfalo magros, orgánicos, de libre pastoreo
- Cerdo o tocino orgánico

PROTEÍNA PALEO DEL MÉTODO MYERS

Verás que incluí la proteína paleo del método Myers en algunas recetas porque es importante que tu tiroides y tu sistema inmunológico obtengan todos los aminoácidos y la proteína que necesitan. La mayoría de los polvos proteínicos está hecha con lácteos, granos, semillas, huevos o leguminosas, todos potencialmente inflamatorios para tu tiroides y, en algunos casos, causantes de mimetismo molecular (ve las páginas 111-113). Estoy encantada con compartirte una mejor opción: proteína paleo, hecha con res criada sin hormona, antibióticos o alimentada con OGM.

La proteína paleo en polvo está libre de lácteos, gluten, semillas, huevos y leguminosas, así que es perfecta para tu plan de conexión con la tiroides. Es una fuente rápida y sencilla para cubrir la necesidad de aminoácidos que apoyen a tu tiroides y a tu sistema inmunológico. Aún más, ¡sabe muy bien!

Frutas

1. Elige fruta fresca orgánica o fruta congelada sin aditivos. La fruta fresca entera te ayudará a sentirte satisfecho (el término técnico es "promover la saciedad") más que cualquier otra.

2. Por favor evita las frutas secas o que hayan sido endulzadas. Alimentan las bacterias malas, así como la *Candida*, otros tipos de sobrecrecimiento de levadura y el SBID. También promueven picos y caídas en tus niveles de glucosa, dejándote famélico como resultado.

3. Una forma maravillosa de disfrutar tu fruta diaria es un licuado en la mañana. Las moras añaden un poco más de fibra, así que son una opción fantástica.

4. En lugar de comprar jugo de limón procesado, exprime un poco de limón fresco en tu agua o ensalada.

Disfruta:
- Arándanos
- Cerezas
- Chabacanos, sólo frescos a menos de que se especifique lo contrario en una receta
- Ciruelas
- Duraznos
- Higos, sólo frescos
- Kiwi
- Limas
- Limones
- Mandarina
- Mango
- Manzana
- Melón: cantalupo, verde
- Moras: zarzamoras, moras azules, frambuesas, fresas
- Naranja
- Naranja enana

- Pera
- Plátano
- Plátano macho
- Puré de manzana sin endulzar
- Sandía
- Toronja
- Uvas

Verduras

1. Puedes disfrutar tus verduras orgánicas crudas (excepto las crucíferas), al vapor, cocidas, horneadas, en jugo o al horno, de cualquier modo, menos fritas.

2. Un buen consejo para ahorrar tiempo es tener listas tus verduras para cocinar tan pronto como las compres: lávalas, pícalas y luego guárdalas en contenedores de vidrio o de cerámica (¡nada de plástico por favor!). Te sorprenderá lo fácil que es cocinar cuando las verduras ya te están esperando.

3. Guarda tus verduras para colaciones en contenedores pequeños de vidrio o de acero inoxidable para que las tengas a la mano.

4. Para grasas saludables, usa guacamole como dip para tus verduras.

5. Si tienes más verduras frescas de las que puedas comer antes de que se echen a perder, prepara una mezcla asada y guárdala en el congelador para la próxima vez que estés demasiado ocupado para cocinar.

Nota:
Las verduras crucíferas son *goitrógenos* potenciales, alimentos que afectan tu funcionamiento tiroideo. Tienen muchos nutrientes importantes, así que no quiero que las saques de tu dieta, ¡al contrario! Cocerlas reduce sus propiedades goitrogénicas, así que asegúrate de cocinarlas siempre. La fermentación hace lo mismo. Si debes comerlas crudas, que sean sólo pequeñas cantidades. Puse un asterisco junto a cada verdura crucífera en la lista.

Disfruta:

- Alcachofa
- Apio
- Arúgula*
- Betabel
- Brócoli*
- Brotes de bambú
- Calabacitas
- Calabaza
- Cebollín
- Col berza*
- Col blanca*
- Col china (*bok choy*)*

- Col rizada (*kale*)*
- Coles de Bruselas*
- Coliflor*
- Espárragos
- Espinacas
- Lechuga
- Nabo*
- Pepino
- Poro
- Rábano blanco
- Rábano rojo*
- Zanahoria

Verduras almidonadas

Siéntete libre de incluir estas verduras orgánicas en tu plan de conexión con la tiroides, pero considera que son menos saludables que las verduras sin almidón, así que disfrútalas con moderación. Si estás dentro del protocolo para SBID o levadura, sólo una porción al día; de otro modo, puedes comer hasta dos porciones al día.

Disfruta:

- Calabaza bellota
- Calabaza de Castilla
- Calabaza espagueti

- Calabaza kabocha
- Calabaza mantequilla
- Camotes

Grasas y aceites saludables

1. Para evitar el calor y los químicos utilizados para producir la mayoría de los aceites, elige aceites orgánicos de extracción en frío o prensado (lee la etiqueta).
2. Querrás evitar la mantequilla, pero el aceite de coco y la grasa del tocino son sustitutos fabulosos.
3. Para un poco de dulce, la mantequilla o manteca de coco es una gran opción.

4. Todos los tipos de aceite de canola tienen OGM, así que evítalos por favor.

Nota:
Técnicamente, los aguacates son frutos, pero son bajos en azúcar y muy altos en grasas saludables, así que mejor quiero que los consideres como grasas saludables.

Disfruta:

- Aceite de aguacate
- Aceite de coco
- Aceite de oliva
- Aceite de semilla de uva
- Aguacate
- Coco
- Grasa animal de res, cerdo o aves

Especias y condimentos

1. La denominación *especias* en una lista de ingredientes es una generalidad que puede incluso significar gluten. Evita cualquier cosa con este ingrediente.
2. Puedes disfrutar de la stevia, pero sólo en pequeñas cantidades. Si puedes no usarla, ¡incluso mejor!

Disfruta:

- Ajo
- Albahaca
- Algarrobo
- Canela
- Cardamomo
- Cilantro
- Clavo
- Comino
- Cúrcuma
- Diente de león
- Eneldo
- Estragón
- Hinojo
- Jengibre
- Laurel
- Mostaza
- Nuez moscada
- Orégano
- Perejil
- Pimienta negra
- Romero
- Sal de mar
- Stevia
- Tomillo
- Vinagre de manzana

Bebidas

1. Nuestro planeta nos provee de agua y, ¿sabes qué?, es la bebida ¡más sana de todas!

2. Da sabor a tu agua con pepino, limón o algunas moras.

3. El agua carbonatada es *casi* tan buena como el agua. Añade una rebanada de limón o lima para un poco más de cítrico.

4. Evita en general el agua de coco, la cual es alta en azúcar. Sin embargo, si necesitas una bebida isotónica, el agua de coco es alta en electrolitos.

5. No recomiendo jugos de fruta solamente —ni siquiera naturales o caseros— porque son muy altos en azúcar y les falta la fibra que vuelve tan sana y satisfactoria una fruta fresca. Un jugo con muchas verduras y no más de la mitad de una pieza de fruta o la mitad de una taza de moras por porción es una gran alternativa a los jugos de fruta altos en azúcar, además de que son buenos para limpiar.

Disfruta:

- Agua filtrada; por mucho tu mejor opción.
- Agua mineral o carbonatada.
- Jugo de verduras puro, orgánico, sin endulzar, con la mitad de una pieza de fruta o la mitad de una taza de moras máximo por porción.
- Leche de coco orgánica, en moderación por su alto contenido de azúcar.
- Té herbal orgánico, sin cafeína.

Alimentos para desechar

Recuerda, algunos de estos alimentos se quedarán permanentemente fuera de tu dieta, sin embargo, puedes reintroducir varios de ellos después de los 28 días. En las páginas 193-194 expliqué los alimentos que puedes retomar y cómo probarlos.

Alimentos tóxicos para desechar

- Aceites procesados y refinados: grasas hidrogenadas, margarina, mayonesa, aderezos, manteca, cremas para untar, grasas trans
- Aditivos alimentarios: cualquier alimento que contenga colorantes artificiales, saborizantes artificiales o conservadores
- Alcohol
- Alimentos genéticamente modificados (OGM), incluyendo el aceite de canola y el azúcar de betabel
- Carnes procesadas: carnes enlatadas (como jamón; el pescado enlatado está bien), carnes frías, *hot dogs*; el chorizo está bien, pero asegúrate de que sea libre de gluten
- Comida rápida, comida chatarra, alimentos procesados
- Endulzantes: azúcar, licores, endulzantes naturales (como la miel, el agave, el jarabe de maple, la melaza y el azúcar de palma), jugos endulzados, jarabe de maíz de alta fructuosa; la stevia con moderación está bien
- Estimulantes y cafeína: té con cafeína, chocolate, café

Condimentos y especias para desechar

- Cátsup
- Chile de árbol
- Cualquier tipo de chocolate que sea menor de 90% de cacao

- Paprika
  - Pepinillos
  - Pimienta cayena (la pimienta negra está bien)
  - Salsa *barbecue*
  - Salsa de soya
  - Salsa tamari
  - Salsa teriyaki

Alimentos inflamatorios para desechar

- Cacahuates
- Gluten: cualquier cosa que contenga cebada, centeno o trigo
- Granos y seudogranos libres de gluten: amaranto, mijo, avena, quinoa, arroz
- Huevos
- Jugos de fruta endulzados
- Lácteos: mantequilla, caseína, queso, queso cottage, crema, helado de yogur, ghee, queso de cabra, helado, leche, crema deslactosada, proteína de suero, yogur
- Leguminosas: frijoles, garbanzos, lentejas, chícharos (deshidratados y frescos), ejotes
- Maíz y cualquier cosa hecha con maíz (harina de maíz, cereal de maíz, botanas) o que contenga jarabe de maíz de alta fructosa
- Nueces, incluyendo las cremas de nueces
- Semillas, incluyendo cremas de semillas
- Solanáceas: berenjena, pimientos, papas, jitomates; los camotes están bien
- Soya

Recuerda:
Durante tus primeros 28 días puedes elegir cualquier alimento que gustes, mientras no esté en la lista de alimentos que tirar. Los alimentos en las páginas 273-279 son sólo ejemplos de la clase de alimentos sanos que puedes elegir.

Qué suplementos tomar

Como has visto, los suplementos que necesites dependen de tu situación particular, así que quiero que leas esta sección con mucho cuidado. Cada vez que descubras un suplemento que necesites, añádelo a tu plan personalizado de suplementos en las páginas 307-308. Luego, durante los 28 días, puedes consultar tu plan para recordar qué suplementos necesitas tomar y cuándo deberías tomarlos.

Como dije antes, puede parecer complicado. Me gustaría que pudieras estar en mi oficina ahora; sería yo quien preparara esta lista y te diera la dieta, y entonces sabrías exactamente qué hacer. Dado que no puede ser así, te ayudaré a que prepares tu propia lista. Una vez que la tengas, todo será más fácil, así que vayamos paso a paso.

Preparar tu plan personalizado de suplementos

Hay un multivitamínico completo, aceites de pescado con omega 3 y probiótico que quiero que todos tomen, así que los escribí para ti en las páginas 307-308. El resto de los suplementos que tomarás depende de las condiciones que tengas:

* Si eres hipertiroideo
* Si eres autoinmune, incluyendo la enfermedad de Hashimoto y la de Graves
* Si tienes sobrecrecimiento de levadura intestinal
* Si tienes sobrecrecimiento bacteriano en el intestino delgado (SBID)
* Si tienes parásitos
* Si tienes permeabilidad intestinal
* Si tienes infecciones sistémicas
* Si tienes disfunción suprarrenal
* Si tienes SNP o altos niveles de homocisteína

Ya sabes si tienes algunas de estas condiciones, como hipertiroidismo o disfunción autoinmune. Para otras, como las infecciones intestinales y la disfunción suprarrenal, necesitarás llenar los cuestionarios que incluí; los verás conforme llegues a las páginas 307-308 para completar tu plan. Y aún para otros, como las infecciones y el SNP, necesitarás consultar a tu médico.

CUANDO COMPRES SUPLEMENTOS, ¡CUIDADO!

La industria de los suplementos no está regulada, así que necesitas tener mucho cuidado sobre dónde compras tus suplementos. Por favor asegúrate de comprar un multivitamínico de nivel farmacéutico, de alta calidad, que no tenga soya, maíz, gluten ni lácteos, que se haya fabricado de acuerdo con las buenas prácticas de manufactura y que otros hayan probado para asegurarte de que es lo que dice ser.

Sé que es muy tentador ahorrar dinero en productos baratos y comprar en tu tienda local, pero por favor resiste esa tentación porque los productos que encontrarás en tu farmacia local e incluso en la mayoría de las tiendas naturistas *no* te darán la misma calidad.

En cambio, puedes conseguir la mayoría de los suplementos que recomiendo en mi tienda en línea (store.amymyersmd.com). Los suplementos de alta calidad son una de las mejores inversiones que puedes hacer para tu salud.

Apoyo tiroideo... para todos
Aceites de pescado con omega 3: 1 000 mg dos veces al día con alimentos

- Ya llené esta parte en tu lugar, en las páginas 307-308, ¡así que no tienes que hacerlo!

El pescado fresco está muy bien y comerás un poco este mes, pero también quiero asegurarme de que tomes un suplemento con ácidos grasos omega 3, lo que ayudará a reducir la inflamación mientras apoyas tu sistema inmunológico. Algunos estudios han indicado que los ácidos grasos omega 3 pueden aumentar la absorción de hormona tiroidea. Un estudio publicado en el *Journal of Nutritional Biochemistry*, en 2010, muestra ratas que recibieron dietas que contenían aceite de soya o aceite de pescado. El grupo con aceite de pescado demostró tener niveles más altos de receptores que las células usan para absorber la hormona tiroidea, así como niveles más altos de las enzimas involucradas en dicha absorción.

Probióticos: entre 30 mil millones y 100 mil millones de unidades al día, tomadas con alimentos

- Ya llené esta parte en tu lugar en la página 307, ¡así que no tienes que hacerlo!

Tu intestino está lleno de bacterias beneficiosas que te ayudan a digerir los alimentos y prevenir que las bacterias malas entren. Desafortunadamente, estas bacterias beneficiosas pueden verse mermadas por antibióticos, esteroides medicamentos antiácidos, una dieta pobre, estrés y muchos otros factores. Tomar una dosis concentrada alta de probióticos cada día puede ayudarte a recuperar el sano equilibrio de bacterias en tu intestino. Asegúrate de no tomarlo antes de dos horas después de tomar tus suplementos para levadura y SBID. Aunque anoté un probiótico por día, si consigues pastillas que tengan cantidades más pequeñas, siéntete en libertad de extender tu dosis a más de una comida.

> **Nota:**
> Si tienes sobrecrecimiento bacteriano en el intestino delgado (SBID), te recomiendo tomar el probiótico de la página 298.

El complejo multivitamínico del método Myers, con o sin hierro, como sea necesario (ve la página 290): tres pastillas con la comida y tres pastillas con la cena. (Si eliges sustituirlo con un multivitamínico diferente, usa los lineamientos de abajo para escoger una marca alterna y luego sigue las indicaciones de la botella)

- Ya llené esta parte en tu lugar en las páginas 307-308, ¡así que no tienes que hacerlo!

Un multivitamínico es la forma más eficiente de asegurarte de tener todo el espectro de nutrientes que tu cuerpo necesita. Sin embargo, *no* todos los multivitamínicos son iguales. Para asegurarte de obtener lo que necesitas para un funcionamiento tiroideo óptimo, formulé especialmente mi propio complejo. No tienes que comprarlo conmigo, pero lo recomiendo ampliamente. Tómalo con alimentos porque incluye varias vitaminas solubles en grasa. Sin embargo, no lo tomes con el desayuno porque contiene calcio, el cual puede interferir con la absorción de tu suplemento hormonal tiroideo. (Si no estás tomando un suplemento hormonal tiroideo, puedes tomarlo en el desayuno si así lo prefieres).

Por supuesto, no tienes que comprar específicamente el multivitamínico que yo recomiendo, pero sí quiero que te asegures de que contenga todos los ingredientes esenciales en las cantidades correctas:

Vitamina A: 5 000 a 10 000 ui al día

Sin cantidades suficientes de vitamina A, tu cuerpo no puede llevar la T3 libre a tus células. La vitamina A también apoya tu sistema inmunológico. Dado que la vitamina A es soluble en grasa, deberás tomarla con alimento. La mayoría de los multivitamínicos tiene una mezcla de vitamina A en la forma de acetato retinilo o palmitato retinilo (vitamina A preformada), además de algunos betacarotenos que tu cuerpo puede convertir en vitamina A. Ten cuidado: la vitamina A se guarda en el hígado y puede ser tóxica si se toma demasiado. Preferiría que consiguieras un multivitamínico que contenga alrededor de 75% de su vitamina A como mezcla de betacarotenos y 25% de vitamina A como tal para prevenir problemas de toxicidad.

Vitaminas B

- Riboflavina: 50 mg al día
- Niacina: 200 mg al día
- Vitamina B_6: 50 mg al día
- Folato: 800 mcg al día
- Vitamina B_{12}: 1 000 mcg al día

Tu glándula tiroides necesita yodo para producir hormona tiroidea y necesita vitamina B_2 para llevarle el yodo. La vitamina B_2 también ayuda a activar otras vitaminas y aumentar la absorción de otras vitaminas B.

También necesitas B_{12} para producir TSH, así como para la formación de glóbulos rojos, el funcionamiento neurológico y una horda de otras funciones. Es difícil obtener toda la B_{12} que tu cuerpo necesita sólo de los alimentos, especialmente si tienes intestino permeable, SBID o sobrecrecimiento de levadura, pero es todavía más difícil si no comes carne. Así que asegúrate de que tu multivitamínico incluya suficiente B_{12} o toma un poco más para que obtengas los 1 000 mcg al día (ve el cuadro "¿Tu multivitamínico es suficiente?" en la página 289). El tipo de B_{12} es importante también. La mayoría de los multivitamínicos contiene B_{12} en la forma de cianocobalamina, que en realidad es sintética y tu cuerpo debe convertir en una forma útil de B_{12}, metilcobalamina. Por favor, asegúrate de que tu multivitamínico tenga esta última, especialmente si tienes uno o dos de los SNP conocidos como MTHFR (ve la página 219).

El resto de las vitaminas B son apoyos importantes para el funcionamiento inmunológico, la liberación de estrés y muchos otros procesos corporales. Trabajan en sinergia unas con otras, así como con otros nutrientes clave en tu cuerpo, así que toma el multivitamínico que recomiendo o lee las etiquetas con mucho cuidado para asegurarte de que obtengas todas las vitaminas B que necesitas y en las formas que necesitas. Te recomiendo encontrar una marca que tenga las vitaminas B en sus formas coenzimáticas (¡revisa la etiqueta!) y que tenga una mezcla de folatos naturales de isómeros activos, así como

TMG (trimetilglicina), colina y metilcobalamina para apoyar la metilación, especialmente si tienes uno de los SNP que la afectan (MTHFR, ve la página 219). (Sé que la lista se lee como si fuera otro idioma, pero revisa la etiqueta o sólo compra una de las marcas que recomiendo.)

Vitamina C: 1000 mg al día

Ésta es otra vitamina que necesitas para llevar el yodo a tu glándula tiroides. La vitamina C es también uno de esos antioxidantes milagrosos que parecen ayudar en casi todos los procesos de tu cuerpo. Ayuda a protegerte del daño de los radicales libres; es clave para producir colágeno (que también tomarás como suplemento); ayuda a tu cuerpo a absorber hierro (que también necesitarás para el funcionamiento tiroideo), y es un apoyo fabuloso para tu sistema inmunológico. ¡Toma un momento para alabar a la fabulosa vitamina C!

Vitamina D3: 1000 UI al día

La deficiencia de vitamina D puede aumentar tu riesgo de enfermedad tiroidea autoinmune. Un estudio realizado en Nueva Delhi, India, demostró que cuando las cifras se ajustan por edad, entre más alto esté el nivel de vitamina D, menos anticuerpos tiroideos habrá. Otra evidencia sugiere que la deficiencia de vitamina D es más común entre la gente con cáncer de tiroides y nódulos en la tiroides, indicando aún más la importancia de la vitamina D en tu salud tiroidea.

Yodo: 150 a 300 mcg al día

Como sabes, tu glándula tiroides necesita yodo para producir T4 y T3. Aunque puedes —¡y debes!— obtener yodo de tu alimentación, quiero que tomes también suplementos, sólo para estar completamente seguros de que tienes suficiente. Para más yodo y por qué lo necesitas, revisa la página 205 en el capítulo 8.

Magnesio: 50 mg al día

Necesitas magnesio para producir suficiente TSH, una parte integral del sistema de señalización de la tiroides. Tu cuerpo usa magnesio para sintetizar el glutatión, el cual, como vimos, es crucial para apoyar tus secuencias de desintoxicación. También necesitas este magnífico mineral para el funcionamiento de más de 300 sistemas enzimáticos, incluyendo la síntesis de proteína, el funcionamiento de músculos y nervios, el control de la glucosa en la sangre y la regulación de la presión arterial. Por último, el magnesio es también crucial para los impulsos nerviosos, la contracción muscular y los ritmos cardiacos normales.

Selenio: 200 mcg al día

Después del yodo, el selenio es probablemente el siguiente mineral más importante que afecta tu funcionamiento tiroideo. Tu cuerpo necesita el selenio para convertir la T4 en T3. Significativamente, la gente que vive en áreas donde el suelo es tan bajo en selenio es más propensa a desarrollar enfermedad de Hashimoto. Un estudio fascinante publicado en 2002 afirma el valor de la suplementación con selenio. En un estudio con placebos controlados, investigadores alemanes dieron 200 mcg de selenita de sodio diario a pacientes con enfermedad de Hashimoto y altos niveles de peroxidasa tiroidea (TPO). Después de tres meses, la gente que tomaba selenio vio un descenso inmenso de anticuerpos —66.4%—, e incluso en algunas personas los anticuerpos TPO volvieron a la normalidad. Así que si quieres revertir tu enfermedad de Hashimoto, el selenio es la clave.

Zinc: 25 mg al día

El zinc es otro metal que tu cuerpo necesita para producir TSH. Juega un papel en el funcionamiento inmunológico, la síntesis de proteínas, la curación de heridas y la división de células. Tu cuerpo no tiene forma de guardar zinc, así que necesitas tomarlo diario. Dado que el zinc es vital para tu funcionamiento tiroideo, quiero que tomes suficiente en tu multivitamínico y así puedas estar cien por ciento seguro de que tienes todo el que necesitas.

Hierro: 25 mg al día (si eres una mujer que todavía está menstruando)

Si quieres convertir T4 en T3 —¡y sí quieres!— necesitas hierro. También es crucial para la formación de hemoglobina, la cual permite que tus células transporten oxígeno.

¿TU MULTIVITAMÍNICO ES SUFICIENTE?

En la mayoría de los casos, un multivitamínico de alta calidad como el que recomiendo te dará todos los nutrientes que necesitas, pero hay algunas excepciones. Te recomiendo que empieces tomándolo durante 30 o 60 días, y luego pidas a tu médico que analice tus niveles de varios nutrientes, como describo en la página 145. Al ver tus resultados, puedes necesitar añadir nutrientes individuales además del multivitamínico. Trabaja con tu médico para decidir qué necesitas y cuánto. El cuerpo de cada uno es diferente. Asegúrate de apoyar *tu* cuerpo único por medio de análisis y suplementos.

Éstos son algunos de los ejemplos más comunes de nutrientes que puedes necesitar además de tu multivitamínico. Tómalos con alimentos, ya sea en una dosis única (si es como los compraste) o, de ser posible, en dosis divididas.

Vitamina B$_{12}$
Depende de tu estatus de SNP, pero puedes necesitar todavía más B$_{12}$ de la que obtienes con el multivitamínico, incluyendo el mío (ve las páginas 286-287 para los lineamientos).

Vitamina D3
La mayoría de la gente es deficiente en vitamina D, por lo que es probable que necesites tomar un suplemento adicional de vitamina D para poder subir tus niveles al rango óptimo de 60 a 80 ng/ml. La mayoría de mis pacientes necesita tomar al menos 1 000 UI al día. Te sugiero que le pidas a tu médico que haga análisis y luego trabaje contigo para determinar cuánta vitamina D necesitas tomar.

Si tomas un suplemento de vitamina D$_3$, recuerda que es soluble en grasa, así que debes tomarla con alimentos, con calcio y con vitamina K. Trabaja con tu médico para calcular las cantidades correctas.

Cuidado: La vitamina D$_3$ se almacena en el hígado y puede ser tóxica si tus niveles son demasiado altos. Asegúrate de trabajar con tu médico para revisar tus niveles después de algunos meses.

> *Hierro*
>
> Si eres un hombre que come carne, probablemente no necesitarás más hierro. Sin embargo, si eres una mujer que no ha empezado la menopausia, y especialmente si no comes carne, seguramente sí lo necesitas. Como expliqué en la página 145, deberías trabajar con tu médico para analizar tus niveles de ferritina y luego definir cómo suplementarte hasta que hayas alcanzado un nivel entre 50 y 100 ng/ml.
>
> Para algunas personas, los suplementos de hierro pueden constipar. Cuando escucho esto pienso que están tomando un suplemento de baja calidad o tomándolo de forma que no puedan absorberlo. Creo que el glicinato de hierro usualmente etiquetado como el quelato bisglicinato ferroso es la forma mejor tolerada y absorbida.

Si eres hipertiroideo

Suplementos para ayudar a todo tu cuerpo

Cuando eres hipertiroideo, todo tu cuerpo está acelerado. Tu tiroides hiperactiva desgasta tu cuerpo como si estuvieras corriendo 24 horas, los siete días de la semana. Como viste en el capítulo 6, tu cuerpo necesita mucho apoyo extra para compensar el desgaste.

L-carnitina: 2 000 mg al día, hasta llegar a 4 000 mg al día, conforme lo vayas necesitando. (Si tienes un hipertiroidismo leve, 2 000 mg al día serán suficientes; si tu hipertiroidismo es más severo, añade 1 000 mg después de tres días y, si es necesario, otros 1 000 mg después de otros tres días)

* Si lo necesitas, por favor añádelo a tu plan personalizado de suplementos en las páginas 307-308

La L-carnitina parece ayudar a prevenir que la hormona tiroidea entre por lo menos en algunas de tus células, lo que mitiga la debilidad muscular asociada con el hipertiroidismo, además de reducir el insomnio, las palpitaciones cardiacas, los temblores y el nerviosismo.

Una tiroides hiperactiva provoca que pierdas este mineral crucial a través de tu orina, así que por favor toma un suplemento.

CoQ10: 100 mg al día a 400 mg al día, tomados con una comida que contenga grasa. Entre más severo es el hipertiroidismo, más CoQ10 debes tomar, dentro del rango mencionado. Conforme mejore tu condición, puedes bajar la dosis
* Si lo necesitas, por favor añádelo a tu plan personalizado de suplementos en las páginas 307-308

Quiero que todos mis pacientes hipertiroideos tomen CoQ10. En primer lugar, las investigaciones vinculan el hipertiroidismo con bajos niveles de este poderoso antioxidante. En segundo lugar, el CoQ10 ayuda a proteger la integridad celular. También ayuda a convertir los alimentos en energía. Finalmente, tanto los betabloqueadores como los medicamentos para bajar el colesterol inhiben la enzima mitocondrial CoQ10, así que obligadamente necesitas el suplemento si tomas cualquiera de ellos.

Glucomanano: empieza con 1.5 mg dos veces al día, durante siete días, luego toma 3 mg dos veces al día hasta que tu hipertiroidismo se resuelva
* Si lo necesitas, por favor añádelo a tu plan personalizado de suplementos en las páginas 307-308

Esta fibra afecta la forma en que tu hígado metaboliza las hormonas tiroideas, por tanto, disminuye los niveles de hormona tiroidea circulando en tu cuerpo. Puede ser muy útil para calmar una glándula tiroides hiperactiva. Este suplemento puede ayudarte en una gran cantidad de cuestiones: puede bajar la presión arterial, reducir el colesterol y controlar el apetito al promover la sensación de saciedad, así que definitivamente sigue tomándolo si quieres, o puedes dejarlo una vez que tus síntomas tiroideos desaparezcan.

Hierbas para calmar tu tiroides

Tienes dos opciones: una fórmula para calmar la tiroides o *Lycopus virginicus*, *Leonorus cardiaca* y *Melissa officinalis*. De cualquier forma, por favor consulta con tu médico y continúa trabajando con él.

Opción 1: **Fórmula para calmar tu tiroides (40 gotas en 60 ml de agua, dos a cuatro veces al día, entre comidas)**
- Si lo necesitas, por favor añádelo a tu plan personalizado de suplementos en las páginas 307-308

Mi tienda en línea tiene un producto que combina convenientemente *Lycopus virginicus*, *Leonorus cardiaca* y *Melissa officinalis* en un solo producto: Thyroid Calming Formula (fórmula para calmar la tiroides). Hasta donde sé, es el único producto de esta naturaleza, aunque puede haber otros de los que no sepa.

Opción 2: **Lycopus virginicus, Leonorus cardiaca y Melissa officinalis** *tomados entre comidas*
- Si los necesitas, por favor añádelos a tu plan personalizado de suplementos en las páginas 307-308

- *Lycopus virginicus* **(ajuga, bugleweed):** Extracto líquido en la proporción de 1 parte de hierba y 2 partes de agua. Toma una dosis diaria de 2 ml y aumenta gradualmente hasta 6 ml conforme lo necesites. Esta hierba reduce tus niveles de TSH y T4, evita que tu cuerpo sintetice la hormona tiroidea y ayuda a que los anticuerpos se adhieran a tu glándula tiroides.
- *Leonorus cardiaca* **(motherwort):** Extracto líquido en la proporción de 1 parte de hierba y 2 partes de agua. Toma una dosis diaria de 2 ml y aumenta gradualmente hasta 4 ml conforme lo necesites. Esta hierba no afecta realmente tu tiroides como tal, sino que mitiga síntomas como palpitaciones cardiacas, ansiedad, problemas de sueño y, ocasionalmente, pérdida de apetito. No lo tomes con ninguna clase de sedante, incluyendo

antihistamínicos. Los efectos secundarios potenciales incluyen aborto, aumento del sangrado uterino e interacciones negativas con muchos medicamentos para el corazón. Asegúrate de preguntarle a tu médico antes de tomarlo.

- *Melissa officinalis* (hoja de limón, toronjil): Empieza con 300 mg y gradualmente aumenta a 600 mg, conforme lo necesites. Este miembro de la familia de la menta parece bloquear los receptores hormonales. Como resultado, el TSH es menos capaz de adherirse a tu tejido tiroideo y tus anticuerpos no pueden unirse a tu tiroides. Esta hierba te ayudará a reducir la ansiedad, mejorar el sueño y calmar el dolor, así como a reducir síntomas digestivos y restaurar el apetito. Es bueno para bajar el estrés y subir el estado de ánimo, además de que puede ayudar con la migraña y la hipertensión.

Si eres autoinmune

Acetilglutatión: 300 mg una o dos veces al día con el estómago vacío o cada uno de los siguientes, tomados juntos, una o dos veces al día con el estómago vacío

- N-acetilcisteína: 1 000 mg
- Vitamina C: 1 000 mg
- Cardo mariano: 250 mg
- Ácido alfalipóico: 200 mg
- Si los necesitas, por favor añádelos a tu plan personalizado de suplementos en las páginas 307-308

Vives en un mundo tóxico, por lo que no puedes desintoxicarte sólo una o dos veces al año: necesitas apoyar tus secuencias de desintoxicación a diario. El glutatión es la madre de todos los antioxidantes naturales que se producen en tu cuerpo, es decir, el glutatión se convierte en todos los demás antioxidantes. Los estudios demuestran que la gente con enfermedades crónicas tiene niveles más bajos de glutatión, ¡así que quiero que los subas! Ya estás aumentando tu glutatión al comer crucíferas cocidas y verduras con sulfuro, como ajo y cebolla, sin embargo, quiero que te asegures de tener todo el apoyo que necesites para desintoxicarte. Muchos de ustedes podrían tomar los tres suplementos mencionados arriba, los cuales convierte tu cuerpo en glutatión, pero como viste en la página 218, algunas personas tienen SNP que interfieren con los procesos de conversión. Es la razón por la que tomar glutatión directamente es una buena opción.

Necesito advertirte que la mayoría de las marcas de glutatión es virtualmente inservible porque le cuesta mucho trabajo a tu cuerpo absorberlo. Para evitar esto, te recomiendo una marca, diseñada especialmente para maximizar la absorción de glutatión.

Fitosoma de curcumina: 500 mg dos veces al día con glutatión, con alimentos

- Si lo necesitas, por favor añádelo a tu plan personalizado de suplementos en las páginas 307-308

La curcumina es el pimiento naranja de la cúrcuma, un potente antioxidante que ofrece numerosos beneficios para la salud. Apoya la salud de articulaciones y la función cardiovascular, modula la inflamación, promueve al sistema antioxidante natural del cuerpo, protege el hígado y apoya la desintoxicación. Te recomiendo ampliamente esta marca, la cual ofrece cápsulas de liberación sostenida para que puedas mantener tus niveles óptimos durante todo el día (ver recursos).

Ten cuidado, altas dosis de curcumina pueden aumentar el riesgo de sangrado, especialmente si también estás tomando anticoagulantes, como warfarina (Coumadin), clopidogrel (Plavix) o aspirina, así que consulta a tu médico antes de tomarla.

Resveratrol: 25 mg bajo la lengua dos veces al día con curcumina y glutatión, con alimentos

- Si lo necesitas, por favor añádelo a tu plan personalizado de suplementos en las páginas 307-308

Es posible que hayas escuchado sobre el resveratrol en el vino tinto, pero preferiría que lo tomaras como suplemento ¡para evitar el azúcar y el alcohol! Los múltiples beneficios del resveratrol incluyen reducir la inflamación, equilibrar la glucosa, mejorar la resistencia atlética y aumentar el flujo sanguíneo al corazón, las arterias y el cerebro. Cuando tomas resveratrol, curcumina y glutatión juntos, todos fortalecen los efectos antioxidantes de los otros.

Debes tomarlo de esta forma: disuelve una tableta bajo tu lengua, donde hay una fuente permeable rica en sangre. Esto introduce el resveratrol directamente en el torrente sanguíneo y evita el hígado y el tracto digestivo, haciendo que una dosis pequeña sea más efectiva.

Immune booster (potencializador inmunológico): dos cápsulas dos veces al día, con o sin comida
- Si lo necesitas, por favor añádelo a tu plan personalizado de suplementos en las páginas 307-308

Las cápsulas de Immune Booster son concentrados de inmunoglobulina derivada de péptidos de suero de calostro, también encontrados en la leche materna para apoyar el sistema inmunológico del bebé. Este suplemento apoya *tu* sistema inmunológico y promueve la reparación del intestino, así como un buen equilibrio microbiano, al eliminar todos los productos lácteos. Aunque contiene rastros de lactosa, no son suficientes para provocar ninguna reacción inmunológica en la mayoría de la gente. (Visita mi tienda en línea.)

Si tienes sobrecrecimiento de levadura en el intestino

Completa el siguiente cuestionario para saber si tienes sobrecrecimiento de levadura. Tacha cada recuadro que aplique a tu caso y revisa luego tus resultados.

☐ Tengo una enfermedad autoinmune, como Hashimoto, Graves, artritis reumatoide, colitis ulcerosa, lupus, soriasis, escleroderma o esclerosis múltiple.

☐ Tengo infecciones de hongos en la piel o en las uñas, como pie de atleta, tiña u hongos en las uñas de los pies.

☐ Sufro de fatiga crónica o fibromialgia, o estoy cansado todo el tiempo.

☐ Tengo problemas digestivos, como inflamación, constipación o diarrea.

☐ Tengo dificultad para concentrarme, falta de memoria, falta de atención, déficit de atención, trastorno por déficit de atención e hiperactividad, o niebla mental.

☐ Tengo problemas en la piel, como eczema, soriasis, urticaria, rosácea o una erupción inexplicable.

☐ Me irrito fácilmente o tengo cambios de estado de ánimo frecuentes, ansiedad o depresión.

☐ Tengo infecciones vaginales, comezón en el recto o comezón en la vagina.

☐ Sufro de alergias estacionales o comezón en las orejas.

☐ Tengo antojos de azúcar y carbohidratos refinados.

Si tachaste tres o más elementos, tu resultado es positivo para sobrecrecimiento de levadura. Te recomiendo tomar los siguientes suplementos durante al menos 28 días, y continuar tomándolos mientras tengas alguno de los síntomas antes mencionados. (Para más información del sobrecrecimiento de levadura, visita mi página web, www. amymyersmd.com.)

Ácido caprílico: dos pastillas al despertar y dos pastillas antes de dormir, al menos dos horas antes o después de tus probióticos

• Si lo necesitas, por favor añádelo a tu plan personalizado de suplementos en las páginas 307-308

También conocido como *ácido octanóico*, es un ácido graso natural que proviene del aceite de coco, conocido por su actividad antiviral y antifúngica. Tomarás este suplemento con el estómago vacío, cuando despiertes y antes de acostarte. Asegúrate de tomarlo al menos dos horas antes o después de tus probióticos. Este producto contiene una pequeña cantidad de calcio, que en teoría significa que no deberías tomarlo con tu suplemento hormonal tiroideo; sin embargo, la cantidad es tan pequeña que me parece que puedes tomar los dos productos juntos sin ningún problema. Dada su actividad contra la levadura puedes experimentar ciertos síntomas de la extinción: dolor de cabeza, problemas digestivos, fatiga u otros síntomas resultantes de matar la levadura. Si eso sucede, toma sólo una pastilla al día y aumenta gradualmente a dos pastillas la semana siguiente, dos veces al día.

Candisol: dos pastillas al despertar y dos pastillas antes de dormir, al menos dos horas antes o después de tus probióticos

* Si lo necesitas, por favor añádelo a tu plan personalizado de suplementos en las páginas 307-308

Esta sustancia contiene una combinación de enzimas vegetales que rompe las paredes celulares de la *Candida* y otras especies de levadura. Dada su actividad contra la levadura puedes experimentar ciertos síntomas de la extinción: dolor de cabeza, problemas digestivos, fatiga u otros síntomas resultantes de matar la levadura. Si eso sucede, toma sólo una pastilla al día y aumenta gradualmente a dos pastillas la semana siguiente, dos veces al día. Toma este suplemento entre 30 y 60 días, usando el cuestionario de las páginas 295-296 para monitorear tu progreso.

Si tienes sobrecrecimiento bacteriano en el intestino delgado (SBID)

Completa el siguiente cuestionario para saber si tienes sobrecrecimiento bacteriano en el intestino delgado. Tacha cada recuadro que aplique a tu caso y revisa luego tus resultados.

- ☐ Me diagnosticaron hipotiroidismo, ya sea enfermedad de Hashimoto o no autoinmune.
- ☐ Me diagnosticaron síndrome de intestino irritable o enfermedad intestinal inflamatoria.
- ☐ Me inflamo después de comer o me siento inflamado gran parte del tiempo.
- ☐ Tengo gases, dolor abdominal o cólicos.
- ☐ Tengo excrementos blandos y olorosos.
- ☐ Tengo intolerancias alimenticias, como al gluten, los lácteos, la soya o el maíz.
- ☐ Tengo intolerancia a la histamina.
- ☐ Me duelen las articulaciones.
- ☐ Me siento cansado todo el tiempo.
- ☐ Tengo problemas de piel, como eczema, soriasis, urticaria, rosácea o una erupción inexplicable.
- ☐ Tengo asma u otros problemas respiratorios.
- ☐ Me siento deprimido y desesperanzado.
- ☐ Tengo un diagnóstico de deficiencia de vitamina B_{12}.

Si tachaste tres o más elementos, tu resultado es positivo para sobrecrecimiento bacteriano en el intestino delgado. Te recomiendo tomar los siguientes suplementos durante al menos 30 días, y continuar tomándolos mientras tengas alguno de los síntomas antes mencionados.

Probiótico a base de cepas del suelo Prescript Assist,
tomado con alimentos

* Si lo necesitas, por favor haz el cambio en tu plan personalizado de suplementos en las páginas 307-308

En lugar del probiótico completo que recomiendo en la página 307, toma el probiótico a base de cepas del suelo de Prescript Assist. Este probiótico contiene 29 cepas de bacterias diseñadas para imitar la composición de tu microbioma. Me parece útil para la proliferación de bacterias intestinales beneficiosas, mientras que no apoya las bacterias malas desarrollándose si tienes SBID.

Microb-Clear (limpieza de microbios): toma una pastilla al
despertar y una pastilla antes de dormir, con dos horas de
diferencia de tus probióticos

* Si lo necesitas, por favor añádelo a tu plan personalizado de suplementos en las páginas 307-308

Este suplemento antimicrobiano de amplio espectro contiene una mezcla de extractos naturales que lucha contra el sobrecrecimiento bacteriano en el intestino. Dada su actividad antimicrobiana, puedes experimentar ligeros síntomas de la extinción: dolor de cabeza, problemas digestivos, fatiga u otros síntomas resultantes de matar las bacterias malas. Si eso sucede, toma sólo una pastilla al día y aumenta gradualmente a dos pastillas la semana siguiente. (Visita mi tienda en línea.)

Si tienes parásitos

Completa el siguiente cuestionario para saber si tienes parásitos. Tacha cada recuadro que aplique a tu caso y revisa luego tus resultados.

- [ ] Me diagnosticaron hipotiroidismo, ya sea enfermedad de Hashimoto o no autoinmune.
- [ ] Tengo constipación, diarrea o gases.
- [ ] He viajado internacionalmente.
- [ ] Recuerdo que tuve diarrea del viajero cuando estuve en el extranjero.
- [ ] Creo que he tenido envenenamiento con comida y mi digestión no ha sido la misma desde entonces.
- [ ] Tengo problemas para quedarme dormido y me despierto varias veces durante la noche.
- [ ] Tengo problemas en la piel, como eczema, soriasis, urticaria, rosácea o una erupción inexplicable.
- [ ] Rechino los dientes en la noche.
- [ ] Tengo dolor o molestia en mis músculos o articulaciones.
- [ ] Me siento exhausto, deprimido o apático casi todo el tiempo.
- [ ] Nunca me siento satisfecho después de comer.
- [ ] Tengo anemia por deficiencia de hierro.
- [ ] Me diagnosticaron síndrome de intestino irritable, colitis ulcerativa o enfermedad de Crohn.

Si tachaste tres o más elementos, tu resultado es positivo para parásitos. Te recomiendo tomar los siguientes suplementos durante al menos 28 días, y continuar tomándolos mientras tengas alguno de los síntomas antes mencionados.

Microb-Clear (limpieza de microbios): toma una pastilla al despertar y una pastilla antes de dormir, con dos horas de diferencia de tus probióticos

- Si lo necesitas, por favor añádelo a tu plan personalizado de suplementos en las páginas 307-308

Este suplemento antimicrobiano de amplio espectro contiene una mezcla de extractos naturales que lucha contra el sobrecrecimiento bacteriano en el intestino. Dada su actividad antimicrobiana, puedes experimentar ligeros síntomas de la extinción: dolor de cabeza, problemas digestivos, fatiga u otros síntomas resultantes de matar las bacterias malas. Si eso sucede, toma sólo una pastilla al día y aumenta gradualmente a dos pastillas la semana siguiente. (Visita mi tienda en línea.)

Si tienes permeabilidad intestinal

Completa el siguiente cuestionario para saber si tienes permeabilidad intestinal. Tacha cada recuadro que aplique a tu caso y revisa luego tus resultados.

Digestión:
- ☐ Veo comida no digerida en mi excremento.
- ☐ Tengo gases o inflamación después de comer.
- ☐ Tengo reflujo, ardor en el pecho o eructos después de comer.
- ☐ Siento el estómago pesado después de comer.
- ☐ No tengo por lo menos una evacuación al día.
- ☐ Tengo excrementos blandos frecuentemente.
- ☐ Mi excremento es pequeño y mal formado, o muy duro.

Salud:
- ☐ Tengo sensibilidades o intolerancias alimentarias.
- ☐ Tengo sobrecrecimiento de levadura o SBID (ve las páginas 295-297 y 298-299).
- ☐ Tengo una enfermedad autoinmune (incluyendo Hashimoto o Graves)
- ☐ Tengo estrés crónico.
- ☐ Tengo problemas para dormir entre siete y media y nueve horas de sueño de calidad.

Si tachaste dos o más elementos de Digestión, te recomiendo tomar GI Repair Powder o L-glutamina, enzimas digestivas e hidrocloruro de betaína (ve más adelante). *Si tachaste cero o un elemento de Digestión, pero dos o más de Salud*, te recomiendo tomar GI Repair Powder o L-glutamina nada más.

En ambos caos, toma los suplementos al menos durante 28 días y continúa tomándolos mientras tengas alguno de los síntomas antes mencionados.

GI Repair Powder (polvo reparador del tracto gastrointestinal): una cucharada al día, tomada con el estómago vacío, o L-glutamina: 3.5 gramos al día, tomados con el estómago vacío

* Si lo necesitas, por favor añádelo a tu plan personalizado de suplementos en las páginas 307-308

La L-glutamina es un aminoácido fundamental para el bienestar de los sistemas digestivo e inmunológico. Ayuda en la producción de la mucosa del tracto gastrointestinal.

En mi clínica utilizo un producto combinado llamado GI Repair Powder, el cual contiene regaliz y aloe vera, extractos de plantas que funcionan con la L-glutamina para apoyar la mucosa y sanar el intestino. El producto también contiene arabinogalactano, un prebiótico que alimenta tu flora intestinal y tiene muchos otros efectos beneficiosos. (Visita mi tienda en línea.)

Enzimas digestivas: puedes comprar las enzimas digestivas del método Myers o ver la etiqueta en mi página web para tomar los mismos ingredientes y cantidades con otro producto; tómalas con al menos dos comidas al día (sigue las instrucciones del producto)

* Si lo necesitas, por favor añádelo a tu plan personalizado de suplementos en las páginas 307-308

Mientras tu intestino está sanando, querrás restaurarlo con todas las enzimas que necesitas para descomponer tus alimentos y que puedas absorberlos adecuadamente. Necesitas asegurarte de estar tomando una combinación de enzimas de amplio espectro para maximizar la descomposición, absorción y utilización de macronutrientes, como proteínas, carbohidratos, lípidos/grasas y fibras vegetales. Toma las enzimas con tus comidas durante 28 días. Puedes dejarlas de tomar o continuar su uso hasta que ya no tengas ningún síntoma digestivo, como gases, inflamación, indigestión, constipación o diarrea, dependiendo de cómo te sientas.

Hidrocloruro de betaína con pepsina: hasta dos cápsulas con cada comida (ve a continuación)
- Si lo necesitas, por favor añádelo a tu plan personalizado de suplementos en las páginas 307-308

Así como muchas personas necesitan el apoyo de las enzimas digestivas, muchos también se benefician al restaurar el ácido estomacal, o ácido clorhídrico (HCl), para una digestión óptima. Quieres que tu estómago se encuentre en un ambiente ácido para desdoblar nutrientes, particularmente las proteínas. Hay una prueba casera simple que puedes hacer para ver si tienes poco ácido estomacal y necesitas remplazar tu HCl. Empieza comiendo, toma 650 mg de HCl, y luego termina tu comida. Si experimentas acidez o calor en tu estómago, entonces tienes suficiente HCl. Si no sientes ardor, entonces toma dos cápsulas de HCl con cada comida. Si esto te causa acidez, reduce tu dosis a una cápsula. Continúa tomándolo hasta que el suplemento te provoque acidez, lo que significa que ya tienes suficiente ácido sin él.

Si tienes infecciones

Si tu médico descubrió que tienes Epstein-Barr o herpes simple 1 o 2 (ve el capítulo 9), éstos son algunos remedios naturales que puedes tomar para ello.

Lauricidin: una cucharadita tres veces al día con alimentos
- Si lo necesitas, por favor añádelo a tu plan personalizado de suplementos en las páginas 307-308

El *Lauricidin* está hecho con una combinación de ácido láurico (obtenido del aceite de coco) y glicerol vegetal (no de soya), creando un compuesto conocido como monolaurina, un monoglicérido. Puede ayudar a reducir tu carga viral si has sido infectado con virus de la familia del herpes.

Ácido húmico: dos pastillas dos veces al día, con alimentos
- Si lo necesitas, por favor añádelo a tu plan personalizado de suplementos en las páginas 307-308

El ácido húmico es un asesino poderoso de radicales libres y un apoyo inmunológico natural. Aunque las infecciones de Epstein-Barr y herpes simple permanecen en el cuerpo, el ácido húmico puede ayudar a disminuir tu carga viral, volviendo menos probable una reactivación.

L-lisina (sólo para el virus del herpes simple): 500 mg al día para prevenir; 1 a 4 gramos al día durante un brote, con alimentos
- Si lo necesitas, por favor añádelo a tu plan personalizado de suplementos en las páginas 307-308

Este aminoácido puede ayudar a prevenir un brote de herpes o hacer que el brote sea menos severo y más fácil de sanar.

Si tienes disfunción suprarrenal

Completa el siguiente cuestionario para saber si tienes disfunción suprarrenal. Tacha cada recuadro que aplique a tu caso y revisa luego tus resultados.

- ☐ Me siento frecuentemente cansado.
- ☐ Me siento cansado incluso después de ocho o 10 horas de sueño.
- ☐ Tengo estrés crónico.
- ☐ Me cuesta trabajo manejar el estrés.
- ☐ Trabajo en un horario nocturno.
- ☐ Trabajo hasta muy tarde.
- ☐ Tengo pocos momentos de relajación en el día.
- ☐ Me duele la cabeza con frecuencia.
- ☐ No hago ejercicio consistentemente.
- ☐ Soy o fui un atleta de rendimiento, o participé en CrossFit.
- ☐ Tengo patrones de sueño erráticos.
- ☐ Me despierto a la mitad de la noche.
- ☐ Tengo antojos de algo salado.
- ☐ Tengo antojos de azúcar.
- ☐ Consumo mucha azúcar.
- ☐ Tengo problemas de concentración.
- ☐ Tengo sobrepeso particularmente en el abdomen (cuerpo redondo).
- ☐ Tengo problemas de glucosa (hipoglucemia).
- ☐ Tengo periodos menstruales irregulares.
- ☐ Tengo una baja libido.
- ☐ Tengo síntomas de SPM o perimenopausia/menopausia.
- ☐ Me enfermo con frecuencia.
- ☐ Tengo baja presión arterial.
- ☐ Tengo fatiga o debilidad muscular.
- ☐ Dependo de la cafeína para tener energía (café, bebidas energizantes, etcétera).

RESULTADOS

<2   ¡Genial! Continúa manejando tu estrés (la liberación de estrés en tu plan de 28 días te ayudará).

2-5   Bien. No es necesario tomar otros suplementos, pero puedes incluir prácticas para desestresarte a diario, como se indica en tu plan de 28 días.

6-10	Toma las hierbas adaptógenas que recomiendo abajo y asegúrate de incluir prácticas para desestresarte a diario, como se indica en tu plan de 28 días.
>10	Toma las hierbas adaptógenas que recomiendo abajo y asegúrate de incluir prácticas para desestresarte a diario, como se indica en tu plan de 28 días. Acude con un médico funcional (ve la sección de recursos) si no sientes alivio de tus síntomas después de 28 días.

Adrenal Support (apoyo suprarrenal): empieza con una cápsula dos veces al día y aumenta la dosis a dos cápsulas dos veces al día; toma tu dosis completa en la mañana

- Si lo necesitas, por favor añádelo a tu plan personalizado de suplementos en las páginas 307-308

Este producto (visita mi tienda en línea) contiene hierbas adaptógenas, incluyendo *Rhodiola rosea* y *Panax ginseng*, para ayudarle a tu cuerpo a adaptarse y lidiar con el estrés. Es mi tratamiento básico como apoyo suprarrenal, mientras también trabajas en liberar el estrés.

Complejo de vitamina B: una pastilla al día, con alimentos

- Si lo necesitas, por favor añádelo a tu plan personalizado de suplementos en las páginas 307-308

Tomarás vitaminas B en tu multivitamínico, pero si tienes disfunción suprarrenal, puedes necesitar un suplemento de todas las vitaminas B, incluyendo B_1, B_2, B_3, B_5, B_6, B_7, B_{12} y ácido fólico. Como expliqué antes, recomiendo usar una marca que tenga las vitaminas B en forma de coenzima (¡lee la etiqueta!) y una mezcla de folatos naturales de isómeros activos, así como TMG (trimetilglicina), colina y metilcobalamina para apoyar la metilación, especialmente si tienes uno de los SNP que afectan el metabolismo (sobre MTHFR, ve la página 219). (Sé que la lista puede ser muy pesada, pero por favor lee la etiqueta con detenimiento, o sólo compra una de las marcas que recomiendo en mi tienda en línea.) Por cierto, la cafeína merma tus reservas de vitamina B, así que, si has estado viviendo de café y refrescos con cafeína, lo más seguro es que necesites reabastecerte un poco para sentirte muy bien.

Magnesio: 500 a 1 000 mg al día, con o sin alimentos

El magnesio es fabuloso para el estrés, así que incluí 50 mg en mi multivitamínico sólo como apoyo diario. Si estás lidiando con estrés excesivo, puedes tomar más, lo que será bueno para tu estado de ánimo y tu función cognitiva, al igual que para tus glándulas suprarrenales, tu tiroides y tu sistema inmunológico. Hay muchos tipos de magnesio diferentes a la venta. Nosotros ofrecemos uno llamado NeuroCalm Mag, capaz de cruzar la barrera hematoencefálica para una reducción mejorada de estrés, pero cualquier marca de alta calidad servirá. (Visita mi tienda en línea.)

Mi plan de 28 días de suplementación personalizada

Ya incluí los suplementos que todos tomarán. Por favor añade los referentes a tu condición individual.

Al despertar:

_____

_____

_____

Desayuno:
■ Probióticos: 50 a 100 miles de millones de unidades

_____

_____

_____

Comida:

- El multivitamínico completo del método Myers: tres cápsulas
- Aceite de pescado con omega 3: dos cápsulas

_____

_____

_____

Cena:

- El multivitamínico completo del método Myers: tres cápsulas
- Aceite de pescado con omega 3: dos cápsulas

_____

_____

_____

Al acostarte:

_____

_____

_____

Capítulo 12

El plan de 28 días

Cada día, por favor levántate con tiempo suficiente para asegurarte de que no te estreses. Para algunos de ustedes será una hora antes de salir de casa; para otros, pueden ser hasta dos horas. Lo importante es no empezar tu día ya sintiéndote apurado y agobiado, pues pone mucha presión en tu tiroides, tus glándulas suprarrenales y tu sistema inmunológico, ¡quitándote la energía y la calma que necesitas para sobrellevar cualquier reto que se presente!

Para el plan de 28 días, las preparaciones están diseñadas para rendir dos porciones y en la mayoría de los casos incluye suficiente para tener sobras. Esto es lo que te sugiero:

- **Si cocinas para dos personas**, sólo sigue las recetas sin importar la cantidad de porciones que salgan. Tendrás sobras sólo de los alimentos que no se echen a perder.
- **Si cocinas para una persona**, divide cada receta a la mitad. Esto permite una porción de sobras en las recetas con alimentos que se conservan bien y ninguna en las recetas con alimentos que se echan a perder.
- **Si cocinas para cuatro personas**, duplica las recetas. Nuevamente, tendrás sobras sólo cuando las necesites.

¡Disfruta!

DÍA 1

En la mañana

- Toma tu suplemento hormonal tiroideo, si es el caso.
- Si sigues el protocolo para SBID, sobrecrecimiento de levadura o parásitos, toma tus suplementos de la mañana.
- Bebe una o dos tazas de agua filtrada con el jugo de ½ limón.
- Sal al menos cinco minutos, 20 minutos después de haber despertado, para que la luz natural toque tus ojos y tu piel.
- Relájate con HeartMath, Muse, sonidos binaurales, entrenamiento de ondas cerebrales, meditación, oración o ejercicios de respiración, entre 10 y 30 minutos.
- Disfruta una taza del té de colágeno para sanar el intestino del método Myers (página 377).

Desayuno

- Guisado de camote y hojas verdes (página 378) con salchichas de manzana con canela (página 380).
- Toma tus suplementos del desayuno (página 307).

Colación diaria (disfrútala antes de la comida o antes de la cena)

- ½ taza de mezcla de moras

Comida

- Ensalada de camarones con cítricos sobre lechuga morada (páginas 387-388).
- Toma tus suplementos de la comida (página 308).

Después de terminar tu día laboral

- Elige tu ejercicio para la tiroides y las suprarrenales: caminar, yoga, cardio, pesas ligeras, Pilates, danza, jugar activamente con tus hijos.

Antes de la cena

- Usa lámparas con focos ámbar exclusivamente o ponte lentes color ámbar.
- Asegúrate de que tu teléfono y tu computadora tengan la aplicación f.lux encendida o los ajustes nocturnos.

Cena

- Ensalada de pollo y chabacano (página 394).
- Prepara todo para cocer tu caldo para sanar el intestino (página 390) en la olla eléctrica durante la noche.
- Toma tus suplementos de la cena (página 308).

Después de la cena

- Pasa al menos 30 minutos haciendo algo que te haga feliz: socializa, lee, haz manualidades, haz yoga, escribe, sal a caminar.

Antes de acostarte

- Relájate con HeartMath, Muse, sonidos binaurales, entrenamiento de ondas cerebrales, meditación, oración o ejercicios de respiración, entre 10 y 30 minutos.
- Disfruta un baño caliente con sales de Epsom y tus aceites esenciales favoritos.
- Bebe tu té herbal de la noche.
- Si sigues el protocolo para SBID, sobrecrecimiento de levadura o parásitos, toma tus suplementos de la noche.

Al acostarte

- Apaga todos los aparatos eléctricos.
- Asegúrate de que tu cuarto esté oscuro o usa un antifaz.
- Baja tu termostato a una temperatura fría y relajante.
- Disfruta entre siete y media y nueve horas de sueño profundo y reparador.

Una vez a la semana me gustaría que probaras una nueva técnica de relajación, por ejemplo, acupuntura, tanques de flotación, masaje o neurorretroalimentación (ve las páginas 259-263). Una vez que encuentres una o más técnicas que te funcionen, disfrútalas lo más posible, cuando tu agenda y tu presupuesto lo permitan.

DÍA 2

En la mañana
- Toma tu suplemento hormonal tiroideo, si es el caso.
- Si sigues el protocolo para SBID, sobrecrecimiento de levadura o parásitos, toma tus suplementos de la mañana.
- Bebe una o dos tazas de agua filtrada con el jugo de ½ limón.
- Sal al menos cinco minutos, 20 minutos después de haber despertado, para que la luz natural toque tus ojos y tu piel.
- Relájate con HeartMath, Muse, sonidos binaurales, entrenamiento de ondas cerebrales, meditación, oración o ejercicios de respiración, entre 10 y 30 minutos.
- Disfruta una taza de caldo para sanar el intestino o de té de colágeno para sanar el intestino del método Myers (página 377).

Desayuno
- Licuado de cacao y canela (páginas 373-374).
- Toma tus suplementos del desayuno (página 307).

Colación diaria (disfrútala antes de la comida o antes de la cena)
- Jugo verde clásico (página 376)

Comida
- Sobras de ensalada de camarones con cítricos sobre lechuga morada.
- Toma tus suplementos de la comida (página 308).

Después de terminar tu día laboral

* Elige tu ejercicio para la tiroides y las suprarrenales: caminar, yoga, cardio, pesas ligeras, Pilates, danza, jugar activamente con tus hijos.

Antes de la cena

* Usa lámparas con focos ámbar exclusivamente o ponte lentes color ámbar.
* Asegúrate de que tu teléfono y tu computadora tengan la aplicación f.lux encendida o los ajustes nocturnos.

Cena

* Taco de ensalada de piña con carne de res de libre pastoreo (páginas 382-383).
* Toma tus suplementos de la cena (página 308).

Después de la cena

* Pasa al menos 30 minutos haciendo algo que te haga feliz: socializa, lee, haz manualidades, haz yoga, escribe, sal a caminar.

Antes de acostarte

* Relájate con HeartMath, Muse, sonidos binaurales, entrenamiento de ondas cerebrales, meditación, oración o ejercicios de respiración, entre 10 y 30 minutos.
* Disfruta un baño caliente con sales de Epsom y tus aceites esenciales favoritos.
* Bebe tu té herbal de la noche.
* Si sigues el protocolo para SBID, sobrecrecimiento de levadura o parásitos, toma tus suplementos de la noche.

Al acostarte

* Apaga todos los aparatos eléctricos.
* Asegúrate de que tu cuarto esté oscuro o usa un antifaz.

- Baja tu termostato a una temperatura fría y relajante.
- Disfruta entre siete y media y nueve horas de sueño profundo y reparador.

DÍA 3

En la mañana
- Toma tu suplemento hormonal tiroideo, si es el caso.
- Si sigues el protocolo para SBID, sobrecrecimiento de levadura o parásitos, toma tus suplementos de la mañana.
- Bebe una o dos tazas de agua filtrada con el jugo de ½ limón.
- Sal al menos cinco minutos, 20 minutos después de haber despertado, para que la luz natural toque tus ojos y tu piel.
- Relájate con HeartMath, Muse, sonidos binaurales, entrenamiento de ondas cerebrales, meditación, oración o ejercicios de respiración, entre 10 y 30 minutos.
- Disfruta una taza de caldo para sanar el intestino o de té de colágeno para sanar el intestino del método Myers (página 377).

Desayuno
- Sobras del guisado de camote y hojas verdes, con salchichas de manzana con canela.
- Toma tus suplementos del desayuno (página 307).

Colación diaria (disfrútala antes de la comida o antes de la cena)
- Aguacate con una mezcla de verduras crudas: pepinos, zanahorias, apio y calabacitas.

Comida
- Sobras de ensalada de pollo con chabacano.
- Toma tus suplementos de la comida (página 308).

Después de terminar tu día laboral

* Elige tu ejercicio para la tiroides y las suprarrenales: caminar, yoga, cardio, pesas ligeras, Pilates, danza, jugar activamente con tus hijos.

Antes de la cena

* Usa lámparas con focos ámbar exclusivamente o ponte lentes color ámbar.
* Asegúrate de que tu teléfono y tu computadora tengan la aplicación f.lux encendida o los ajustes nocturnos.

Cena

* Bacalao silvestre con puré de rábano blanco y espárragos (páginas 405-406).
* Prepara tu caldo para sanar el intestino (páginas 390-391) en la olla eléctrica para cocinarlo durante la noche.
* Toma tus suplementos de la cena (página 308).

Después de la cena

* Pasa al menos 30 minutos haciendo algo que te haga feliz: socializa, lee, haz manualidades, haz yoga, escribe, sal a caminar.

Antes de acostarte

* Relájate con HeartMath, Muse, sonidos binaurales, entrenamiento de ondas cerebrales, meditación, oración o ejercicios de respiración, entre 10 y 30 minutos.
* Disfruta un baño caliente con sales de Epsom y tus aceites esenciales favoritos.
* Bebe tu té herbal de la noche.
* Si sigues el protocolo para SBID, sobrecrecimiento de levadura o parásitos, toma tus suplementos de la noche.

Al acostarte

* Apaga todos los aparatos eléctricos.
* Asegúrate de que tu cuarto esté oscuro o usa un antifaz.
* Baja tu termostato a una temperatura fría y relajante.
* Disfruta entre siete y media y nueve horas de sueño profundo y reparador.

DÍA 4

En la mañana

* Toma tu suplemento hormonal tiroideo, si es el caso.
* Si sigues el protocolo para SBID, sobrecrecimiento de levadura o parásitos, toma tus suplementos de la mañana.
* Bebe una o dos tazas de agua filtrada con el jugo de ½ limón.
* Sal al menos cinco minutos, 20 minutos después de haber despertado, para que la luz natural toque tus ojos y tu piel.
* Relájate con HeartMath, Muse, sonidos binaurales, entrenamiento de ondas cerebrales, meditación, oración o ejercicios de respiración, entre 10 y 30 minutos.
* Disfruta una taza de caldo para sanar el intestino o de té de colágeno para sanar el intestino del método Myers (página 377).

Desayuno

* Licuado de pera y perejil (página 373).
* Toma tus suplementos del desayuno (página 307).

Colación diaria (disfrútala antes de la comida o antes de la cena)

* Sobras de ensalada de pollo con chabacano.

Comida

* Sobras de taco de ensalada de piña con carne de res de libre pastoreo.
* Toma tus suplementos de la comida (página 308).

Después de terminar tu día laboral

* Elige tu ejercicio para la tiroides y las suprarrenales: caminar, yoga, cardio, pesas ligeras, Pilates, danza, jugar activamente con tus hijos.

Antes de la cena

* Usa lámparas con focos ámbar exclusivamente o ponte lentes color ámbar.
* Asegúrate de que tu teléfono y tu computadora tengan la aplicación f.lux encendida o los ajustes nocturnos.

Cena

* Salmón silvestre con tallarines de calabacita al pesto y calabaza mantequilla al ajo (páginas 402-403).
* Toma tus suplementos de la cena (página 308).

Después de la cena

* Pasa al menos 30 minutos haciendo algo que te haga feliz: socializa, lee, haz manualidades, haz yoga, escribe, sal a caminar.

Antes de acostarte

* Relájate con HeartMath, Muse, sonidos binaurales, entrenamiento de ondas cerebrales, meditación, oración o ejercicios de respiración, entre 10 y 30 minutos.
* Disfruta un baño caliente con sales de Epsom y tus aceites esenciales favoritos.
* Bebe tu té herbal de la noche.
* Si sigues el protocolo para SBID, sobrecrecimiento de levadura o parásitos, toma tus suplementos de la noche.

Al acostarte

* Apaga todos los aparatos eléctricos.
* Asegúrate de que tu cuarto esté oscuro o usa un antifaz.

- Baja tu termostato a una temperatura fría y relajante.
- Disfruta entre siete y media y nueve horas de sueño profundo y reparador.

DÍA 5

En la mañana

- Toma tu suplemento hormonal tiroideo, si es el caso.
- Si sigues el protocolo para SBID, sobrecrecimiento de levadura o parásitos, toma tus suplementos de la mañana.
- Bebe una o dos tazas de agua filtrada con el jugo de ½ limón.
- Sal al menos cinco minutos, 20 minutos después de haber despertado, para que la luz natural toque tus ojos y tu piel.
- Relájate con HeartMath, Muse, sonidos binaurales, entrenamiento de ondas cerebrales, meditación, oración o ejercicios de respiración, entre 10 y 30 minutos.
- Disfruta una taza de caldo para sanar el intestino o de té de colágeno para sanar el intestino del método Myers (página 377).

Desayuno

- Mezcla de carne de res de libre pastoreo y verduras (página 379).
- Toma tus suplementos del desayuno (página 307).

Colación diaria (disfrútala antes de la comida o antes de la cena)

- ½ taza de mezcla de moras.

Comida

- Sobras de bacalao silvestre con puré de rábano y espárragos.
- Toma tus suplementos de la comida (páginas 307-308).

Después de terminar tu día laboral

- Elige tu ejercicio para la tiroides y las suprarrenales: caminar, yoga, cardio, pesas ligeras, Pilates, danza, jugar activamente con tus hijos.

Antes de la cena

* Usa lámparas con focos ámbar exclusivamente o ponte lentes color ámbar.
* Asegúrate de que tu teléfono y tu computadora tengan la aplicación f.lux encendida o los ajustes nocturnos.

Cena

* Albóndigas de pavo orgánico sobre calabaza espagueti con pesto de col rizada (páginas 398-399), y ensalada de espinacas con un magnífico aderezo (páginas 388-389).
* Toma tus suplementos de la cena (página 308).

Después de la cena

* Pasa al menos 30 minutos haciendo algo que te haga feliz: socializa, lee, haz manualidades, haz yoga, escribe, sal a caminar.

Antes de acostarte

* Relájate con HeartMath, Muse, sonidos binaurales, entrenamiento de ondas cerebrales, meditación, oración o ejercicios de respiración, entre 10 y 30 minutos.
* Disfruta un baño caliente con sales de Epsom y tus aceites esenciales favoritos.
* Bebe tu té herbal de la noche.
* Si sigues el protocolo para SBID, sobrecrecimiento de levadura o parásitos, toma tus suplementos de la noche.

Al acostarte

* Apaga todos los aparatos eléctricos.
* Asegúrate de que tu cuarto esté oscuro o usa un antifaz.
* Baja tu termostato a una temperatura fría y relajante.
* Disfruta entre siete y media y nueve horas de sueño profundo y reparador.

DÍA 6

En la mañana

- Toma tu suplemento hormonal tiroideo, si es el caso.
- Si sigues el protocolo para SBID, sobrecrecimiento de levadura o parásitos, toma tus suplementos de la mañana.
- Bebe una o dos tazas de agua filtrada con el jugo de ½ limón.
- Sal al menos cinco minutos, 20 minutos después de haber despertado, para que la luz natural toque tus ojos y tu piel.
- Relájate con HeartMath, Muse, sonidos binaurales, entrenamiento de ondas cerebrales, meditación, oración o ejercicios de respiración, entre 10 y 30 minutos.
- Disfruta una taza de caldo para sanar el intestino o de té de colágeno para sanar el intestino del método Myers (página 377).

Desayuno

- Parfait de coco y moras con cacao en polvo y ralladura de naranja (páginas 381).
- Toma tus suplementos del desayuno (página 307).

Colación diaria (disfrútala antes de la comida o antes de la cena)

- Ensalada de pepino y alga (página 414-415)

Comida

- Sobras de salmón silvestre con tallarines de calabacita al pesto y calabaza mantequilla al ajo.
- Toma tus suplementos de la comida (páginas 307-308).

Después de terminar tu día laboral

- Elige tu ejercicio para la tiroides y las suprarrenales: caminar, yoga, cardio, pesas ligeras, Pilates, danza, jugar activamente con tus hijos.

Antes de la cena

- Usa lámparas con focos ámbar exclusivamente o ponte lentes color ámbar.
- Asegúrate de que tu teléfono y tu computadora tengan la aplicación f.lux encendida o los ajustes nocturnos.

Cena

- Curry de pollo con coco (páginas 397-398).
- Toma tus suplementos de la cena (página 308).

Después de la cena

- Pasa al menos 30 minutos haciendo algo que te haga feliz: socializa, lee, haz manualidades, haz yoga, escribe, sal a caminar.

Antes de acostarte

- Relájate con HeartMath, Muse, sonidos binaurales, entrenamiento de ondas cerebrales, meditación, oración o ejercicios de respiración, entre 10 y 30 minutos.
- Disfruta un baño caliente con sales de Epsom y tus aceites esenciales favoritos.
- Bebe tu té herbal de la noche.
- Si sigues el protocolo para SBID, sobrecrecimiento de levadura o parásitos, toma tus suplementos de la noche.

Al acostarte

- Apaga todos los aparatos eléctricos.
- Asegúrate de que tu cuarto esté oscuro o usa un antifaz.
- Baja tu termostato a una temperatura fría y relajante.
- Disfruta entre siete y media y nueve horas de sueño profundo y reparador.

DÍA 7

En la mañana

- Toma tu suplemento hormonal tiroideo, si es el caso.
- Si sigues el protocolo para SBID, sobrecrecimiento de levadura o parásitos, toma tus suplementos de la mañana.
- Bebe una o dos tazas de agua filtrada con el jugo de ½ limón.
- Sal al menos cinco minutos, 20 minutos después de haber despertado, para que la luz natural toque tus ojos y tu piel.
- Relájate con HeartMath, Muse, sonidos binaurales, entrenamiento de ondas cerebrales, meditación, oración o ejercicios de respiración, entre 10 y 30 minutos.
- Disfruta una taza de agua de "spa" del método Myers (páginas 377-378).

Desayuno

- Sobras de la mezcla de carne de res de libre pastoreo y verduras.
- Toma tus suplementos del desayuno (página 307).

Colación diaria (disfrútala antes de la comida o antes de la cena)

- ½ taza de mezcla de moras.

Comida

- Sobras de albóndigas de pavo orgánico sobre calabaza espagueti con pesto de col rizada, y ensalada de espinacas con un magnífico aderezo.
- Toma tus suplementos de la comida (páginas 307-308).

Después de terminar tu día laboral

- Elige tu ejercicio para la tiroides y las suprarrenales: caminar, yoga, cardio, pesas ligeras, Pilates, danza, jugar activamente con tus hijos.

Antes de la cena

- Usa lámparas con focos ámbar exclusivamente o ponte lentes color ámbar.
- Asegúrate de que tu teléfono y tu computadora tengan la aplicación f.lux encendida o los ajustes nocturnos.

Cena

- Hamburguesa griega de cordero con tzatziki de coco y medias lunas de calabacita (páginas 418-419).
- Postre: Macarrones de coco y limón con rocío de chocolate amargo (páginas 418-419).
- Toma tus suplementos de la cena (página 308).

Después de la cena

- Pasa al menos 30 minutos haciendo algo que te haga feliz: socializa, lee, haz manualidades, haz yoga, escribe, sal a caminar.

Antes de acostarte

- Relájate con HeartMath, Muse, sonidos binaurales, entrenamiento de ondas cerebrales, meditación, oración o ejercicios de respiración, entre 10 y 30 minutos.
- Disfruta un baño caliente con sales de Epsom y tus aceites esenciales favoritos.
- Bebe tu té herbal de la noche.
- Si sigues el protocolo para SBID, sobrecrecimiento de levadura o parásitos, toma tus suplementos de la noche.

Al acostarte

- Apaga todos los aparatos eléctricos.
- Asegúrate de que tu cuarto esté oscuro o usa un antifaz.
- Baja tu termostato a una temperatura fría y relajante.
- Disfruta entre siete y media y nueve horas de sueño profundo y reparador.

DÍA 8

En la mañana
- Toma tu suplemento hormonal tiroideo, si es el caso.
- Si sigues el protocolo para SBID, sobrecrecimiento de levadura o parásitos, toma tus suplementos de la mañana.
- Bebe una o dos tazas de agua filtrada con el jugo de ½ limón.
- Sal al menos cinco minutos, 20 minutos después de haber despertado, para que la luz natural toque tus ojos y tu piel.
- Relájate con HeartMath, Muse, sonidos binaurales, entrenamiento de ondas cerebrales, meditación, oración o ejercicios de respiración, entre 10 y 30 minutos.
- Disfruta una taza de té herbal sin cafeína o de café herbal.

Desayuno
- Licuado de moras azules y crema (página 372).
- Toma tus suplementos del desayuno (página 307).

Colación diaria (disfrútala antes de la comida o antes de la cena)
- Aguacate con una mezcla de verduras crudas: pepino, zanahoria, apio, calabacita.

Comida
- Sobras de curry de pollo con coco.
- Toma tus suplementos de la comida (páginas 307-308).

Después de terminar tu día laboral
- Elige tu ejercicio para la tiroides y las suprarrenales: caminar, yoga, cardio, pesas ligeras, Pilates, danza, jugar activamente con tus hijos.

Antes de la cena
- Usa lámparas con focos ámbar exclusivamente o ponte lentes color ámbar.

- Asegúrate de que tu teléfono y tu computadora tengan la aplicación f.lux encendida o los ajustes nocturnos.

Cena

- Ensalada de espinacas y callos de hacha silvestres con vinagreta de granada (páginas 384-385).
- Toma tus suplementos de la cena (página 308).

Después de la cena

- Pasa al menos 30 minutos haciendo algo que te haga feliz: socializa, lee, haz manualidades, haz yoga, escribe, sal a caminar.

Antes de acostarte

- Relájate con HeartMath, Muse, sonidos binaurales, entrenamiento de ondas cerebrales, meditación, oración o ejercicios de respiración, entre 10 y 30 minutos.
- Disfruta un baño caliente con sales de Epsom y tus aceites esenciales favoritos.
- Bebe tu té herbal de la noche.
- Si sigues el protocolo para SBID, sobrecrecimiento de levadura o parásitos, toma tus suplementos de la noche.

Al acostarte

- Apaga todos los aparatos eléctricos.
- Asegúrate de que tu cuarto esté oscuro o usa un antifaz.
- Baja tu termostato a una temperatura fría y relajante.
- Disfruta entre siete y media y nueve horas de sueño profundo y reparador.

Una vez a la semana me gustaría que probaras una nueva técnica de relajación, por ejemplo, acupuntura, tanques de flotación, masaje o neurorretroalimentación (ve las páginas 259-263). Una vez que encuentres una o más técnicas que te funcionen, disfrútalas lo más posible, cuando tu agenda y tu presupuesto lo permitan.

DÍA 9

En la mañana

* Toma tu suplemento hormonal tiroideo, si es el caso.
* Si sigues el protocolo para SBID, sobrecrecimiento de levadura o parásitos, toma tus suplementos de la mañana.
* Bebe una o dos tazas de agua filtrada con el jugo de ½ limón.
* Sal al menos cinco minutos, 20 minutos después de haber despertado, para que la luz natural toque tus ojos y tu piel.
* Relájate con HeartMath, Muse, sonidos binaurales, entrenamiento de ondas cerebrales, meditación, oración o ejercicios de respiración, entre 10 y 30 minutos.
* Disfruta una taza de agua de "spa" del método Myers que sobró.

Desayuno

* Licuado de verde de aguacate y jengibre (página 375).
* Toma tus suplementos del desayuno (página 307).

Colación diaria (disfrútala antes de la comida o antes de la cena)

* Jugo de betabel e hinojo (página 375).

Comida

* Sobras de hamburguesa griega de cordero con tzatziki de coco y medias lunas de calabacita.
* Toma tus suplementos de la comida (página 308).

Después de terminar tu día laboral

* Elige tu ejercicio para la tiroides y las suprarrenales: caminar, yoga, cardio, pesas ligeras, Pilates, danza, jugar activamente con tus hijos.

Antes de la cena

* Usa lámparas con focos ámbar exclusivamente o ponte lentes color ámbar.

- Asegúrate de que tu teléfono y tu computadora tengan la aplicación f.lux encendida o los ajustes nocturnos.

Cena
- Ensalada de falda de res de libre pastoreo con chimichurri y espárragos al ajo (páginas 385-386).
- Toma tus suplementos de la cena (página 308).

Después de la cena
- Pasa al menos 30 minutos haciendo algo que te haga feliz: socializa, lee, haz manualidades, haz yoga, escribe, sal a caminar.

Antes de acostarte
- Relájate con HeartMath, Muse, sonidos binaurales, entrenamiento de ondas cerebrales, meditación, oración o ejercicios de respiración, entre 10 y 30 minutos.
- Disfruta un baño caliente con sales de Epsom y tus aceites esenciales favoritos.
- Bebe tu té herbal de la noche.
- Si sigues el protocolo para SBID, sobrecrecimiento de levadura o parásitos, toma tus suplementos de la noche.

Al acostarte
- Apaga todos los aparatos eléctricos.
- Asegúrate de que tu cuarto esté oscuro o usa un antifaz.
- Baja tu termostato a una temperatura fría y relajante.
- Disfruta entre siete y media y nueve horas de sueño profundo y reparador.

DÍA 10

En la mañana
- Toma tu suplemento hormonal tiroideo, si es el caso.
- Si sigues el protocolo para SBID, sobrecrecimiento de levadura o parásitos, toma tus suplementos de la mañana.

- Bebe una o dos tazas de agua filtrada con el jugo de ½ limón.
- Sal al menos cinco minutos, 20 minutos después de haber despertado, para que la luz natural toque tus ojos y tu piel.
- Relájate con HeartMath, Muse, sonidos binaurales, entrenamiento de ondas cerebrales, meditación, oración o ejercicios de respiración, entre 10 y 30 minutos.
- Disfruta una taza de té herbal sin cafeína o de café herbal.

Desayuno
- Guisado de camote y hojas verdes (página 378), con salchichas de manzana con canela (página 380).
- Toma tus suplementos del desayuno (página 307).

Colación diaria (disfrútala antes de la comida o antes de la cena)
- ½ taza de mezcla de moras.

Comida
- Sobras de ensalada de espinacas y callos de hacha silvestres con vinagreta de granada.
- Toma tus suplementos de la comida (página 308).

Después de terminar tu día laboral
- Elige tu ejercicio para la tiroides y las suprarrenales: caminar, yoga, cardio, pesas ligeras, Pilates, danza, jugar activamente con tus hijos.

Antes de la cena
- Usa lámparas con focos ámbar exclusivamente o ponte lentes color ámbar.
- Asegúrate de que tu teléfono y tu computadora tengan la aplicación f.lux encendida o los ajustes nocturnos.

Cena

- Sofrito de tallarines de kelp con pollo y verduras (páginas 395-396).
- Prepara el caldo para sanar el intestino (páginas 390-391) en la olla eléctrica para cocinarlo durante la noche.
- Toma tus suplementos de la cena (página 308).

Después de la cena

- Pasa al menos 30 minutos haciendo algo que te haga feliz: socializa, lee, haz manualidades, haz yoga, escribe, sal a caminar

Antes de acostarte

- Relájate con HeartMath, Muse, sonidos binaurales, entrenamiento de ondas cerebrales, meditación, oración o ejercicios de respiración, entre 10 y 30 minutos.
- Disfruta un baño caliente con sales de Epsom y tus aceites esenciales favoritos.
- Bebe tu té herbal de la noche.
- Si sigues el protocolo para SBID, sobrecrecimiento de levadura o parásitos, toma tus suplementos de la noche.

Al acostarte

- Apaga todos los aparatos eléctricos.
- Asegúrate de que tu cuarto esté oscuro o usa un antifaz.
- Baja tu termostato a una temperatura fría y relajante.
- Disfruta entre siete y media y nueve horas de sueño profundo y reparador.

DÍA 11

En la mañana

- Toma tu suplemento hormonal tiroideo, si es el caso.
- Si sigues el protocolo para SBID, sobrecrecimiento de levadura o parásitos, toma tus suplementos de la mañana.

- Bebe una o dos tazas de agua filtrada con el jugo de ½ limón.
- Sal al menos cinco minutos, 20 minutos después de haber despertado, para que la luz natural toque tus ojos y tu piel.
- Relájate con HeartMath, Muse, sonidos binaurales, entrenamiento de ondas cerebrales, meditación, oración o ejercicios de respiración, entre 10 y 30 minutos.
- Disfruta una taza de caldo para sanar el intestino o de té de colágeno para sanar el intestino del método Myers (página 377).

Desayuno
- Parfait de coco y moras con cacao en polvo y ralladura de naranja (páginas 381).
- Toma tus suplementos del desayuno (página 307).

Colación diaria (disfrútala antes de la comida o antes de la cena)
- Jugo de arándanos y jengibre (páginas 375-376).

Comida
- Sobras de ensalada de falda de res de libre pastoreo con chimichurri y espárragos al ajo.
- Toma tus suplementos de la comida (página 308).

Después de terminar tu día laboral
- Elige tu ejercicio para la tiroides y las suprarrenales: caminar, yoga, cardio, pesas ligeras, Pilates, danza, jugar activamente con tus hijos.

Antes de la cena
- Usa lámparas con focos ámbar exclusivamente o ponte lentes color ámbar.
- Asegúrate de que tu teléfono y tu computadora tengan la aplicación f.lux encendida o los ajustes nocturnos.

Cena

- Sopa de coco y curry con camarones y verduras (páginas 393-394).
- Toma tus suplementos de la cena (página 308).

Después de la cena

- Pasa al menos 30 minutos haciendo algo que te haga feliz: socializa, lee, haz manualidades, haz yoga, escribe, sal a caminar.

Antes de acostarte

- Relájate con HeartMath, Muse, sonidos binaurales, entrenamiento de ondas cerebrales, meditación, oración o ejercicios de respiración, entre 10 y 30 minutos.
- Disfruta un baño caliente con sales de Epsom y tus aceites esenciales favoritos.
- Bebe tu té herbal de la noche.
- Si sigues el protocolo para SBID, sobrecrecimiento de levadura o parásitos, toma tus suplementos de la noche.

Al acostarte

- Apaga todos los aparatos eléctricos.
- Asegúrate de que tu cuarto esté oscuro o usa un antifaz.
- Baja tu termostato a una temperatura fría y relajante.
- Disfruta entre siete y media y nueve horas de sueño profundo y reparador.

DÍA 12

En la mañana

- Toma tu suplemento hormonal tiroideo, si es el caso.
- Si sigues el protocolo para SBID, sobrecrecimiento de levadura o parásitos, toma tus suplementos de la mañana.
- Bebe una o dos tazas de agua filtrada con el jugo de ½ limón.

- Sal al menos cinco minutos, 20 minutos después de haber despertado, para que la luz natural toque tus ojos y tu piel.
- Relájate con HeartMath, Muse, sonidos binaurales, entrenamiento de ondas cerebrales, meditación, oración o ejercicios de respiración, entre 10 y 30 minutos.
- Disfruta una taza de té herbal sin cafeína o de café herbal.

Desayuno
- Sobras de guisado de camote y hojas verdes, con salchichas de manzana con canela.
- Toma tus suplementos del desayuno (página 307).

Colación diaria (disfrútala antes de la comida o antes de la cena)
- Aguacate con una mezcla de verduras crudas: pepino, zanahoria, apio, calabacita.

Comida
- Sobras de sofrito de tallarines de kelp con pollo y verduras.
- Toma tus suplementos de la comida (páginas 307-308).

Después de terminar tu día laboral
- Elige tu ejercicio para la tiroides y las suprarrenales: caminar, yoga, cardio, pesas ligeras, Pilates, danza, jugar activamente con tus hijos.

Antes de la cena
- Usa lámparas con focos ámbar exclusivamente o ponte lentes color ámbar.
- Asegúrate de que tu teléfono y tu computadora tengan la aplicación f.lux encendida o los ajustes nocturnos.

Cena
- Col rizada salteada con arándanos y tocino sobre camote (página 409), con Ensalada de espinacas y un magnífico aderezo (página 388).
- Toma tus suplementos de la cena (página 308).

Después de la cena

- Pasa al menos 30 minutos haciendo algo que te haga feliz: socializa, lee, haz manualidades, haz yoga, escribe, sal a caminar.

Antes de acostarte

- Relájate con HeartMath, Muse, sonidos binaurales, entrenamiento de ondas cerebrales, meditación, oración o ejercicios de respiración, entre 10 y 30 minutos.
- Disfruta un baño caliente con sales de Epsom y tus aceites esenciales favoritos.
- Bebe tu té herbal de la noche.
- Si sigues el protocolo para SBID, sobrecrecimiento de levadura o parásitos, toma tus suplementos de la noche.

Al acostarte

- Apaga todos los aparatos eléctricos.
- Asegúrate de que tu cuarto esté oscuro o usa un antifaz.
- Baja tu termostato a una temperatura fría y relajante.
- Disfruta entre siete y media y nueve horas de sueño profundo y reparador.

DÍA 13

En la mañana

- Toma tu suplemento hormonal tiroideo, si es el caso.
- Si sigues el protocolo para SBID, sobrecrecimiento de levadura o parásitos, toma tus suplementos de la mañana.
- Bebe una o dos tazas de agua filtrada con el jugo de ½ limón.
- Sal al menos cinco minutos, 20 minutos después de haber despertado, para que la luz natural toque tus ojos y tu piel.
- Relájate con HeartMath, Muse, sonidos binaurales, entrenamiento de ondas cerebrales, meditación, oración o ejercicios de respiración, entre 10 y 30 minutos.

- Disfruta una taza de sobras de caldo para sanar el intestino o de té de colágeno para sanar el intestino del método Myers (página 377).

Desayuno
- Licuado de moras azules y crema (página 372).
- Toma tus suplementos del desayuno (página 307).

Colación diaria (disfrútala antes de la comida o antes de la cena)
- Jugo verde clásico (página 376).

Comida
- Sobras de sopa de coco y curry con camarones y verduras.
- Toma tus suplementos de la comida (página 308).

Después de terminar tu día laboral
- Elige tu ejercicio para la tiroides y las suprarrenales: caminar, yoga, cardio, pesas ligeras, Pilates, danza, jugar activamente con tus hijos.

Antes de la cena
- Usa lámparas con focos ámbar exclusivamente o ponte lentes color ámbar.
- Asegúrate de que tu teléfono y tu computadora tengan la aplicación f.lux encendida o los ajustes nocturnos.

Cena
- "Tacos" hawaianos de pescado con salsa de mango (páginas 404-405).
- Toma tus suplementos de la cena (página 308).

Después de la cena
- Pasa al menos 30 minutos haciendo algo que te haga feliz: socializa, lee, haz manualidades, haz yoga, escribe, sal a caminar.

Antes de acostarte

- Relájate con HeartMath, Muse, sonidos binaurales, entrenamiento de ondas cerebrales, meditación, oración o ejercicios de respiración, entre 10 y 30 minutos.
- Disfruta un baño caliente con sales de Epsom y tus aceites esenciales favoritos.
- Bebe tu té herbal de la noche.
- Si sigues el protocolo para SBID, sobrecrecimiento de levadura o parásitos, toma tus suplementos de la noche.

Al acostarte

- Apaga todos los aparatos eléctricos.
- Asegúrate de que tu cuarto esté oscuro o usa un antifaz.
- Baja tu termostato a una temperatura fría y relajante.
- Disfruta entre siete y media y nueve horas de sueño profundo y reparador.

DÍA 14

En la mañana

- Toma tu suplemento hormonal tiroideo, si es el caso.
- Si sigues el protocolo para SBID, sobrecrecimiento de levadura o parásitos, toma tus suplementos de la mañana.
- Bebe una o dos tazas de agua filtrada con el jugo de ½ limón.
- Sal al menos cinco minutos, 20 minutos después de haber despertado, para que la luz natural toque tus ojos y tu piel.
- Relájate con HeartMath, Muse, sonidos binaurales, entrenamiento de ondas cerebrales, meditación, oración o ejercicios de respiración, entre 10 y 30 minutos.
- Disfruta una taza de té herbal sin cafeína o de café herbal.

Desayuno

- Licuado de canela y cacao (página 373-374).
- Toma tus suplementos del desayuno (página 307).

Colación diaria (disfrútala antes de la comida o antes de la cena)
- Jugo de betabel e hinojo (página 375).

Comida
- Sobras de col rizada salteada con arándanos y tocino sobre camote, con ensalada de espinacas y un magnífico aderezo.
- Toma tus suplementos de la comida (páginas 307-308).

Después de terminar tu día laboral
- Elige tu ejercicio para la tiroides y las suprarrenales: caminar, yoga, cardio, pesas ligeras, Pilates, danza, jugar activamente con tus hijos.

Antes de la cena
- Usa lámparas con focos ámbar exclusivamente o ponte lentes color ámbar.
- Asegúrate de que tu teléfono y tu computadora tengan la aplicación f.lux encendida o los ajustes nocturnos.

Cena
- Filete de res de libre pastoreo con tubérculos al tomillo horneados (página 408), con ensalada de espinacas y un magnífico aderezo (páginas 388-389).
- Postre: Pudín decadente de cacao (página 416).
- Toma tus suplementos de la cena (página 308).

Después de la cena
- Pasa al menos 30 minutos haciendo algo que te haga feliz: socializa, lee, haz manualidades, haz yoga, escribe, sal a caminar.

Antes de acostarte
- Relájate con HeartMath, Muse, sonidos binaurales, entrenamiento de ondas cerebrales, meditación, oración o ejercicios de respiración, entre 10 y 30 minutos.

- Disfruta un baño caliente con sales de Epsom y tus aceites esenciales favoritos.
- Bebe tu té herbal de la noche.
- Si sigues el protocolo para SBID, sobrecrecimiento de levadura o parásitos, toma tus suplementos de la noche.

Al acostarte
- Apaga todos los aparatos eléctricos.
- Asegúrate de que tu cuarto esté oscuro o usa un antifaz.
- Baja tu termostato a una temperatura fría y relajante.
- Disfruta entre siete y media y nueve horas de sueño profundo y reparador.

DÍA 15

En la mañana
- Toma tu suplemento hormonal tiroideo, si es el caso.
- Si sigues el protocolo para SBID, sobrecrecimiento de levadura o parásitos, toma tus suplementos de la mañana.
- Bebe una o dos tazas de agua filtrada con el jugo de ½ limón.
- Sal al menos cinco minutos, 20 minutos después de haber despertado, para que la luz natural toque tus ojos y tu piel.
- Relájate con HeartMath, Muse, sonidos binaurales, entrenamiento de ondas cerebrales, meditación, oración o ejercicios de respiración, entre 10 y 30 minutos.
- Disfruta una taza de agua de "spa" del método Myers (páginas 376-377).

Desayuno
- Licuado de pera y perejil (página 373).
- Toma tus suplementos del desayuno (página 307).

Colación diaria (disfrútala antes de la comida o antes de la cena)
- Colación sencilla de sardinas (página 414).

Comida

- Sobras de "tacos" hawaianos de pescado con salsa de mango.
- Toma tus suplementos de la comida (página 308).

Después de terminar tu día laboral

- Elige tu ejercicio para la tiroides y las suprarrenales: caminar, yoga, cardio, pesas ligeras, Pilates, danza, jugar activamente con tus hijos.

Antes de la cena

- Usa lámparas con focos ámbar exclusivamente o ponte lentes color ámbar.
- Asegúrate de que tu teléfono y tu computadora tengan la aplicación f.lux encendida o los ajustes nocturnos.

Cena

- Pollo al horno (páginas 397-398), con ensalada de espinacas con aguacate, toronja y pollo deshebrado (páginas 383-384).
- Prepara el caldo para sanar el intestino (páginas 390-391) en la olla eléctrica para cocinarlo durante la noche.
- Toma tus suplementos de la cena (página 308).

Después de la cena

- Pasa al menos 30 minutos haciendo algo que te haga feliz: socializa, lee, haz manualidades, haz yoga, escribe, sal a caminar.

Antes de acostarte

- Relájate con HeartMath, Muse, sonidos binaurales, entrenamiento de ondas cerebrales, meditación, oración o ejercicios de respiración, entre 10 y 30 minutos.
- Disfruta un baño caliente con sales de Epsom y tus aceites esenciales favoritos.

- Bebe tu té herbal de la noche.
- Si sigues el protocolo para SBID, sobrecrecimiento de levadura o parásitos, toma tus suplementos de la noche.

Al acostarte

- Apaga todos los aparatos eléctricos.
- Asegúrate de que tu cuarto esté oscuro o usa un antifaz.
- Baja tu termostato a una temperatura fría y relajante.
- Disfruta entre siete y media y nueve horas de sueño profundo y reparador.

Una vez a la semana me gustaría que probaras una nueva técnica de relajación, por ejemplo, acupuntura, tanques de flotación, masaje o neurorretroalimentación (ve las páginas 259-263). Una vez que encuentres una o más técnicas que te funcionen, disfrútalas lo más posible, cuando tu agenda y tu presupuesto lo permitan.

DÍA 16

En la mañana

- Toma tu suplemento hormonal tiroideo, si es el caso.
- Si sigues el protocolo para SBID, sobrecrecimiento de levadura o parásitos, toma tus suplementos de la mañana.
- Bebe una o dos tazas de agua filtrada con el jugo de ½ limón.
- Sal al menos cinco minutos, 20 minutos después de haber despertado, para que la luz natural toque tus ojos y tu piel.
- Relájate con HeartMath, Muse, sonidos binaurales, entrenamiento de ondas cerebrales, meditación, oración o ejercicios de respiración, entre 10 y 30 minutos.
- Disfruta una taza de caldo para sanar el intestino.

Desayuno

- Mezcla de carne de res de libre pastoreo y verduras (página 379).
- Toma tus suplementos del desayuno (página 307).

Colación diaria (disfrútala antes de la comida o antes de la cena)

- ½ taza de mezcla de moras.

Comida

- Sobras de filete de res de libre pastoreo con tubérculos al tomillo horneados, con ensalada de espinacas y un magnífico aderezo.
- Toma tus suplementos de la comida (página 308).

Después de terminar tu día laboral

- Elige tu ejercicio para la tiroides y las suprarrenales: caminar, yoga, cardio, pesas ligeras, Pilates, danza, jugar activamente con tus hijos.

Antes de la cena

- Usa lámparas con focos ámbar exclusivamente o ponte lentes color ámbar.
- Asegúrate de que tu teléfono y tu computadora tengan la aplicación f.lux encendida o los ajustes nocturnos.

Cena

- Sushi de camarones silvestres con espinacas, zanahoria y pepino (páginas 401-402), con ensalada de pepino y alga (página 414-415).
- Toma tus suplementos de la cena (página 308).

Después de la cena

- Pasa al menos 30 minutos haciendo algo que te haga feliz: socializa, lee, haz manualidades, haz yoga, escribe, sal a caminar.

Antes de acostarte

- Relájate con HeartMath, Muse, sonidos binaurales, entrenamiento de ondas cerebrales, meditación, oración o ejercicios de respiración, entre 10 y 30 minutos.
- Disfruta un baño caliente con sales de Epsom y tus aceites esenciales favoritos.
- Bebe tu té herbal de la noche.
- Si sigues el protocolo para SBID, sobrecrecimiento de levadura o parásitos, toma tus suplementos de la noche.

Al acostarte

- Apaga todos los aparatos eléctricos.
- Asegúrate de que tu cuarto esté oscuro o usa un antifaz.
- Baja tu termostato a una temperatura fría y relajante.
- Disfruta entre siete y media y nueve horas de sueño profundo y reparador.

DÍA 17

En la mañana

- Toma tu suplemento hormonal tiroideo, si es el caso.
- Si sigues el protocolo para SBID, sobrecrecimiento de levadura o parásitos, toma tus suplementos de la mañana.
- Bebe una o dos tazas de agua filtrada con el jugo de ½ limón.
- Sal al menos cinco minutos, 20 minutos después de haber despertado, para que la luz natural toque tus ojos y tu piel.
- Relájate con HeartMath, Muse, sonidos binaurales, entrenamiento de ondas cerebrales, meditación, oración o ejercicios de respiración, entre 10 y 30 minutos.
- Disfruta una taza de agua de "spa" del método Myers (páginas 376-377).

Desayuno

- Licuado verde de aguacate y jengibre (página 374).
- Toma tus suplementos del desayuno (página 307).

Colación diaria (disfrútala antes de la comida o antes de la cena)

- Sobras de ensalada de pepino y alga.

Comida

- Sobras de ensalada de espinacas con toronja, aguacate y pollo deshebrado.
- Toma tus suplementos de la comida (página 308).

Después de terminar tu día laboral

- Elige tu ejercicio para la tiroides y las suprarrenales: caminar, yoga, cardio, pesas ligeras, Pilates, danza, jugar activamente con tus hijos.

Antes de la cena

- Usa lámparas con focos ámbar exclusivamente o ponte lentes color ámbar.
- Asegúrate de que tu teléfono y tu computadora tengan la aplicación f.lux encendida o los ajustes nocturnos.

Cena

- Sopa de almejas con camote blanco y rábano blanco (página 391-392), con ensalada de espinacas y un magnífico aderezo (páginas 388-389).
- Toma tus suplementos de la cena (página 308).

Después de la cena

- Pasa al menos 30 minutos haciendo algo que te haga feliz: socializa, lee, haz manualidades, haz yoga, escribe, sal a caminar.

Antes de acostarte

* Relájate con HeartMath, Muse, sonidos binaurales, entrenamiento de ondas cerebrales, meditación, oración o ejercicios de respiración, entre 10 y 30 minutos.
* Disfruta un baño caliente con sales de Epsom y tus aceites esenciales favoritos.
* Bebe tu té herbal de la noche.
* Si sigues el protocolo para SBID, sobrecrecimiento de levadura o parásitos, toma tus suplementos de la noche.

Al acostarte

* Apaga todos los aparatos eléctricos.
* Asegúrate de que tu cuarto esté oscuro o usa un antifaz.
* Baja tu termostato a una temperatura fría y relajante.
* Disfruta entre siete y media y nueve horas de sueño profundo y reparador.

DÍA 18

En la mañana

* Toma tu suplemento hormonal tiroideo, si es el caso.
* Si sigues el protocolo para SBID, sobrecrecimiento de levadura o parásitos, toma tus suplementos de la mañana.
* Bebe una o dos tazas de agua filtrada con el jugo de ½ limón.
* Sal al menos cinco minutos, 20 minutos después de haber despertado, para que la luz natural toque tus ojos y tu piel.
* Relájate con HeartMath, Muse, sonidos binaurales, entrenamiento de ondas cerebrales, meditación, oración o ejercicios de respiración, entre 10 y 30 minutos.
* Disfruta una taza de caldo para sanar el intestino.

Desayuno

* Parfait de coco y moras con cacao en polvo y ralladura de naranja (página 381).
* Toma tus suplementos del desayuno (página 307).

Colación diaria (disfrútala antes de la comida o antes de la cena)
- Jugo de arándanos y jengibre (páginas 375-376).

Comida
- Sobras de mezcla de carne de res de libre pastoreo y verduras.
- Toma tus suplementos de la comida (página 308).

Después de terminar tu día laboral
- Elige tu ejercicio para la tiroides y las suprarrenales: caminar, yoga, cardio, pesas ligeras, Pilates, danza, jugar activamente con tus hijos.

Antes de la cena
- Usa lámparas con focos ámbar exclusivamente o ponte lentes color ámbar.
- Asegúrate de que tu teléfono y tu computadora tengan la aplicación f.lux encendida o los ajustes nocturnos.

Cena
- Hígado de res con tocino y romero (página 407), con ensalada de espinacas y un magnífico aderezo (páginas 388-389).
- Toma tus suplementos de la cena (página 308).

Después de la cena
- Pasa al menos 30 minutos haciendo algo que te haga feliz: socializa, lee, haz manualidades, haz yoga, escribe, sal a caminar.

Antes de acostarte
- Relájate con HeartMath, Muse, sonidos binaurales, entrenamiento de ondas cerebrales, meditación, oración o ejercicios de respiración, entre 10 y 30 minutos.
- Disfruta un baño caliente con sales de Epsom y tus aceites esenciales favoritos.

- Bebe tu té herbal de la noche.
- Si sigues el protocolo para SBID, sobrecrecimiento de levadura o parásitos, toma tus suplementos de la noche.

Al acostarte
- Apaga todos los aparatos eléctricos.
- Asegúrate de que tu cuarto esté oscuro o usa un antifaz.
- Baja tu termostato a una temperatura fría y relajante.
- Disfruta entre siete y media y nueve horas de sueño profundo y reparador.

DÍA 19

En la mañana
- Toma tu suplemento hormonal tiroideo, si es el caso.
- Si sigues el protocolo para SBID, sobrecrecimiento de levadura o parásitos, toma tus suplementos de la mañana.
- Bebe una o dos tazas de agua filtrada con el jugo de ½ limón.
- Sal al menos cinco minutos, 20 minutos después de haber despertado, para que la luz natural toque tus ojos y tu piel.
- Relájate con HeartMath, Muse, sonidos binaurales, entrenamiento de ondas cerebrales, meditación, oración o ejercicios de respiración, entre 10 y 30 minutos.
- Disfruta una taza de caldo para sanar el intestino que sobró o de té de colágeno para sanar el intestino del método Myers (página 377).

Desayuno
- Licuado de moras azules y crema (página 372).
- Toma tus suplementos del desayuno (página 307).

Colación diaria (disfrútala antes de la comida o antes de la cena)
- Jugo verde clásico (página 376).

Comida

- Sobras de sopa de almejas con camote blanco y rábano blanco, con ensalada de espinacas y un magnífico aderezo.
- Toma tus suplementos de la comida (página 308).

Después de terminar tu día laboral

- Elige tu ejercicio para la tiroides y las suprarrenales: caminar, yoga, cardio, pesas ligeras, Pilates, danza, jugar activamente con tus hijos.

Antes de la cena

- Usa lámparas con focos ámbar exclusivamente o ponte lentes color ámbar.
- Asegúrate de que tu teléfono y tu computadora tengan la aplicación f.lux encendida o los ajustes nocturnos.

Cena

- Salmón silvestre con tallarines de calabacita al pesto y calabaza mantequilla al ajo (páginas 402-403).
- Prepara el caldo para sanar el intestino (páginas 390-391) en la olla eléctrica para cocinarlo durante la noche.
- Toma tus suplementos de la cena (página 308).

Después de la cena

- Pasa al menos 30 minutos haciendo algo que te haga feliz: socializa, lee, haz manualidades, haz yoga, escribe, sal a caminar.

Antes de acostarte

- Relájate con HeartMath, Muse, sonidos binaurales, entrenamiento de ondas cerebrales, meditación, oración o ejercicios de respiración, entre 10 y 30 minutos.
- Disfruta un baño caliente con sales de Epsom y tus aceites esenciales favoritos.

- Bebe tu té herbal de la noche.
- Si sigues el protocolo para SBID, sobrecrecimiento de levadura o parásitos, toma tus suplementos de la noche.

Al acostarte
- Apaga todos los aparatos eléctricos.
- Asegúrate de que tu cuarto esté oscuro o usa un antifaz.
- Baja tu termostato a una temperatura fría y relajante.
- Disfruta entre siete y media y nueve horas de sueño profundo y reparador.

DÍA 20

En la mañana
- Toma tu suplemento hormonal tiroideo, si es el caso.
- Si sigues el protocolo para SBID, sobrecrecimiento de levadura o parásitos, toma tus suplementos de la mañana.
- Bebe una o dos tazas de agua filtrada con el jugo de ½ limón.
- Sal al menos cinco minutos, 20 minutos después de haber despertado, para que la luz natural toque tus ojos y tu piel.
- Relájate con HeartMath, Muse, sonidos binaurales, entrenamiento de ondas cerebrales, meditación, oración o ejercicios de respiración, entre 10 y 30 minutos.
- Disfruta una taza de caldo para sanar el intestino.

Desayuno
- Licuado de canela y cacao (página 373-374).
- Toma tus suplementos del desayuno (página 307).

Colación diaria (disfrútala antes de la comida o antes de la cena)
- Jugo de betabel e hinojo (página 375).

Comida

- Sobras de sopa de almejas con camote blanco y rábano blanco, con ensalada de espinacas y un magnífico aderezo.
- Toma tus suplementos de la comida (página 308).

Después de terminar tu día laboral

- Elige tu ejercicio para la tiroides y las suprarrenales: caminar, yoga, cardio, pesas ligeras, Pilates, danza, jugar activamente con tus hijos.

Antes de la cena

- Usa lámparas con focos ámbar exclusivamente o ponte lentes color ámbar.
- Asegúrate de que tu teléfono y tu computadora tengan la aplicación f.lux encendida o los ajustes nocturnos.

Cena

- Albóndigas de pavo orgánico sobre calabaza espagueti con pesto de col rizada (páginas 398-399), con ensalada de espinacas y un magnífico aderezo (páginas 388-389).
- Toma tus suplementos de la cena (página 308).

Después de la cena

- Pasa al menos 30 minutos haciendo algo que te haga feliz: socializa, lee, haz manualidades, haz yoga, escribe, sal a caminar.

Antes de acostarte

- Relájate con HeartMath, Muse, sonidos binaurales, entrenamiento de ondas cerebrales, meditación, oración o ejercicios de respiración, entre 10 y 30 minutos.
- Disfruta un baño caliente con sales de Epsom y tus aceites esenciales favoritos.
- Bebe tu té herbal de la noche.

- Si sigues el protocolo para SBID, sobrecrecimiento de levadura o parásitos, toma tus suplementos de la noche.

Al acostarte
- Apaga todos los aparatos eléctricos.
- Asegúrate de que tu cuarto esté oscuro o usa un antifaz.
- Baja tu termostato a una temperatura fría y relajante.
- Disfruta entre siete y media y nueve horas de sueño profundo y reparador.

DÍA 21

En la mañana
- Toma tu suplemento hormonal tiroideo, si es el caso.
- Si sigues el protocolo para SBID, sobrecrecimiento de levadura o parásitos, toma tus suplementos de la mañana.
- Bebe una o dos tazas de agua filtrada con el jugo de ½ limón.
- Sal al menos cinco minutos, 20 minutos después de haber despertado, para que la luz natural toque tus ojos y tu piel.
- Relájate con HeartMath, Muse, sonidos binaurales, entrenamiento de ondas cerebrales, meditación, oración o ejercicios de respiración, entre 10 y 30 minutos.
- Disfruta una taza de caldo para sanar el intestino (páginas 390-391) o de té de colágeno para sanar el intestino del método Myers (página 377).

Desayuno
- Guisado de camote y hojas verdes (página 378), con salchichas de manzana con canela (página 380).
- Toma tus suplementos del desayuno (página 307).

Colación diaria (disfrútala antes de la comida o antes de la cena)
- ½ taza de mezcla de moras.

Comida

- Sobras de salmón silvestre con tallarines de calabacita al pesto y calabaza mantequilla al ajo.
- Toma tus suplementos de la comida (página 308).

Después de terminar tu día laboral

- Elige tu ejercicio para la tiroides y las suprarrenales: caminar, yoga, cardio, pesas ligeras, Pilates, danza, jugar activamente con tus hijos.

Antes de la cena

- Usa lámparas con focos ámbar exclusivamente o ponte lentes color ámbar.
- Asegúrate de que tu teléfono y tu computadora tengan la aplicación f.lux encendida o los ajustes nocturnos.

Cena

- Pechugas de pollo horneadas con coles de Bruselas, espinacas y tocino salteados (página 400).
- Postre: Paletas heladas de licuado cremoso de frutas (páginas 417-418).
- Toma tus suplementos de la cena (página 308).

Después de la cena

- Pasa al menos 30 minutos haciendo algo que te haga feliz: socializa, lee, haz manualidades, haz yoga, escribe, sal a caminar.

Antes de acostarte

- Relájate con HeartMath, Muse, sonidos binaurales, entrenamiento de ondas cerebrales, meditación, oración o ejercicios de respiración, entre 10 y 30 minutos.
- Disfruta un baño caliente con sales de Epsom y tus aceites esenciales favoritos.

- Bebe tu té herbal de la noche.
- Si sigues el protocolo para SBID, sobrecrecimiento de levadura o parásitos, toma tus suplementos de la noche.

Al acostarte
- Apaga todos los aparatos eléctricos.
- Asegúrate de que tu cuarto esté oscuro o usa un antifaz.
- Baja tu termostato a una temperatura fría y relajante.
- Disfruta entre siete y media y nueve horas de sueño profundo y reparador.

DÍA 22

En la mañana
- Toma tu suplemento hormonal tiroideo, si es el caso.
- Si sigues el protocolo para SBID, sobrecrecimiento de levadura o parásitos, toma tus suplementos de la mañana.
- Bebe una o dos tazas de agua filtrada con el jugo de ½ limón.
- Sal al menos cinco minutos, 20 minutos después de haber despertado, para que la luz natural toque tus ojos y tu piel.
- Relájate con HeartMath, Muse, sonidos binaurales, entrenamiento de ondas cerebrales, meditación, oración o ejercicios de respiración, entre 10 y 30 minutos.
- Disfruta una taza de té herbal sin cafeína o de café herbal.

Desayuno
- Licuado verde de aguacate y jengibre (página 374).
- Toma tus suplementos del desayuno (página 307).

Colación diaria (disfrútala antes de la comida o antes de la cena)
- Aguacate con una mezcla de verduras crudas: pepino, zanahoria, apio, calabacita.

Comida

- Sobras de albóndigas de pavo orgánico sobre calabaza espagueti con pesto de col rizada, con ensalada de espinacas y un magnífico aderezo.
- Toma tus suplementos de la comida (página 308).

Después de terminar tu día laboral

- Elige tu ejercicio para la tiroides y las suprarrenales: caminar, yoga, cardio, pesas ligeras, Pilates, danza, jugar activamente con tus hijos.

Antes de la cena

- Usa lámparas con focos ámbar exclusivamente o ponte lentes color ámbar.
- Asegúrate de que tu teléfono y tu computadora tengan la aplicación f.lux encendida o los ajustes nocturnos.

Cena

- Bacalao silvestre con puré de rábano blanco y espárragos (páginas 405-406).
- Toma tus suplementos de la cena (página 308).

Después de la cena

- Pasa al menos 30 minutos haciendo algo que te haga feliz: socializa, lee, haz manualidades, haz yoga, escribe, sal a caminar.

Antes de acostarte

- Relájate con HeartMath, Muse, sonidos binaurales, entrenamiento de ondas cerebrales, meditación, oración o ejercicios de respiración, entre 10 y 30 minutos.
- Disfruta un baño caliente con sales de Epsom y tus aceites esenciales favoritos.
- Bebe tu té herbal de la noche.

- Si sigues el protocolo para SBID, sobrecrecimiento de levadura o parásitos, toma tus suplementos de la noche.

Al acostarte

- Apaga todos los aparatos eléctricos.
- Asegúrate de que tu cuarto esté oscuro o usa un antifaz.
- Baja tu termostato a una temperatura fría y relajante.
- Disfruta entre siete y media y nueve horas de sueño profundo y reparador.

Una vez a la semana me gustaría que probaras una nueva técnica de relajación, por ejemplo, acupuntura, tanques de flotación, masaje o neurorretroalimentación (ve las páginas 259-263). Una vez que encuentres una o más técnicas que te funcionen, disfrútalas lo más posible, cuando tu agenda y tu presupuesto lo permitan.

DÍA 23

En la mañana

- Toma tu suplemento hormonal tiroideo, si es el caso.
- Si sigues el protocolo para SBID, sobrecrecimiento de levadura o parásitos, toma tus suplementos de la mañana.
- Bebe una o dos tazas de agua filtrada con el jugo de ½ limón.
- Sal al menos cinco minutos, 20 minutos después de haber despertado, para que la luz natural toque tus ojos y tu piel.
- Relájate con HeartMath, Muse, sonidos binaurales, entrenamiento de ondas cerebrales, meditación, oración o ejercicios de respiración, entre 10 y 30 minutos.
- Disfruta una taza de caldo para sanar el intestino (páginas 390-391) o de té de colágeno para sanar el intestino (página 377).

Desayuno

- Parfait de coco y moras con cacao en polvo y ralladura de naranja (páginas 381).
- Toma tus suplementos del desayuno (página 307).

Colación diaria (disfrútala antes de la comida o antes de la cena)

- Jugo de arándanos y jengibre (páginas 375-376).

Comida

- Sobras de pechugas de pollo horneadas con coles de Bruselas, espinacas y tocino salteados.
- Toma tus suplementos de la comida (página 308).

Después de terminar tu día laboral

- Elige tu ejercicio para la tiroides y las suprarrenales: caminar, yoga, cardio, pesas ligeras, Pilates, danza, jugar activamente con tus hijos.

Antes de la cena

- Usa lámparas con focos ámbar exclusivamente o ponte lentes color ámbar.
- Asegúrate de que tu teléfono y tu computadora tengan la aplicación f.lux encendida o los ajustes nocturnos.

Cena

- Ensalada de falda de res de libre pastoreo con chimichurri y espárragos al ajo (páginas 385-386).
- Toma tus suplementos de la cena (página 308).

Después de la cena

- Pasa al menos 30 minutos haciendo algo que te haga feliz: socializa, lee, haz manualidades, haz yoga, escribe, sal a caminar.

Antes de acostarte

- Relájate con HeartMath, Muse, sonidos binaurales, entrenamiento de ondas cerebrales, meditación, oración o ejercicios de respiración, entre 10 y 30 minutos.
- Disfruta un baño caliente con sales de Epsom y tus aceites esenciales favoritos.
- Bebe tu té herbal de la noche.
- Si sigues el protocolo para SBID, sobrecrecimiento de levadura o parásitos, toma tus suplementos de la noche.

Al acostarte

- Apaga todos los aparatos eléctricos.
- Asegúrate de que tu cuarto esté oscuro o usa un antifaz.
- Baja tu termostato a una temperatura fría y relajante.
- Disfruta entre siete y media y nueve horas de sueño profundo y reparador.

DÍA 24

En la mañana

- Toma tu suplemento hormonal tiroideo, si es el caso.
- Si sigues el protocolo para SBID, sobrecrecimiento de levadura o parásitos, toma tus suplementos de la mañana.
- Bebe una o dos tazas de agua filtrada con el jugo de ½ limón.
- Sal al menos cinco minutos, 20 minutos después de haber despertado, para que la luz natural toque tus ojos y tu piel.
- Relájate con HeartMath, Muse, sonidos binaurales, entrenamiento de ondas cerebrales, meditación, oración o ejercicios de respiración, entre 10 y 30 minutos.
- Disfruta una taza de té herbal sin cafeína o de café herbal.

Desayuno

- Licuado de moras azules y crema (página 372).
- Toma tus suplementos del desayuno (página 307).

Colación diaria (disfrútala antes de la comida o antes de la cena)

- Colación sencilla de sardinas (página 414), o sobras de guisado de camote y hojas verdes, con salchichas de manzana con canela.

Comida

- Sobras de bacalao silvestre con puré de rábano blanco y espárragos.
- Toma tus suplementos de la comida (página 308).

Después de terminar tu día laboral

- Elige tu ejercicio para la tiroides y las suprarrenales: caminar, yoga, cardio, pesas ligeras, Pilates, danza, jugar activamente con tus hijos.

Antes de la cena

- Usa lámparas con focos ámbar exclusivamente o ponte lentes color ámbar.
- Asegúrate de que tu teléfono y tu computadora tengan la aplicación f.lux encendida o los ajustes nocturnos.

Cena

- Curry de pollo con coco (páginas 396-397).
- Toma tus suplementos de la cena (página 308).

Después de la cena

- Pasa al menos 30 minutos haciendo algo que te haga feliz: socializa, lee, haz manualidades, haz yoga, escribe, sal a caminar.

Antes de acostarte

- Relájate con HeartMath, Muse, sonidos binaurales, entrenamiento de ondas cerebrales, meditación, oración o ejercicios de respiración, entre 10 y 30 minutos.

- Disfruta un baño caliente con sales de Epsom y tus aceites esenciales favoritos.
- Bebe tu té herbal de la noche.
- Si sigues el protocolo para SBID, sobrecrecimiento de levadura o parásitos, toma tus suplementos de la noche.

Al acostarte
- Apaga todos los aparatos eléctricos.
- Asegúrate de que tu cuarto esté oscuro o usa un antifaz.
- Baja tu termostato a una temperatura fría y relajante.
- Disfruta entre siete y media y nueve horas de sueño profundo y reparador.

DÍA 25

En la mañana
- Toma tu suplemento hormonal tiroideo, si es el caso.
- Si sigues el protocolo para SBID, sobrecrecimiento de levadura o parásitos, toma tus suplementos de la mañana.
- Bebe una o dos tazas de agua filtrada con el jugo de ½ limón.
- Sal al menos cinco minutos, 20 minutos después de haber despertado, para que la luz natural toque tus ojos y tu piel.
- Relájate con HeartMath, Muse, sonidos binaurales, entrenamiento de ondas cerebrales, meditación, oración o ejercicios de respiración, entre 10 y 30 minutos.
- Disfruta una taza de agua de "spa" del método Myers (páginas 376-377).

Desayuno
- Licuado de pera y perejil (página 373).
- Toma tus suplementos del desayuno (página 307).

Colación diaria (disfrútala antes de la comida o antes de la cena)
- Jugo verde clásico (página 376).

Comida
- Sobras de ensalada de falda de res de libre pastoreo con chimichurri y espárragos al ajo.
- Toma tus suplementos de la comida (página 308).

Después de terminar tu día laboral
- Elige tu ejercicio para la tiroides y las suprarrenales: caminar, yoga, cardio, pesas ligeras, Pilates, danza, jugar activamente con tus hijos.

Antes de la cena
- Usa lámparas con focos ámbar exclusivamente o ponte lentes color ámbar.
- Asegúrate de que tu teléfono y tu computadora tengan la aplicación f.lux encendida o los ajustes nocturnos.

Cena
- "Tacos" hawaianos de pescado con salsa de mango (páginas 404-405).
- Toma tus suplementos de la cena (página 308).

Después de la cena
- Pasa al menos 30 minutos haciendo algo que te haga feliz: socializa, lee, haz manualidades, haz yoga, escribe, sal a caminar.

Antes de acostarte
- Relájate con HeartMath, Muse, sonidos binaurales, entrenamiento de ondas cerebrales, meditación, oración o ejercicios de respiración, entre 10 y 30 minutos.
- Disfruta un baño caliente con sales de Epsom y tus aceites esenciales favoritos.

- Bebe tu té herbal de la noche.
- Si sigues el protocolo para SBID, sobrecrecimiento de levadura o parásitos, toma tus suplementos de la noche.

Al acostarte

- Apaga todos los aparatos eléctricos.
- Asegúrate de que tu cuarto esté oscuro o usa un antifaz.
- Baja tu termostato a una temperatura fría y relajante.
- Disfruta entre siete y media y nueve horas de sueño profundo y reparador.

DÍA 26

En la mañana

- Toma tu suplemento hormonal tiroideo, si es el caso.
- Si sigues el protocolo para SBID, sobrecrecimiento de levadura o parásitos, toma tus suplementos de la mañana.
- Bebe una o dos tazas de agua filtrada con el jugo de ½ limón.
- Sal al menos cinco minutos, 20 minutos después de haber despertado, para que la luz natural toque tus ojos y tu piel.
- Relájate con HeartMath, Muse, sonidos binaurales, entrenamiento de ondas cerebrales, meditación, oración o ejercicios de respiración, entre 10 y 30 minutos.
- Disfruta una taza de té herbal sin cafeína o de café herbal.

Desayuno

- Mezcla de carne de res de libre pastoreo y verduras (página 379).
- Toma tus suplementos del desayuno (página 307).

Colación diaria (disfrútala antes de la comida o antes de la cena)

- ½ taza de mezcla de moras.

Comida

- Sobras de curry de pollo con coco.
- Toma tus suplementos de la comida (página 308).

Después de terminar tu día laboral

- Elige tu ejercicio para la tiroides y las suprarrenales: caminar, yoga, cardio, pesas ligeras, Pilates, danza, jugar activamente con tus hijos.

Antes de la cena

- Usa lámparas con focos ámbar exclusivamente o ponte lentes color ámbar.
- Asegúrate de que tu teléfono y tu computadora tengan la aplicación f.lux encendida o los ajustes nocturnos.

Cena

- Ensalada de camarones con cítricos sobre lechuga morada (páginas 387-388).
- Toma tus suplementos de la cena (página 308).

Después de la cena

- Pasa al menos 30 minutos haciendo algo que te haga feliz: socializa, lee, haz manualidades, haz yoga, escribe, sal a caminar.

Antes de acostarte

- Relájate con HeartMath, Muse, sonidos binaurales, entrenamiento de ondas cerebrales, meditación, oración o ejercicios de respiración, entre 10 y 30 minutos.
- Disfruta un baño caliente con sales de Epsom y tus aceites esenciales favoritos.
- Bebe tu té herbal de la noche.
- Si sigues el protocolo para SBID, sobrecrecimiento de levadura o parásitos, toma tus suplementos de la noche.

Al acostarte

- Apaga todos los aparatos eléctricos.
- Asegúrate de que tu cuarto esté oscuro o usa un antifaz.
- Baja tu termostato a una temperatura fría y relajante.
- Disfruta entre siete y media y nueve horas de sueño profundo y reparador.

DÍA 27

En la mañana

- Toma tu suplemento hormonal tiroideo, si es el caso.
- Si sigues el protocolo para sbid, sobrecrecimiento de levadura o parásitos, toma tus suplementos de la mañana.
- Bebe una o dos tazas de agua filtrada con el jugo de ½ limón.
- Sal al menos cinco minutos, 20 minutos después de haber despertado, para que la luz natural toque tus ojos y tu piel.
- Relájate con HeartMath, Muse, sonidos binaurales, entrenamiento de ondas cerebrales, meditación, oración o ejercicios de respiración, entre 10 y 30 minutos.
- Disfruta una taza de agua de "spa" del método Myers que sobró.

Desayuno

- Licuado de canela y cacao (página 373-374).
- Toma tus suplementos del desayuno (página 307).

Colación diaria (disfrútala antes de la comida o antes de la cena)

- ½ taza de mezcla de moras.

Comida

- Sobras de "tacos" hawaianos de pescado con salsa de mango.
- Toma tus suplementos de la comida (página 308).

Después de terminar tu día laboral

* Elige tu ejercicio para la tiroides y las suprarrenales: caminar, yoga, cardio, pesas ligeras, Pilates, danza, jugar activamente con tus hijos.

Antes de la cena

* Usa lámparas con focos ámbar exclusivamente o ponte lentes color ámbar.
* Asegúrate de que tu teléfono y tu computadora tengan la aplicación f.lux encendida o los ajustes nocturnos.

Cena

* Pechugas de pollo al horno con coles de Bruselas, espinacas y tocino salteados (página 400).
* Toma tus suplementos de la cena (página 308).

Después de la cena

* Pasa al menos 30 minutos haciendo algo que te haga feliz: socializa, lee, haz manualidades, haz yoga, escribe, sal a caminar.

Antes de acostarte

* Relájate con HeartMath, Muse, sonidos binaurales, entrenamiento de ondas cerebrales, meditación, oración o ejercicios de respiración, entre 10 y 30 minutos.
* Disfruta un baño caliente con sales de Epsom y tus aceites esenciales favoritos.
* Bebe tu té herbal de la noche.
* Si sigues el protocolo para SBID, sobrecrecimiento de levadura o parásitos, toma tus suplementos de la noche.

Al acostarte

* Apaga todos los aparatos eléctricos.
* Asegúrate de que tu cuarto esté oscuro o usa un antifaz.

- Baja tu termostato a una temperatura fría y relajante.
- Disfruta entre siete y media y nueve horas de sueño profundo y reparador.

DÍA 28

En la mañana
- Toma tu suplemento hormonal tiroideo, si es el caso.
- Si sigues el protocolo para sbid, sobrecrecimiento de levadura o parásitos, toma tus suplementos de la mañana.
- Bebe una o dos tazas de agua filtrada con el jugo de ½ limón.
- Sal al menos cinco minutos, 20 minutos después de haber despertado, para que la luz natural toque tus ojos y tu piel.
- Relájate con HeartMath, Muse, sonidos binaurales, entrenamiento de ondas cerebrales, meditación, oración o ejercicios de respiración, entre 10 y 30 minutos.
- Disfruta una taza de té herbal sin cafeína o de café herbal.

Desayuno
- Sobras de mezcla de carne de res de libre pastoreo con verduras.
- Toma tus suplementos del desayuno (página 307).

Colación diaria (disfrútala antes de la comida o antes de la cena)
- Aguacate con una mezcla de verduras crudas: pepino, zanahoria, apio, calabacita.

Comida
- Sobras de ensalada de camarones con cítricos sobre lechuga morada.
- Toma tus suplementos de la comida (página 308).

Después de terminar tu día laboral
- Elige tu ejercicio para la tiroides y las suprarrenales: caminar, yoga, cardio, pesas ligeras, Pilates, danza, jugar activamente con tus hijos.

Antes de la cena

- Usa lámparas con focos ámbar exclusivamente o ponte lentes color ámbar.
- Asegúrate de que tu teléfono y tu computadora tengan la aplicación f.lux encendida o los ajustes nocturnos.

Cena

- Sofrito de tallarines de kelp con pollo y verduras (páginas 395-396).
- Postre: Ensalada de frutas ácidas con crema batida de coco (páginas 417-418).
- Toma tus suplementos de la cena (página 308).

Después de la cena

- Pasa al menos 30 minutos haciendo algo que te haga feliz: socializa, lee, haz manualidades, haz yoga, escribe, sal a caminar.

Antes de acostarte

- Relájate con HeartMath, Muse, sonidos binaurales, entrenamiento de ondas cerebrales, meditación, oración o ejercicios de respiración, entre 10 y 30 minutos.
- Disfruta un baño caliente con sales de Epsom y tus aceites esenciales favoritos.
- Bebe tu té herbal de la noche.
- Si sigues el protocolo para SBID, sobrecrecimiento de levadura o parásitos, toma tus suplementos de la noche.

Al acostarte

- Apaga todos los aparatos eléctricos.
- Asegúrate de que tu cuarto esté oscuro o usa un antifaz.
- Baja tu termostato a una temperatura fría y relajante.
- Disfruta entre siete y media y nueve horas de sueño profundo y reparador.

Capítulo 13

El plan de conexión con la tiroides... para el resto de tu vida

¡Te felicito por completar el plan de 28 días de conexión con la tiroides! Ahora probablemente te estés preguntando qué sigue. Lo que sigue es una salud tiroidea e inmunológica excelente, para el resto de tu vida. Si te sientes mejor y no quieres reintroducir ningún alimento, ¡no hay problema! Disfruta los abundantes alimentos nutritivos que están disponibles para ti en el plan de conexión con la tiroides. No te faltará ningún nutriente si decides quedarte en el programa indefinidamente.

Sin embargo, si te gustaría añadir un poco más de variedad a tu alimentación, ahora es cuando. Uno por uno, reintroducirás algunos de los alimentos de vuelta a tu dieta para ver si tu cuerpo puede tolerarlos o no. Te diré cómo.

Algunas consideraciones generales

- Si tienes una tiroides autoinmune, ya sea Hashimoto o Graves, y tu condición no ha mejorado o tus anticuerpos tiroideos no han disminuido, entonces sería mejor que permanecieras en el plan durante algunos meses más. Será mejor que evites el gluten, los granos, las leguminosas y los lácteos indefinidamente para revertir el proceso autoinmune que sufre tu cuerpo. Cuando tus síntomas hayan desaparecido y tus anticuerpos estén dentro de un rango óptimo, entonces puedes empezar a reintroducir alimentos.

- Si eres hipotiroideo y no tienes una disfunción tiroidea autoinmune, y si las cosas no han mejorado para ti, trabaja con tu médico para encontrar la forma y la dosis de suplemento hormonal tiroideo que funcione mejor para ti. Incluso si tu dieta es estricta, es posible que no te sientas mejor hasta que tu suplemento hormonal tiroideo sea el óptimo para ti. También puedes permanecer en el plan de 28 días durante más tiempo para ver si tu cuerpo necesita más tiempo para sanar. Si tienes una disfunción tiroidea, autoinmune o no, no recomiendo que reintroduzcas gluten o lácteos de vaca nunca. Algunas personas pueden ser capaces de tolerar los lácteos de leche de oveja y de cabra.

- Una vez que estés listo para reintroducir alimentos, recuerda disfrutar los siguientes sólo en pequeñas cantidades: cafeína, azúcar, alcohol, granos y leguminosas.

- Siempre evita alimentos tóxicos, como endulzantes artificiales, alimentos genéticamente modificados, colorantes artificiales, conservadores artificiales, tintes, jarabe de maíz de alta fructosa, grasas trans y grasas hidrogenadas.

- Esto es lo que quiero que hagas en cuanto a suplementos:
  - Continúa tomando el multivitamínico, el omega 3 y los probióticos indefinidamente.
  - Continúa trabajando con tu médico para revisar tus niveles de vitamina D y sigue con los suplementos que necesites.
  - Si tienes el SNP MTHFR, sigue tomando las vitaminas B recomendadas indefinidamente.
  - Si tienes el SNP GSTM1, sigue tomando el glutatión recomendado indefinidamente.

- o Para todos los demás suplementos, sigue tomándolos hasta que tu condición se haya resuelto y tus síntomas hayan desaparecido. Déjalos entonces.
- Si no estás satisfecho con tus resultados después de dos o tres meses, consulta con un médico funcional (ve la sección de recursos) para buscar otras posibles causas (consulta los apéndices para más información).
- Recuerda, tu salud es un espectro. Durante diferentes momentos de tu vida puedes ser tolerante a diferentes alimentos.

Retos potenciales

- Es posible que no siempre sientas una diferencia en tus síntomas, incluso si tu cuerpo se inflama o reacciona.
  - o Sugerencia: trabaja con tu médico para tener un perfil tiroideo completo, revisen todas las cifras, especialmente tus anticuerpos tiroideos, antes y después de reintroducir alimentos.
- Si estás tomando medicamentos para suprimir tu sistema inmunológico, es posible que no notes una reacción incluso si tienes una.
  - o Sugerencia: trabaja con tu médico para reducir cualquier medicamento innecesario; esto debería ser posible ahora que tu intestino está sano, se redujo la inflamación, controlaste las toxinas, curaste tus infecciones y liberas tu estrés. Cuando puedas dejar tus medicamentos inmunosupresores, podrás empezar a reintroducir alimentos para ver cómo responde realmente tu cuerpo.

Alimentos a probar

- Huevos
- Jitomates
- Papas
- Berenjena

- Pimientos
- Lácteos de cabra
- Lácteos de oveja

Prueba los siguientes elementos al añadirlos sólo en pequeñas cantidades, como parte de una comida o colación. Aún más, deberías disfrutarlos sólo ocasionalmente:

- Bebidas alcohólicas
- Bebidas con cafeína
- Azúcar
- Nueces y semillas
- Granos sin gluten

- Leguminosas
- Alimentos horneados libres de gluten y lácteos para ocasiones especiales

Cómo probar alimentos

Para los primeros siete alimentos listados arriba (huevos, jitomates, papas, berenjena, pimientos, lácteos de cabra, lácteos de oveja) recomiendo un protocolo específico para bombardear tu sistema con cada alimento al comer *un solo alimento a la vez, tres veces al día, durante tres días*. Si un alimento es un precursor de inflamación para ti, quiero que tengas la mejor oportunidad para determinarlo de inmediato, en lugar de permitir que se dé una inflamación silenciosa, provocándote problemas de salud que no quieres.

- Reintroduce sólo *un* alimento a la vez.
- Reintrodúcelos al consumirlos tres veces al día durante tres días.
- Vuelve al método Myers durante tres días antes de probar el siguiente alimento.
- Si tienes una reacción, deja de comer ese alimento y espera hasta que no tengas síntomas antes de que pruebes el siguiente alimento.

- Si no tienes una reacción, deja ese alimento fuera de tu dieta, pasa tres días con el método Myers y luego continúa probando otros alimentos, uno a la vez. Si pruebas dos alimentos en el mismo día, ¡no sabrás cuál te provocó una reacción adversa!
- Añade cada alimento que has probado sin que te hiciera daño de vuelta a tu dieta al final de la fase de reintroducción de alimentos.

Para los siguientes siete tipos de alimentos listados arriba (alcohol, cafeína, azúcar, etc.), añádelos lentamente, uno a la vez, para determinar si puedes tolerarlos en pequeñas cantidades sin ningún síntoma recurrente. Si no notas ningún síntoma desagradable, entonces puedes disfrutarlos ocasionalmente y en pequeñas cantidades, conforme los toleres.

¿De qué me debería cuidar?

Aquí es donde debes desarrollar tu propia conciencia sobre tu cuerpo porque una respuesta inflamatoria o una reacción por sensibilidad alimentaria puede tomar muchas formas, incluyendo las siguientes, aunque no se limita a ellas:

- Incremento de los niveles autoinmunes en la sangre
- Niebla mental
- Depresión/ansiedad
- Diarrea/constipación
- Problemas de sueño
- Fatiga
- Gases/inflamación
- Dolor de cabeza
- Emociones exageradas
- Incremento de los niveles inflamatorios en la sangre

- Dolor de articulaciones
- Cambios de estado de ánimo
- Erupciones
- Somnolencia después de las comidas
- Hinchazón en manos, cara, pies, piernas
- Retención de líquidos
- Aumento de peso

Si notas alguno o una combinación de estos síntomas, deja de consumir el nuevo alimento inmediatamente. Puedes llevar un registro de cómo tu cuerpo responde a estos alimentos usando el rastreador de síntomas del método Myers en mi página web (www.amymyersmd.com). Registrar tus síntomas en la tabla te permitirá reconocer qué alimentos debes evitar permanentemente por sensibilidades o intolerancias.

Capítulo 14

Recetas del plan de conexión con la tiroides

Nota:
Los alimentos orgánicos son mucho más sanos, y los pesticidas, aditivos y otras toxinas pueden hacer que sanar sea mucho más difícil. Por favor, sólo usa ingredientes orgánicos cuando sea posible, especialmente durante los siguientes 28 días (ve las páginas 212-215 para más información sobre comida orgánica). ¡Tu tiroides te lo agradecerá!

LICUADOS

Los siguientes licuados rinden porciones grandes de una nutrición llena de sabor y energía. Contienen la proteína paleo del método Myers para que puedas empezar tu día con esos aminoácidos cruciales. Lícuala con los demás ingredientes, o si el polvo hace grumos, mézclalo con ¼ de taza de agua tibia o a temperatura ambiente para ayudarte a disolverlo antes de licuar.

Cada receta rinde dos porciones. Si lo preparas sólo para ti, divide la receta a la mitad o disfruta un desayuno más grande.

🥤 Licuado de moras azules y crema

2 porciones

Para este licuado puedes usar crema de coco sin endulzar o cualquier crema de coco que sobre de la receta de parfait de coco y moras con cacao en polvo y ralladura de naranja en la página 381. También puedes simplemente usar leche de coco entera. Si decoras el licuado con 1 cucharada de crema de coco, ¡sentirás que estás comiendo un postre como desayuno!

    2 tazas de moras azules congeladas o frescas
    ½ taza de crema de coco (o leche de coco entera bien
        incorporada)
    2 cucharadas de polvo de proteína paleo del método Myers
    2 cucharadas colmadas de colágeno de res de libre pastoreo
    3 puñados de hielo
    2 cucharadas de crema de coco para decorar (opcional)

Licua todos los ingredientes excepto la crema de coco extra a velocidad alta, hasta que adquiera la consistencia deseada. Decora cada licuado con 1 cucharada de crema de coco si lo deseas.

🥤 Licuado de pera y perejil

El perejil es una gran fuente de vitamina K, vitamina C y vitamina A. Mezclarlo con la pera lo vuelve dulce y delicioso. Las espinacas tienen mucho hierro para apoyar la tiroides, y el aguacate lo vuelve suave y cremoso. ¡Rico!

- 4 tazas de espinacas
- 2 peras peladas y sin corazón
- 2 puñados de perejil fresco sin tallo
- 2 tazas de agua (o menos para una consistencia más densa)
- 1 aguacate
- 2 cucharadas de polvo de proteína paleo del método Myers
- 1 cucharada colmada de colágeno de res de libre pastoreo
- 1 puñado de hielo

Licua todos los ingredientes a velocidad alta, hasta que adquiera la consistencia deseada.

🥤 Licuado de canela y cacao

2 porciones

La canela es un apoyo para los niveles sanos de glucosa. Te sentirás más lleno y satisfecho, y no te dará hambre de nuevo hasta que sea hora de tu siguiente comida.

- 2 plátanos maduros
- 2 cucharadas de polvo de proteína paleo del método Myers
- 2 cucharadas de cacao sin endulzar
- 1 aguacate
- 2 tazas de agua o de leche de coco (1 taza si es leche de coco entera)

1 cucharada de canela, o al gusto

3 puñados de hielo

Licua todos los ingredientes a velocidad alta, hasta que adquiera la consistencia deseada.

🥤 Licuado verde de aguacate y jengibre

2 porciones

Este licuado incluye grandes hojas verdes y grasas saludables, además del polvo de proteína paleo del método Myers para más apoyo tiroideo. Si necesitas más endulzante, siéntete libre de añadir un plátano.

4 tazas de espinacas

2 tallos de apio

1 pepino pelado, cortado a la mitad longitudinalmente, sin semillas

2 puñados de perejil fresco, sin tallos

1 aguacate

3 centímetros de jengibre fresco, pelado y picado finamente

Jugo de 1 limón

⅔ de taza de agua (o más para la consistencia deseada)

2 puñados de hielo

2 cucharadas de polvo de proteína paleo del método Myers, o 2 cucharadas de colágeno de res de libre pastoreo

1 plátano maduro (opcional)

Licua todos los ingredientes a velocidad alta, hasta que adquiera la consistencia deseada.

BEBIDAS

Cualquiera de los siguientes jugos puede prepararse en un extractor o en una licuadora. Si utilizas una licuadora, después de licuarlos bien, puedes extraer la pulpa y la fibra con una manta de cielo o con una bolsa para leches vegetales, obteniendo la rápida nutrición de un jugo puro. No te preocupes, tienes suficiente fibra de todas las grandes verduras que estarás comiendo a lo largo del día. Estos jugos son bombas fantásticas de nutrición para empezar tu día o como colación energética en la tarde.

Jugo de betabel e hinojo

2 porciones

Si no has probado el hinojo antes, tiene un maravilloso sabor a regaliz; además, es rico en potasio. ¡Es uno de mis ingredientes favoritos para un jugo! El jugo de betabel también es dulce y el limón le da más sabor.

- 1 betabel grande, pelado y cortado en cuartos
- 1 bulbo de hinojo, incluyendo tallos y hojas, troceado
- 1 limón pelado
- 1 pepino pelado y troceado

Mete todos los ingredientes en un extractor de jugos o una licuadora. Disfrútalo así o sobre hielo.

Jugo de arándanos y jengibre

2 porciones

El arándano es un gran antioxidante y una buena fuente de yodo para tu tiroides. El jengibre es excelente para tu digestión y me encanta su sabor picante.

375

1 taza de arándanos frescos o congelados

3 centímetros de jengibre fresco, pelado

2 tallos de apio troceados

½ pepino pelado y troceado

4 tazas de espinacas

1 puñado de cilantro sin tallos

Mete todos los ingredientes en un extractor de jugos o una licuadora. Disfrútalo así o sobre hielo.

🥤 Jugo verde clásico

2 porciones

¡El jugo verde es increíble! Siéntete libre de hacer tuya esta bebida al utilizar diferentes hojas verdes y hierbas.

4 tazas de espinacas

2 pepinos pelados y troceados

3 centímetros de jengibre fresco, pelado

1 limón pelado

1 puñado de menta sin tallos

1 manzana verde, sin corazón, pelada y troceada (opcional)

Mete todos los ingredientes en un extractor de jugos o una licuadora. Disfrútalo así o sobre hielo.

🥤 Agua de "spa" del método Myers

2 porciones

¡Esta receta trae el lujo de un spa hasta ti! Hay muchas formas de disfrutar el agua con un poco de sabor. Ésta es una de mis favoritas.

2 tazas de agua

½ pepino rebanado con o sin cáscara

½ taza de hojas de menta

1 taza de fresas rebanadas

Mezcla todos los ingredientes en un frasco o una jarra de vidrio, y déjalos reposar en refrigeración para combinar los sabores. Puedes rellenar el agua tanto como gustes para disfrutar de esta agua de spa durante dos o tres días.

▯ Té de colágeno para sanar el intestino

2 porciones

El colágeno es especialmente curativo para tu intestino y fabuloso para tu piel y tus articulaciones. Se mezcla muy bien con tu té favorito para una sorpresa matutina.

2-4 cucharadas de colágeno de res de libre pastoreo

1½ tazas de agua hirviendo

2 bolsas de té o porciones de hojas de té

Divide 1 o 2 cucharaditas de colágeno en cada taza. Añade la mitad del agua en cada taza y revuelve bien. Añade el té y déjalo remojar como indica el empaque.

|◉| Guisado de camote y hojas verdes

4 porciones

Esta receta se basa en el popular guisado de camote de mi primer libro. Las espinacas te dan mucho hierro, del cual depende tu tiroides. La col rizada es rica en calcio, potasio, antioxidantes y magnesio. Siéntete libre de añadir un poco de aguacate rebanado ¡para otra porción de grasas saludables!

> 1 cucharada de aceite de coco
> 2 camotes pelados y cortados en cubos de 1 centímetro
> 1 cebolla amarilla picada
> ½ cucharadita de canela
> ¼ de cucharadita de nuez moscada
> ¼ de cucharadita de sal de mar
> 1 pizca de pimienta negra molida
> 3 tazas de col rizada baby
> 3 tazas de espinacas baby
> 1 aguacate grande, rebanado (opcional)

Calienta una sartén grande sobre fuego medio. Añade el aceite de coco, el camote y la cebolla. Tapa la sartén y déjala alrededor de 8 minutos, moviendo frecuentemente. Destápala y agrega la canela, la nuez moscada, la sal y la pimienta. Mezcla bien y añade la col rizada y las espinacas. Cocina sin tapa 2 o 3 minutos, hasta que los camotes estén suaves y ligeramente dorados, y las hojas verdes se ablanden. Sirve con rebanadas de aguacate si lo deseas.

|◉| Mezcla de carne de res de libre pastoreo y verduras

4 porciones

Después de ayunar durante toda la noche, necesitas una dosis saludable de proteína para empezar tu día. Con esta mezcla puedes disfrutar
el consuelo del camote junto con los nutrientes de las verduras y de
la carne de res de libre pastoreo. Puedes prepararla fácilmente con anticipación y calentarla en la mañana, o puedes dejar los ingredientes
listos la noche anterior para cocinar más rápido en la mañana. Si lo
deseas, también puedes sustituir el camote con otra verdura almido-
nada, como calabaza mantequilla cortada en cubos.

500 gramos de carne de res de libre pastoreo, molida
¼ de cucharadita de sal de mar
2 cucharadas de aceite de coco
1 cebolla amarilla grande, troceada
1 camote grande, pelado y picado en cubos
1 calabacita rebanada en medias lunas
6 tallos de espárragos, sin los extremos duros, troceados
½ cucharadita de canela
¼ de cucharadita de nuez moscada
2 aguacates grandes, rebanados

En una sartén grande, dora la carne sobre fuego medio y sazona con
sal de mar. Reserva. En otra sartén grande, calienta el aceite de coco
sobre fuego medio. Añade la cebolla y cocínala durante 3 minutos.
Agrega el camote o la calabaza y déjalo cocinar entre 3 y 5 minutos.
Agrega la calabacita y los espárragos, y cocínalos 5 minutos más, hasta que las verduras estén suaves. Sazona con canela y nuez moscada, y
revuelve bien. Mezcla la carne con las verduras y sirve con rebanadas
de aguacate encima.

◉ Salchichas de manzana con canela

4 porciones

Otra variación de una receta favorita en mi primer libro, *The Autoimmune Solution*. Estas salchichas son muy fáciles de preparar con anticipación y sólo calentar en la mañana como parte de un desayuno rápido y nutritivo. Si no tienes caldo a la mano, siéntete libre de usar agua.

> 500 gramos de carne de res o de cordero de libre pastoreo, o de pavo o pollo silvestre, o de cerdo, molida
> 1 manzana verde pequeña, pelada y rallada
> 1 cucharadita de canela
> ¼ de cucharadita de nuez moscada
> ¼ de cucharadita de sal de mar
> 2 cucharadas de aceite de coco
> ¼ de taza de caldo para sanar el intestino (páginas 390-391), o agua

Deja que la carne llegue a temperatura ambiente en un tazón grande. Revuélvela luego con la manzana rallada, la canela, la nuez moscada y la sal. Mezcla bien para incorporar las especias a la carne. Forma 8 tortitas en forma de salchicha con la mezcla.

Calienta el aceite de coco en una sartén alta y grande sobre fuego medio-alto. Añade las salchichas al aceite caliente y cocínalas alrededor de 5 minutos en total, volteándolas a la mitad del tiempo para dorarlas por ambos lados. El tiempo de cocción dependerá de tu elección de carne. Añade el caldo o el agua a la sartén, baja la flama a fuego medio, tapa la sartén y déjala otros 3 o 5 minutos, hasta que las salchichas estén bien cocidas.

Parfait de moras y coco con cacao en polvo y ralladura de naranja

2 porciones

Es muy fácil prepararlo la noche anterior para un desayuno rápido en la mañana. Para ahorrar todavía más tiempo, puedes comprar crema de coco sin endulzar en lugar de prepararla tú mismo. El parfait es igualmente delicioso con moras o cerezas, así que intercámbialas dependiendo de tu preferencia.

Para la crema de coco
1 lata de 400 mililitros de leche de coco entera, refrigerada al menos 3 horas
¾ de cucharadita de canela
¼ de cucharadita de sal de mar
Stevia, al gusto (opcional)

Para la cobertura del parfait
½ taza de mezcla de moras o cerezas
Cacao en polvo, sin endulzar
2 cucharaditas de ralladura de naranja

Retira la capa de crema de coco que se formó arriba de la lata de leche de coco fría y pásala a un tazón mediano; reserva el resto de la leche para otras recetas. Añade canela, sal y stevia al tazón. Bate la crema de coco y especias con un batidor de globo o una batidora eléctrica hasta que se espese. Divídela en dos tazones y coloca moras o cerezas encima. Espolvorea cacao sin endulzar y ralladura de naranja encima.

ENSALADAS

|◉| Taco de ensalada de piña con carne de res de libre pastoreo

4 porciones

Esta receta tiene mucha proteína por la carne de res, ¡y toneladas de sabor! Que no te intimide la larga lista de ingredientes, la mayoría es para sazonar, lo que dará un sabor profundo a la carne. Los aminoácidos de coco son un sazonador similar a la salsa de soya, sin embargo, están hechos de coco y son libres de soya, trigo y gluten. Puedes encontrar aminoácidos de coco en los supermercados, las tiendas naturistas o en internet.

Para la carne
500 gramos de carne de res de libre pastoreo, molida
2 cucharadas de vinagre de manzana
2 cucharadas de aceite de oliva
1 cucharada de aminoácidos de coco (si estás siguiendo el protocolo para sobrecrecimiento de levadura o SBID, evítalos)
2 dientes de ajo picados finamente
¼ de cucharadita de canela
½ cucharadita de cúrcuma
½ cucharadita de comino
½ cucharadita de sal de mar
¼ de cucharadita de pimienta negra molida
¼ de col verde rebanada

Para la ensalada
8 tazas de hojas de lechuga
1 zanahoria pelada, cortada en julianas
½ piña pequeña, cortada en trozos pequeños

En una sartén grande sobre fuego medio, empieza a dorar la carne. Después de unos cuantos minutos, escurre cualquier exceso de grasa y añade el vinagre de manzana, el aceite de oliva, los aminoácidos de coco, el ajo, la canela, la cúrcuma, el comino, la sal y la pimienta negra molida. Mezcla bien. Añade la col a la carne mientras se dora. Tapa la sartén y déjala cocinar entre 5 y 10 minutos. Mientras, divide las hojas de lechuga entre los platos que vas a servir. Sirve la carne encima y agrega zanahorias y piña. Si planeas usar sobras, conserva la carne y los ingredientes fríos por separado hasta que vayas a disfrutarlos. Cuando te encuentres en la fase de reintroducción, puedes disfrutar esta receta con jitomates, pimientos o frituras orgánicas de maíz.

|◉| Ensalada de espinacas con aguacate, toronja y pollo deshebrado

4 porciones

¡La toronja es deliciosa! Usar sobras de pollo hace que esta receta sea rápida y nutritiva. Si estás siguiendo el plan de comidas como se indica para dos personas, tendrás dos porciones para disfrutar como sobras. Me gusta preparar mis sobras tanto como sea posible para tenerlas listas en la mañana.

230 gramos de espinacas baby

2 toronjas

1 aguacate grande, rebanado finamente

2 tazas de pollo al horno, deshebrado

4 cucharaditas de mostaza

2 cucharaditas de vinagre de manzana

¼ de taza de aceite de oliva

1 pizca de sal de mar

1 pizca de pimienta negra molida

½ cebolla morada, picada finamente

Divide las espinacas entre los platos a servir. Si planeas dejar sobras para después, reserva las espinacas sobrantes en un contenedor de vidrio en refrigeración. Me gusta sacar lo más posible de fruta de la toronja. Quita la cáscara de ambos extremos, luego usa un cuchillo para cortar los laterales de la toronja, entre la cáscara y la fruta, para quitar la piel. Separa cada gajo de la toronja de su membrana blanca. Divide la toronja, las rebanadas de aguacate y el pollo deshebrado entre los platos. Mezcla aparte la mostaza, el vinagre de manzana, el aceite de oliva, la sal y la pimienta negra molida para un aderezo de mostaza cremoso. Añade la cebolla morada al aderezo antes de rociarlo sobre la ensalada. Para tu ensalada sobrante, espera hasta que vayas a servir para añadir el aderezo.

|◉| Ensalada de espinacas y callos de hacha silvestres con vinagreta de granada

4 porciones

Los callos de hacha son una gran fuente de selenio y zinc, cruciales para tu funcionamiento tiroideo. La marca Bragg tiene una vinagreta de granada orgánica muy buena, que puedes encontrar en una tienda de productos naturistas o en internet. Si lo prefieres, en lugar de la vinagreta de granada puedes utilizar el magnífico aderezo de la ensalada de espinacas, en las páginas 388-389.

16 callos de hacha silvestres
1 pizca de sal de mar
1 pizca de pimienta negra molida
2 cucharadas de aceite de coco
2 dientes de ajo picados finamente
Jugo de ½ limón
280 gramos de espinacas baby
Vinagreta de granada orgánica Bragg, si lo deseas

Sazona los callos de hacha con sal y pimienta, y reserva. Calienta el aceite de coco en una sartén grande sobre fuego medio. Añade el ajo y remuévelos hasta que empiecen a dorarse. Agrega los callos de hacha a la sartén por partes, para que cada callo toque totalmente la superficie. Cocínalos alrededor de 2 minutos y voltéalos. Cocínalos otros 2 o 3 minutos hasta que estén bien cocidos. Rocía el jugo de limón y revuelve en la sartén. Divide las espinacas baby entre los platos que vas a servir. Coloca encima los callos de hacha fritos y rocía con la vinagreta de manzana. Reserva por separado los callos de hacha, las espinacas y el aderezo para las sobras.

|◉| Ensalada de falda de res de libre pastoreo con chimichurri y espárragos al ajo

4 porciones

Este chimichurri tiene un sabor muy fresco frente a la carne. Es posible que quieras preparar un poco más para disfrutarla más adelante en la semana, con verduras a la parrilla o una ensalada. Hay muchos ingredientes en el chimichurri, ¡pero sólo toma un minuto mezclarlos!

Para la carne
570 gramos de falda de res de libre pastoreo
1 pizca grande de sal de mar
1 pizca grande de pimienta negra molida
1 cucharada de aceite de coco

Para el chimichurri
¾ de taza de aceite de oliva
3 cucharadas de vinagre de manzana
Jugo de 2 limones
1 manojo de perejil
½ manojo de cilantro

1 cucharadita de sal de mar

½ cucharadita de pimienta negra molida

¼ de cebolla amarilla pequeña

4 dientes de ajo

Para los espárragos y la ensalada

1 cucharada de aceite de coco

2 dientes de ajo picados finamente

12 tallos de espárragos, sin los extremos duros

Jugo de 1 limón

8 tazas de hojas de lechuga

Sazona la carne con la sal y la pimienta y resérvala a temperatura ambiente. Calienta el aceite de oliva en una sartén grande sobre fuego medio-alto. Cuando esté caliente, agrega la carne y soásala durante 4 o 5 minutos, hasta dorarla. Voltea la carne y soásala del otro lado durante 4 o 5 minutos. Quítala del fuego y resérvala 5 o 7 minutos.

Mientras, mezcla el aceite de oliva, el vinagre de manzana, el jugo de limón, el perejil, el cilantro, la sal de mar, la pimienta negra, la cebolla amarilla y el ajo en un procesador de alimentos con la hoja en S y mezcla bien hasta que las hierbas, la cebolla y el ajo estén picados finamente.

Calienta el aceite de coco en una sartén mediana sobre fuego medio. Agrega el ajo y muévelo hasta que empiece a dorarse. Añade los espárragos y cocínalos durante 4 minutos, hasta que comiencen a ablandarse. Agrega el jugo de limón y revuelve para cubrir los espárragos.

Luego corta la carne en rebanadas delgadas, contra la veta. Divide las hojas de lechuga entre los platos que vas a servir, coloca encima carne y rocíala con el chimichurri. Sirve los espárragos al lado. Para las sobras, guarda las hojas de lechuga, la carne, los espárragos y el aderezo por separado. Recalienta la carne y los espárragos. Mezcla las hojas de lechuga, la carne y el chimichurri antes de servir con los espárragos.

⊙ Ensalada de camarones con cítricos sobre lechuga morada

4 porciones

Es mejor si dejas marinar los camarones alrededor de 2 horas, así que planea esta ensalada con anticipación. Si tienes una parrilla, puedes ensartar los camarones en brochetas y asarlos en lugar de cocinarlos en la estufa. El rábano rojo es una verdura crucífera, lo que lo vuelve un goitrógeno leve, así que no comas mucho crudo. Sin embargo, la cantidad individual de rábano rojo de esta receta está bien, y obtendrás muchos beneficios nutricionales, incluyendo fibra para nutrir tu flora intestinal.

Para los camarones
½ taza de aceite de oliva
¼ de manojo de perejil picado
2 cucharadas de ajo picado finamente
2 cucharadas de aminoácidos de coco (si estás siguiendo el
    protocolo para sobrecrecimiento de levadura o SBID, evítalos)
2 cucharadas de jugo de naranja o de limón
½ cucharadita de sal de mar
½ cucharadita de pimienta negra molida
500 gramos o 1 kilo de camarones silvestres, limpios

Para la ensalada
2 cabezas de lechuga morada, troceadas
1 pepino rebanado finamente, con o sin cáscara
4 rábanos rojos, rebanados finamente
¼ de cebolla morada, picada finamente
2 tallos de apio picados finamente
2 cucharadas de aceite de oliva
2 cucharadas de jugo de naranja
2 cucharaditas de vinagre de manzana

Mezcla el aceite de oliva, el perejil, el ajo, los aminoácidos de coco, el jugo de naranja o limón, la sal y la pimienta en un tazón grande. Añade los camarones y revuelve para cubrirlos completamente. Tapa el tazón y déjalos marinar 1 o 2 horas en refrigeración.

Divide la lechuga entre los platos que vas a servir. Coloca encima pepino, rábano rojo, cebolla morada y apio.

Calienta una sartén grande sobre fuego medio y cocina los camarones durante un par de minutos hasta que se opaquen. Sírvelos sobre la ensalada. Rocía aceite de oliva, jugo de naranja y vinagre de manzana. Para las sobras, reserva la ensalada sin aderezo y guarda los ingredientes por separado.

◉ Ensalada de espinacas y un magnífico aderezo

2 porciones y 1 taza de aderezo aproximadamente

Cuando llevo este aderezo al trabajo, todos en mi clínica se sorprenden de lo bien que se ve. Bueno, pues sabe todavía mejor, ¡así que lo quiero compartir contigo! Es mejor si utilizas especias e ingredientes orgánicos, como yo. Es una gran forma de incorporar más verduras a lo largo de tu día. Puedes sustituir las espinacas con otros germinados o lechuga si lo prefieres.

Para el aderezo

1 taza de aceite de oliva
4 dientes de ajo picados finamente
½ cucharadita de cúrcuma
½ cucharadita de jengibre en polvo o jengibre fresco rallado
¼ de cebolla morada, picada finamente
1 cucharada de mostaza amarilla o Dijon
½ taza de vinagre de manzana
½ cucharadita de sal de mar

Para la ensalada

4 tazas de espinacas

1 taza de verduras picadas, como pepino, apio, zanahoria, espárragos, calabacita (opcional)

Agrega todos los ingredientes del aderezo en un tazón mediano y revuelve. Rocía la cantidad deseada de aderezo sobre las espinacas y verduras. Guarda el aderezo en un frasco de vidrio sellado en refrigeración hasta 14 días.

SOPAS

|◉| Caldo para sanar el intestino

8 tazas aproximadamente

¡Es una base fabulosa para cualquier plan de alimentación! Los nutrientes del caldo trabajan para sanar la mucosa del tracto digestivo, reducen la inflamación y ayudan a promover el sueño y una mente tranquila, todos grandes beneficios para tu tiroides. Recomiendo saborearlo en la mañana, en tu taza favorita. También puedes utilizarlo cuando cocinas verduras, carne y sopas. Si te sobra todavía caldo después de tres o cuatro días, congélalo en pequeños contenedores de vidrio para disfrutarlo después. Si tienes algún negocio local cerca que venda caldo de huesos, cómpralo, no tienes que prepararlo tú mismo; sin embargo, no lo hagas a menos de que confíes en la calidad de todos los ingredientes.

- 1 esqueleto de pollo silvestre orgánico o 500 gramos de huesos (médula, huesos de pollo, rodilla de vaca)
- 2 cucharadas de vinagre de manzana
- 1 cucharadita de sal de mar
- 2 dientes de ajo pelados y aplastados con el canto del cuchillo
- 8 tazas de agua
- 1-2 tazas de zanahorias, apio y cebolla blanca o amarilla, picados (opcional)

Acomoda el esqueleto de pollo o los huesos en una olla eléctrica. Si lo prefieres usa una olla grande para sopa. Añade el vinagre, la sal, el ajo, el agua y las verduras si lo deseas. Dependerá de los huesos que utilices y del tamaño de tu olla, pero puedes añadir más agua para cubrir los huesos.

En la olla eléctrica cocina el caldo en bajo por lo menos 24 horas; en olla convencional, cocínalo a fuego lento entre 8 y 10 horas sobre la estufa. Puedes empezar a consumir el caldo después de 8 horas, pero recomiendo esperar al menos 24 horas.

Cuando el caldo esté listo, usa una cuchara ranurada para sacar los huesos y las verduras. Escúrrelo sobre un colador fino para separar y desechar cualquier sólido. Una vez que se enfríe, guárdalo en refrigeración en frascos o contenedores de vidrio. El exceso de grasa subirá a la superficie; quita esa parte y calienta porciones individuales para beber, o utilízalo en tus recetas.

|◉| Sopa de almejas con camote blanco y rábano blanco

6 porciones

No suelo cocinar almejas, pero dado que son una buena fuente de hierro, me pareció bueno probar esta sopa. Es más fácil utilizar almejas silvestres enlatadas y jugo de almeja, pero también puedes utilizar frescas si lo prefieres. Si usas almejas frescas, empieza con 2 kilos y hiérvelas en 2 tazas de agua en una olla grande sobre fuego alto. Cocínalas entre 6 y 8 minutos, hasta que se abran, luego escúrrelas en un colador fino. Después de que se hayan enfriado un poco, sácalas de la concha y reserva.

1 paquete de 250 gramos de tocino
1 cebolla amarilla grande, picada finamente
4 camotes blancos, pelados y cortados en cubos
4 rábanos blancos, pelados y picados
1 cabeza de coliflor pequeña, picada
1 taza de jugo de almeja
Agua, la necesaria
1 lata de 400 mililitros de leche de coco entera
300 gramos de almejas silvestres enlatadas
Sal de mar, al gusto
Pimienta negra molida, al gusto

Calienta una sartén grande sobre fuego medio-alto. Agrega rebanadas de tocino y cocínalas durante unos minutos de cada lado, hasta
que estén crujientes. Escurre el tocino sobre servilletas de papel para
quitar el exceso de grasa. Vierte la grasa del tocino en una olla grande
para sopa. Calienta la olla sobre fuego medio y agrega la cebolla picada. Después de 3 minutos incorpora los camotes, los rábanos y la
coliflor. Añade el jugo de almeja y suficiente agua para cubrir las
verduras. Déjalo hervir, baja la flama, tapa la olla y déjalo cocinar durante 30 minutos. Agrega la leche de coco y, con un bastón, licua la
sopa hasta que esté suave. Ten cuidado, ¡la sopa está caliente! Si no
tienes un bastón o licuadora de inmersión, puedes pasar la sopa en
partes a tu licuadora y licuarla con cuidado. Agrega las almejas. Revuelve bien y sazona al gusto con sal y pimienta. Sirve caliente.

◉ Sopa de coco y curry con camarones y verduras

4 porciones

Una de las recetas más populares de mi primer libro es el curry verde
thai con camarones. Éste es un platillo muy parecido, con un giro
diferente. Si amas la salsa de curry tanto como yo, puedes duplicar o
triplicar la receta, y congelarla en contenedores de vidrio para tener
cubos de curry a la mano en otro momento.

Para la salsa verde de curry
1 chalote
4 dientes de ajo
3 centímetros de jengibre fresco, pelado
½ manojo de cilantro
½ manojo de hojas de albahaca escogidas
½ cucharadita de comino
½ cucharadita de pimienta negra molida

3 cucharadas de salsa de pescado sin gluten (si estás siguiendo el
protocolo para sobrecrecimiento de levadura o SBID, evítala)

2 cucharadas de jugo de limón

2 cucharas de leche de coco entera

Para el curry de camarones

2 cucharadas de aceite de coco, separadas

1 cebolla morada, rebanada

2 cabezas de brócoli cortadas en trozos pequeños

1 cabeza de coliflor cortada en trozos pequeños

3 zanahorias peladas y cortadas en julianas

2½ tazas de caldo para sanar el intestino (páginas 390-391)
o caldo de huesos comercial

2 tazas de champiñones rebanados

2 latas de 400 mililitros de leche de coco entera

1½ kilos de camarones limpios

1 manojo de col rizada pequeño, rebanado finamente

½ cucharadita de sal de mar

1 aguacate grande, rebanado

Licua los ingredientes de la salsa de curry en una licuadora o un procesador de alimentos hasta que adquieran una consistencia suave. Calienta 1 cucharada de aceite de coco en una olla grande sobre fuego medio. Añade la salsa de curry y déjala cocinar alrededor de 1 minuto. Incorpora la cebolla morada. Cocínala 3 minutos, hasta que se suavice. Agrega el brócoli, la coliflor, la zanahoria y el resto del aceite de coco. Déjalos cocinar durante 3 minutos. Añade el caldo para sanar el intestino. Cuando suelte el hervor, baja la flama y déjalo cocinar durante 10 minutos. Incorpora los champiñones y cuécelos 3 minutos. Vierte la leche de coco y revuelve bien. Agrega los camarones y la col rizada, y cocínalos durante algunos minutos, hasta que los camarones estén bien cocidos. Sazona la sopa con sal y sirve acompañando con el aguacate.

PLATILLOS PRINCIPALES

Aves

|◉| Ensalada de pollo y chabacano

Esta receta es muy fácil de preparar y tiene una frescura que gene-ralmente no encuentras en las ensaladas de pollo tradicionales. Dis-frútala en un picnic de domingo. Puedes usar yogur de leche de coco casero o comercial. Si estás muy ocupado, usa pollo rostizado que encuentres en una tienda local.

1 pollo al horno (páginas 397-398), deshebrado
¼ de manojo de hojas de albahaca
¼ de manojo de perejil
¼ de manojo de cilantro
½ cucharadita de sal de mar
¼ de cucharadita de pimienta negra molida
1½ tazas de chabacanos secos, sin endulzar
2 tazas de espinacas
½ cebolla morada pequeña, cortada a la mitad
Jugo de 1 limón
2 tazas de yogur de leche de coco (páginas 412-413), o yogur
    comercial de leche de coco, sin endulzar
1 cabeza de lechuga romana, o 1 pepino grande, rebanado

Muele el pollo deshebrado en un procesador de alimentos por par-tes, con la albahaca, el perejil, el cilantro, la sal y la pimienta. Pro-cesa a baja velocidad para mezclar el pollo con las hierbas. Pásalo a un tazón grande. Después muele los chabacanos, las espinacas, la cebolla morada y el jugo de limón en el procesador de alimentos. Procésalo hasta que las cebollas estén picadas a la textura deseada. Revuélvelo con la mezcla de pollo y especias. Agrega el yogur de leche de coco y revuelve. Refrigera y sirve frío sobre hojas de lechuga romana o rebanadas de pepino.

|◉| Sofrito de tallarines de kelp con pollo y verduras

4 porciones

¡Esta receta es muy nutritiva para la tiroides! Los tallarines de algas kelp son una gran fuente de yodo, mientras que el pollo contiene selenio y hierro para ayudar a que tengas un funcionamiento tiroideo adecuado.

   2-3 cucharadas de aceite de oliva o de coco
   3 pechugas de pollo abiertas
   2 cebollas amarillas picadas
   4 dientes de ajo picados finamente
   5 centímetros de jengibre fresco, pelado y picado finamente
   4 zanahorias peladas y rebanadas finamente
   250 gramos de espinacas
   4 cebollitas de cambray rebanadas finamente
   ½ cucharadita de sal de mar
   2 cucharadas de aminoácidos de coco (si estás siguiendo el
       protocolo para sobrecrecimiento de levadura o SBID, evítalos)
   500 gramos de tallarines de kelp escurridos
   2 aguacates rebanados

Calienta aceite en una sartén grande sobre fuego medio. Añade el pollo y cocínalo alrededor de 10 minutos, volteándolo a la mitad del tiempo, hasta que esté cocido. Pasa el pollo a un plato y tápalo.

Añade la cebolla a la sartén después de sacar el pollo y déjala cocinarse entre 2 y 3 minutos. Agrega el ajo y el jengibre. Después de 1 minuto, añade la zanahoria y cocínala alrededor de 5 minutos, hasta que empiece a ablandarse. Agrega las espinacas, las cebollitas, la sal y los aminoácidos de coco. Mezcla bien y deja que las espinacas se suavicen. Finalmente, añade los tallarines de kelp, mezclando bien hasta que estén calientes. Divide la mezcla entre los platos que vas a servir y decora con rebanadas de aguacate. Sirve con rebanadas de pechuga de pollo.

|◉| Curry de pollo con coco

4 porciones

¡Durante años, esta receta ha sido una de las favoritas de mis pacientes y mías! Se encuentra en mi primer libro, pero teníamos que incluirla aquí para que pudieras disfrutarla en el proceso curativo de tu tiroides.

Para el curry
1 cucharada de aceite de oliva
2 dientes de ajo picados
1 cebolla picada
½ cucharada de cúrcuma
½ cucharada de comino
1 cucharada de cilantro
1 camote pelado y cortado en cubos de 1 centímetro
2 tallos de apio picados
4 cebollitas de cambray rebanadas finamente
1 taza de agua
1 cucharadita de sal de mar
1 lata de 400 mililitros de leche de coco entera
1 aguacate rebanado

Para el pollo
1 cucharada de aceite de coco

1 pizca de sal de mar

2 pechugas de pollo cortadas en trozos pequeños

Calienta una sartén grande sobre fuego medio. Cubre la sartén con el aceite de oliva. Cuando se caliente, añade el ajo y cocínalo hasta que empiece a dorarse. Agrega la cebolla y más aceite si es necesario. Tapa la sartén y déjala hasta que la cebolla se transparente; alrededor de 3 minutos. Agrega la cúrcuma, el comino y el cilantro, y revuelve. Añade el camote, el apio, las cebollitas, el agua y la sal. Tapa la sartén y déjala hasta que el camote esté suave (5 o 7 minutos).

Mientras, calienta el aceite de coco en una sartén grande sobre fuego medio. Añade el pollo y la sal, y saltéalo hasta que se cueza, entre 5 y 10 minutos, moviendo ocasionalmente. Agrega el pollo y la leche de coco a las verduras. Déjalo cocinar a fuego lento durante algunos minutos para incorporar los sabores. Sirve decorando con rebanadas de aguacate.

|◉| Pollo al horno

6 porciones

Esta receta es fácil de preparar, tiene un gran sabor y es magnífica para tenerla a la mano para ensaladas, como la ensalada de pollo y chabacano de las páginas 394-395. Por supuesto, puedes utilizar el esqueleto para el caldo para sanar el intestino (páginas 390-391). Guarda el pollo cocido entero o retira la carne y guarda los huesos por separado.

1 pollo entero (2½ kilos aproximadamente), sin vísceras

1 cucharada de aceite de oliva

¾ de cucharadita de sal de mar

½ cucharadita de pimienta negra molida

3 dientes de ajo pelados y aplastados

1 limón rebanado

2 cucharadas de caldo para sanar el intestino (páginas 390-391),
o caldo comercial (opcional)

1 cucharada de vinagre de manzana (opcional)

Precalienta el horno a 190 °C. Unta el pollo con el aceite de oliva, la sal y la pimenta. Mete los dientes de ajo y las rebanadas de limón dentro del pollo. Acomódalo en una charola alta para horno y añade el caldo y el vinagre en el fondo. Hornéalo alrededor de 90 minutos o hasta que el pollo esté bien cocido y tenga una temperatura interna de 75 °C.

|◉| Albóndigas de pavo orgánico sobre calabaza espagueti con pesto de col rizada

4 porciones

El pavo es una buena fuente de selenio, el cual ayuda a tu tiroides. En el plan de alimentación puse esta receta después del salmón silvestre con tallarines de calabacita al pesto y calabaza mantequilla al ajo para que ya tengas hecho el pesto. Si no sigues el plan de alimentación, sólo prepara el pesto fresco para este platillo.

Para la calabaza
1 calabaza espagueti cortada a la mitad longitudinalmente, sin
semillas
2 cucharaditas de aceite de coco

Para las albóndigas
750 gramos de pavo molido (o 500 gramos de pavo molido y
250 gramos de cerdo molido)
2 dientes de ajo picados finamente
¼ de cebolla picada finamente
1½ cucharaditas de cúrcuma

1½ cucharaditas de jengibre en polvo

1 cucharadita de romero

¼ de cucharadita de sal de mar

¼ de cucharadita de pimienta negra molida

2 cucharadas de aceite de coco

¼ de taza de caldo para sanar el intestino (páginas 390-391),
   o agua

¾ de taza de pesto de col rizada (página 413)

Precalienta el horno a 190 °C. Unta la orilla interior de cada mitad de calabaza con aceite de coco, pues tocarán la charola para hornear al colocarlas boca abajo. Acomoda ambas partes sobre la charola para hornear o sobre un refractario y hornéalas alrededor de 35 minutos, hasta que estén suaves.

Mientras, añade la carne, el ajo, la cebolla, la cúrcuma, el jengibre, el romero, la sal y la pimienta a un tazón grande. Usa tus manos para incorporar los ingredientes. Forma 12 albóndigas medianas o 24 pequeñas.

Calienta el aceite de coco en una sartén grande sobre fuego medioalto. Añade las albóndigas y cocínalas alrededor de 5 minutos, moviéndolas para dorarlas por todas partes. Añade el caldo o el agua, y cocínalas tapadas sobre fuego medio otros 3 o 5 minutos, hasta que estén bien cocidas.

Con un guante para horno, toca la calabaza. Sácala cuando se sienta suave y déjala enfriar, volteando las piezas con el corte hacia arriba, con la ayuda de unas pinzas y los guantes. Cuando esté lo suficientemente fría, saca la calabaza de la cáscara con una cuchara y divídela entre los platos que vas a servir. Si no usarás todo de inmediato, guarda los sobrantes en un contenedor de vidrio con tapa en refrigeración. Coloca las albóndigas sobre la calabaza y decora con cucharadas de pesto.

|◉| Pechugas de pollo al horno con coles de Bruselas, espinacas y tocino salteados

4 porciones

El pollo con hueso es muy bueno porque conserva su jugosidad. Si lo prefieres, puedes utilizar pechugas deshuesadas, pero los huesos definitivamente incrementan el sabor. El tiempo de cocción puede variar dependiendo del horno y del tipo de pollo que utilices. Usa un termómetro para carne y revisa constantemente si ya está listo.

4 pechugas de pollo con hueso

¼ de taza de aceite de oliva

½ cucharadita de sal de mar

¼ de cucharadita de pimienta negra molida

1 diente de ajo picado finamente

1 cucharadita de tomillo seco

4 rebanadas de tocino

500 gramos de coles de Bruselas cocidas y cortadas a la mitad

8 tazas de espinacas

Rocía el pollo con aceite de oliva y voltéalo para cubrir ambos lados. Sazónalo con la sal, la pimienta, el ajo y el tomillo. Espera a que llegue a temperatura ambiente mientras precalientas el horno a 190 °C. Hornéalo en una charola para hornear durante 30 o 40 minutos, hasta que la temperatura interna alcance 75 °C.

Mientras, calienta una sartén grande sobre fuego medio-alto y cocina el tocino hasta que esté crujiente. Resérvalo sobre servilletas de papel para eliminar el exceso de grasa. Vierte la grasa de tocino en un refractario pequeño. Devuelve ¼ de la grasa a la sartén y añade las coles de Bruselas. Muévelas para engrasarlas. Cocínalas alrededor de 5 minutos, hasta que las coles se suavicen. Agrega las espinacas y cocínalas un par de minutos, hasta que se ablanden. Agrega trozos de tocino a las coles. Cuando el pollo esté listo, sírvelo acompañado de coles de Bruselas y espinacas salteadas.

Pescados y mariscos

|◉| Sushi de camarones silvestres con espinacas, zanahoria y pepino

2 porciones

Cuando escribí mi blog sobre la tiroides, ésta fue una de las recetas más populares. El nori es una de las mejores algas, llena del yodo, el zinc y el hierro que tu tiroides necesita. Sé paciente al preparar los rollos, puede tomarte un poco de tiempo agarrarle el modo. Sin importar cómo se vean, sabrán deliciosos.

4 hojas de nori

1 aguacate grande, hecho puré

3 centímetros de jengibre fresco, pelado y rallado

1 taza de hojas de espinacas baby

10 camarones silvestres, cocidos

2 zanahorias pequeñas, peladas y cortadas en julianas

1 pepino pequeño, cortado en bastones muy finos del largo de la hoja de nori

2 rodajas de limón

¼ de taza de aminoácidos de coco (si estás siguiendo el protocolo para sobrecrecimiento de levadura o SBID, evítalos)

Coloca una hoja de nori sobre un tapete para sushi o una tabla para picar. Con una espátula, esparce una capa delgada de aguacate encima del alga. Esparce un poco de jengibre rallado sobre el aguacate y luego coloca las espinacas. Acomoda una fila camarones sobre el borde del alga, luego una segunda fila de zanahorias justo encima de los camarones, y finalmente una tercera fila de pepino encima de las zanahorias. Empieza a doblar el alga por ese extremo sobre los ingredientes y enróllala hasta que tengas un rollo de sushi compacto. Con un cuchillo muy filoso, corta el rollo en 8 piezas. Resérvalas y repite los pasos con los ingredientes restantes para formar más rollos. Exprime limón sobre los rollos individuales y sumérgelos en aminoácidos de coco al gusto.

|◉| Salmón silvestre con tallarines de calabacita al pesto y calabaza mantequilla al ajo

4 porciones

Si sigues el plan de alimentación, prepara el pesto de col rizada (página 413) para que puedas disfrutar los ¾ de taza de pesto extra con las albóndigas de pavo sobre calabaza espagueti con pesto de col rizada (páginas 398-399) esta semana. Esta receta tiene muchos ingredientes y pasos, pero su preparación es muy simple y metódica, ¡y es mucho más fácil de lo que parece!

Para la calabaza mantequilla
1 calabaza mantequilla pequeña
1 pizca de sal de mar

Para el salmón
4 filetes de salmón silvestre
2 cucharadas de aceite de oliva
1 pizca de sal de mar
1 pizca de pimienta negra molida

Para los tallarines de calabacita
3 calabacitas
1 pizca de sal de mar
1 cucharada de aceite de coco
3 dientes de ajo picados finamente
¾ de taza de pesto de col rizada (página 413)

Precalienta el horno a 200 °C. Hay varias formas de preparar la calabaza mantequilla. Puedes cortar la calabaza a la mitad, longitudinalmente, antes de cocinarla. Ten cuidado, pues la cáscara es dura y puede ser difícil de cortar. Luego saca las semillas y pon la calabaza sobre una charola para hornear con el corte hacia abajo. Añade un poco de agua para cubrir levemente el fondo. La otra opción es hacer algunos cortes en toda la calabaza con un cuchillo filoso. Coloca la calabaza entera sobre una charola para hornear y cubre el fondo con un poco de agua. De cualquier forma, hornéala entre 30 y 45 minutos, hasta que esté suave al tacto (usa un guante para horno). Si la vas a cocinar entera, tomará más tiempo.

Mientras se cocina la calabaza, coloca el salmón en un refractario, con la piel hacia abajo. Rocíalo con el aceite de oliva y espolvorea encima la sal y la pimienta. Reserva a temperatura ambiente.

Usa un pelador o rallador para cortar los tallarines de calabacita. Pásalos a un tazón y agrega sal. Calienta el aceite de coco en una sartén grande sobre fuego medio y añade el ajo picado finamente. Cuando empiece a dorarse, saca con cuidado ⅔ del ajo y resérvalos en un tazón pequeño para la calabaza mantequilla. Añade los tallarines de calabacita a una sartén caliente y rocía aceite. Déjalos cocinar a fuego bajo durante 5 minutos aproximadamente.

Cuando la calabaza esté suave. Sácala del horno. Mete el salmón y cocínalo entre 15 y 20 minutos, mientras terminas con la calabaza y preparas el pesto. Saca el salmón cuando esté bien cocido.

Después de que la calabaza se haya enfriado unos 5 minutos, saca la carne y pásala a un tazón. Reserva ½ taza para el pesto. Sazónala con el ajo frito que reservaste y una pizca de sal, y mezcla bien. Usa la calabaza que quedó para preparar el pesto de col rizada. Reserva.

Cuando el salmón esté listo, sírvelo con calabaza mantequilla al ajo y tallarines de calabacita con pesto.

|◉| "Tacos" hawaianos de pescado con salsa de mango

4 porciones

¡Esta salsa de mango es una favorita! Disfrútala con estos deliciosos tacos de pescado. Como viste en la lista de alimentos aprobados, el rábano rojo es una verdura crucífera, así que no comas mucho crudo. Si lo prefieres, puedes eliminar el rábano, pero está lleno de muchos nutrientes, incluyendo vitamina C y fibra para nutrir tu flora intestinal, así que preferiría que comieras sólo un rábano rojo por porción, como se indica en esta receta.

Para el pescado
4 filetes de huachinango silvestre
2 cucharadas de aceite de oliva
2 limones rebanados
4 ramas de romero

Para la salsa
1 mango picado
1 aguacate picado
½ cebolla morada picada
¼ de manojo de cilantro picado
Jugo de 1 limón pequeño
2-3 cucharaditas de ralladura de limón
1 cucharada de aceite de oliva
1 pizca de sal, o más, al gusto
1 pizca de pimienta negra molida, o más, al gusto

Para los "tacos"
8 hojas de lechuga morada o iceberg
4 rábanos rojos, rebanados

Precalienta el horno a 220 °C. Coloca los filetes de huachinango en una charola para hornear. Rocía encima aceite de oliva y cúbrelos con rebanadas de limón y ramitas de romero. Déjalos reposar a temperatura ambiente mientras se precalienta el horno.

En un tazón, mezcla el mango, el aguacate, la cebolla morada, el cilantro, el jugo de limón, la ralladura de limón, el aceite de oliva, la sal y la pimienta. Revuelve bien.

Hornea el huachinango alrededor de 15 minutos, hasta que se deshaga fácilmente. Separa los filetes en trozos sobre las hojas de lechuga y vierte encima salsa de mango. Decora con rebanadas de rábano.

|◉| Bacalao silvestre con puré de rábano blanco y espárragos

4 porciones

El bacalao es una gran fuente de yodo y selenio que tu tiroides necesita para un funcionamiento óptimo. El pescado sabe muy bien con el puré cremoso de rábano blanco y los espárragos horneados. Si tienes un bastón o licuadora de inmersión, puedes utilizarlo para licuar el rábano en la olla en lugar de pasarlo a una licuadora o un procesador de alimentos.

Para el pescado
4 filetes de bacalao silvestre
2 cucharadas de aceite de oliva
Jugo de 1 limón
1 pizca de sal de mar

Para los espárragos
2 manojos de espárragos lavados, sin los extremos duros
2 cucharadas de aceite de oliva

Para el puré de rábano blanco
3-4 rábanos blancos, pelados y picados

6 zanahorias peladas y picadas

1 diente de ajo pelado y aplastado

2 tallos de apio picados

2 cebollitas de cambray rebanadas finamente

½ cebolla amarilla pequeña, picada

3 tazas de caldo para sanar el intestino (páginas 390-391), o agua

½ taza de leche de coco entera, sin endulzar

5 hojas de salvia

½ cucharadita de sal de mar

¼ de cucharadita de pimienta negra molida

Precalienta el horno a 200 °C. Acomoda los filetes de bacalao en una charola para hornear. Rocíalos con aceite de oliva y jugo de limón, y sazónalos con sal. Resérvalos a temperatura ambiente.

En otra charola para hornear, esparce los espárragos y rocíalos con el aceite de oliva. Déjalos aparte mientras se precalienta el horno.

Mezcla los rábanos blancos picados, la zanahoria, el ajo, el apio, las cebollitas y la cebolla en una olla grande con el caldo. Cuando suelte el hervor, baja la flama y cuécelos durante 25 minutos.

Mientras, mete los filetes de bacalao y los espárragos al horno, y cocínalos alrededor de 20 minutos, hasta que los filetes se deshagan fácilmente y los espárragos estén suaves.

Cuela las verduras cocidas (puedes reservar el líquido para cocinar más verduras después si gustas), luego pasa las verduras a una licuadora o procesador de alimentos con la leche de coco, las hojas de salvia, la sal y la pimienta. Lícualas hasta que adquieran una consistencia cremosa, como puré de papa. Sirve con el bacalao y los espárragos.

PLATILLOS PRINCIPALES

Carnes

Res

|◉| Hígado de res con tocino y romero

2-4 porciones

El hígado se conoce comúnmente como un superalimento, pero es posible que no sea esencial en tu cocina todavía. Cambiemos eso ahora ¡porque esta receta es deliciosa! El hígado tiene muchas vitaminas, hierro y vitaminas B, así que comprenderás por qué se volvió un superalimento. Y no te preocupes por las toxinas, pues el hígado no las guarda; en realidad trabaja muy duro para ayudar a procesarlas. Una sartén de hierro saca el mejor sabor, pero puedes utilizar cualquier sartén.

6 rebanadas de tocino
250 gramos de hígado de res de libre pastoreo
2 cucharaditas de romero, separadas

Calienta una sartén de hierro sobre fuego medio. Añade 3 rebanadas de tocino, acomoda encima el hígado y cúbrelo con las otras rebanadas de tocino. Espolvorea 1 cucharadita de romero. Déjalo cocinar alrededor de 5 minutos y voltéalo. Añade el romero restante y déjalo otros 5 minutos. Voltéalo de nuevo y cocínalo entre 1 y 3 minutos, hasta que el hígado esté bien cocido y el tocino esté crujiente.

|◉| Filete de res de libre pastoreo con tubérculos al tomillo horneados

2 porciones

Puedes cocinar el filete en una sartén o en la parrilla. ¡Es una receta muy simple que muestra lo elegante y delicioso que puede ser el plan de conexión con la tiroides!

250-300 gramos de filete de res de libre pastoreo

1 cucharadita de sal de mar

¼ de cucharadita de pimienta negra molida

1-2 cucharaditas de aceite de oliva

1 camote pelado y cortado en cubos

2 zanahorias peladas y rebanadas

2 rábanos blancos, pelados y rebanados

3 cucharaditas de aceite de oliva

½ cucharadita de sal de mar

2 cucharaditas de tomillo seco

Precalienta el horno a 190 °C. Espolvorea la sal y la pimienta sobre el filete. Déjalo reposar a temperatura ambiente alrededor de 30 minutos.

Acomoda el camote, la zanahoria y el rábano blanco en una charola para hornear, y cúbrelos con 3 cucharadas de aceite de oliva. Espolvorea la sal y el tomillo encima. Hornéalos durante 45 minutos, hasta que las verduras estén suaves.

Después de 20 o 30 minutos de cocción de las verduras, calienta una sartén grande sobre fuego alto. Rocía el filete de res con aceite de oliva y colócalo con cuidado en la sartén caliente. Espera hasta que el filete se dore un poco antes de voltearlo; alrededor de 3 o 4 minutos. Cocínalo del otro lado hasta que esté bien cocido o al término deseado. Saca el filete de la sartén y déjalo enfriar durante 10 minutos antes de servir. Disfrútalo con los tubérculos y con la ensalada de espinacas y un magnífico aderezo (páginas 388-389).

Cerdo

⦿ Col rizada y arándanos salteados con tocino sobre camote

4 porciones

Los arándanos son una buena fuente de yodo para ayudar a tu tiroides. Incluso los familiares y amigos que piensen que no les gusta la col rizada ¡amarán esta receta!

Para el camote
4 camotes cortados a la mitad longitudinalmente
4 cucharadas de aceite de coco

Para la col rizada y los arándanos con tocino
8 rebanadas de tocino
1 manojo de col rizada (12 hojas aproximadamente), sin tallos y
    rebanadas en tiras
⅓ de taza de arándanos secos sin endulzar
1 cucharada de vinagre de manzana
¼ de cucharadita de sal de mar

Precalienta el horno a 200 °C. Esparce alrededor de ½ cucharadita de aceite de coco en la parte interna de cada mitad de camote. Acomódalos con el corte hacia abajo sobre una charola para hornear y cocínalos alrededor de 45 minutos, hasta que estén suaves al tocarlos con un guante para horno y ligeramente caramelizados.

Mientras, calienta una sartén grande sobre fuego medio-alto y cocina el tocino en partes, hasta que esté crujiente. Déjalo reposar sobre servilletas de papel para eliminar el exceso de grasa. Añade la col rizada a la grasa del tocino en la sartén y cocínala a fuego bajo. Después de que se suavice, quita el exceso de grasa al gusto y añade los arándanos, el vinagre de manzana y la sal de mar. Trocea el tocino en la sartén. Mezcla bien y sirve sobre los camotes cocidos.

Cordero

|◉| Hamburguesa griega de cordero con tzatziki de coco y medias lunas de calabacita

4 porciones

El cordero es una gran fuente de zinc para ayudar a tu tiroides. El cerdo en esta receta ayuda a equilibrar lo magro del cordero, pero puedes elegir usar sólo cordero. Los múltiples componentes de este platillo se mezclan para crear sabores complejos y maravillosamente nutritivos. Quiero que los disfrutes todos, pero si lo prefieres, puedes simplificar la receta a tu gusto. Como viste en la lista de alimentos aprobados, la arúgula es una verdura crucífera, así que no comas mucha cruda. Puedes sustituir la mezcla de hojas verdes, pero 1 taza por porción es suficiente.

Para el tzatziki

1 taza de yogur de leche de coco (páginas 412-413)

1 cucharada de jugo de limón

1 cucharada de aceite de oliva

1 cucharada de eneldo fresco picado

½ cucharadita de sal de mar

1 pepino grande

Para las hamburguesas

3 cucharadas de aceite de coco, separadas

1 cebolla amarilla, picada finamente

3 dientes de ajo picados finamente

3 centímetros de jengibre fresco, pelado y picado finamente

500 gramos de cordero de libre pastoreo, molido

250 gramos de cerdo molido

1 taza de aceitunas sin hueso y picadas

1½ cucharadas de eneldo fresco picado

1 cucharada de menta fresca picada

½ cucharadita de comino
½ cucharadita de tomillo seco
1 cucharadita de sal de mar
1 cucharadita de pimienta negra molida
4 tazas de arúgula

Para la calabacita
1 cucharada de aceite de coco
2 calabacitas cortadas en medias lunas

Para preparar el tzatziki, mezcla el yogur, el jugo de limón, el aceite de oliva, el eneldo y la sal en un tazón mediano. Corta el pepino a la mitad, transversalmente. Rebana una mitad finamente en rodajas y reserva; corta la otra en cubos pequeños y añádelos al tzatziki. Mezcla bien y guárdala en el refrigerador, al igual que las rebanadas de pepino, mientras preparas las hamburguesas.

Calienta 2 cucharadas de aceite de coco en una sartén grande sobre fuego medio. Agrega la cebolla y cocínala hasta que empiece a dorarse. Añade el ajo y el jengibre, y cocínalos durante 1 minuto más. Apaga la flama y pasa la mezcla de cebolla a un tazón grande. Reserva la sartén para cocinar las hamburguesas después. Añade al tazón el cordero, el cerdo, las aceitunas picadas, el eneldo, el comino, el tomillo, la sal y la pimienta negra molida, y revuelve. Forma 4 hamburguesas.

Añade el aceite de coco restante a la sartén y caliéntalo sobre fuego medio-alto. Cocina las hamburguesas alrededor de 5 minutos de cada lado, hasta que estén bien cocidas. Si sólo usas cordero, no necesitarás tanto tiempo. Cuando las hamburguesas estén listas, pásalas a un plato. Añade más aceite de coco a la sartén si es necesario. Saltea las medias lunas de calabacita alrededor de 5 minutos hasta que empiecen a dorarse.

Sirve las hamburguesas sobre arúgula y decora con tzatziki. Sirve con las rodajas de pepino y las medias lunas de calabacita.

COLACIONES Y ACOMPAÑAMIENTOS

🥛 Yogur de leche de coco

1 taza aproximadamente

Puede ser difícil encontrar un yogur de leche de coco que no tenga mucha azúcar o ingredientes no aprobados en el método Myers, pero puedes prepararlo en casa en cualquier momento. Por favor considera que necesitarás fermentar el yogur toda una noche o un día, así que planea tenerlo listo cuando lo necesites. Esta receta usa almidón de tapioca como aglutinante, pero también puedes usar grenetina de res de libre pastoreo. Es muy similar al colágeno que usamos en el té y los licuados, pero espesa a una consistencia diferente. Si usas grenetina en lugar de tapioca, sólo necesitarás alrededor de ¾ de cucharadita.

- 1 lata de 400 mililitros de leche de coco entera
- 1 cápsula de probióticos sin lácteos
- 1 cucharada de almidón de tapioca
- ½ cucharada de polvo de proteína paleo del método Myers (opcional)

Vierte la leche de coco en un tazón mediano. Vacía el contenido de la cápsula de probióticos en la leche de coco y mezcla bien. Añade el almidón de tapioca a la leche y revuelve. Vierte el contenido en un frasco de vidrio limpio y cierra la tapa.

Coloca el frasco sellado en un ambiente tibio, como un horno apagado con la luz prendida o un ambiente estable que permanezca a una temperatura superior a 38 °C. Permite que la leche de coco se fermente entre 15 y 24 horas y luego pasa el frasco a refrigeración para detener el proceso de fermentación. El sabor del yogur es directamente proporcional al tiempo que pasa en fermentación; así que si quieres un sabor más amargo y ácido, permite que se fermente más tiempo. Déjalo enfriar en refrigeración alrededor de 5 horas. Si quieres añadir la proteína paleo del método Myers, disuélvela en ¼ de taza de agua tibia y luego revuélvela con el yogur.

🥢 Pesto de col rizada

1½ tazas aproximadamente

Esta receta es fabulosa con calabaza mantequilla. Me gusta prepararla en el fin de semana para tenerla lista para la semana. El pesto es una fuente magnífica de vitamina A y de vitamina K, y es maravillosa con cualquier proteína o ensalada, o como dip para verduras.

- 2 cucharadas de aceite de coco
- 1 manojo de col rizada troceada
- 2 tazas de espinacas
- 8 dientes de ajo pelados y aplastados
- 1 manojo de albahaca
- ½ taza de aceite de oliva
- ¼ de taza de jugo de limón
- ½ cucharadita de sal de mar
- ½ taza de calabaza mantequilla cocida (opcional, pero ideal)

Calienta el aceite de coco en una sartén grande sobre fuego medio. Añade la col rizada, las espinacas y el ajo. Cocínalos hasta que se ablanden; alrededor de 5 minutos. Pásalos a una licuadora y añade la albahaca, el aceite de oliva, el jugo de limón, la sal y la calabaza. Lícualos hasta que adquieran una consistencia suave. Guarda el pesto en un contenedor de vidrio sellado en refrigeración hasta por 5 días. Si tienes sobras después de 5 días, puedes congelar porciones individuales en una charola para hielo y guardarlas entre 3 y 6 meses.

🍴 Colación sencilla de sardinas

Ésta puede no ser tu típica colación, pero es una gran forma de obtener yodo y selenio de tus alimentos. Puedes envolver las sardinas en nori para más yodo.

1 cucharada de aceite de coco
¾ de cebolla morada, rebanada finamente
2 dientes de ajo picados finamente
2 latas de sardinas de 120 gramos de sardinas en aceite o agua
Jugo de 1 limón
1 pizca de sal de mar

Calienta el aceite de coco en una sartén mediana sobre fuego medio. Añade la cebolla y cocínala entre 1 y 2 minutos. Agrega el ajo y cocínalo 1 minuto. Agrega las sardinas y el jugo de limón. Mezcla bien y déjalo cocinar hasta que las sardinas estén calientes, entre 4 y 5 minutos, volteándolas una vez a la mitad del tiempo. Sazónalas con sal de mar.

🍴 Ensalada de pepino y alga

4 porciones

Disfruta esta ensalada de alga como colación o como guarnición de tu platillo de pescado favorito. De cualquier forma, recibirás mucho yodo de las algas.

25 gramos de algas wakame, cortadas en trozos de 2 centímetros
2 pepinos pelados, sin semillas y cortados en cubos

Para el aderezo
1½ cucharadas de aminoácidos de coco (si estás siguiendo el
    protocolo para sobrecrecimiento de levadura o SBID, evítalos)

2 cucharadas de vinagre de manzana

1 cucharada de aceite de oliva

Jugo de ½ limón pequeño

2 centímetros de jengibre fresco, pelado y picado finamente

1 pizca de sal de mar, al gusto

Remoja las algas 5 o 10 minutos en agua caliente, y escúrrelas. Mezcla las algas con el pepino en un tazón grande.

Revuelve los aminoácidos de coco, el vinagre de manzana, el aceite de oliva, el jugo de limón, el jengibre y la sal. Rocía la cantidad deseada de aderezo sobre la mezcla de algas y pepinos.

POSTRES

🥄 Pudín decadente de cacao

4-6 porciones

Sé lo que estás pensando: "¿Realmente puedo comer pudín de chocolate?" Sí, ¡sí puedes! Sin embargo, dado que tiene miel, disfrútalo en pequeñas cantidades, tal vez como un postre de fin de semana.

- 2 aguacates grandes
- 3 cucharadas de cacao en polvo
- 2 dátiles
- 1 plátano maduro
- 2 cucharadas de crema untable de coco
- 3 cucharadas de miel de abeja cruda
- 1 cucharadita de canela
- 1 cucharadita de vainilla
- ¼ de cucharadita de sal de mar
- ⅛ de cucharadita de stevia más o menos, al gusto
- 1 cucharadita de ralladura de naranja (opcional)

Remoja los dátiles en agua filtrada durante 30 minutos o hasta que se ablanden. Cuélalos. Pasa todos los ingredientes, excepto la ralladura de naranja, a un procesador de alimentos y muélelos a velocidad alta hasta que queden suaves. Enfría el pudín durante 60 minutos antes de servir. Decora con ralladura de naranja si lo deseas.

🥄 Paletas heladas de licuado cremoso de frutas

10 paletas de 10 centímetros

Estas paletas heladas serán un éxito en casa, tanto para niños como adultos, y son nutritivas a cualquier edad. Al igual que las espinacas, el mango y la piña hacen que las paletas tengan un color verde brillante. Usar una fruta más oscura, como frambuesas o cerezas, te dará un color verde oscuro.

1 aguacate
2 plátanos
4 tazas de espinacas baby
1 taza de leche de coco entera
1½ tazas de fruta congelada (por ejemplo, mango y piña)

Licua todos los ingredientes hasta obtener una consistencia suave. Vierte la mezcla en moldes para paleta. Golpea los moldes ligeramente varias veces para sacar las burbujas. Inserta los palitos para paleta. Congélalas hasta que se solidifiquen; alrededor de 3 horas más o menos. Puedes necesitar remojar el molde en agua tibia para sacar las paletas.

🍶 Ensalada de frutas ácidas con crema batida de coco

4 porciones

En este delicioso postre, la fruta fresca está acompañada de la deliciosa suavidad de la crema batida de coco.

Para la crema batida de coco
1 lata de 400 mililitros de leche de coco entera, refrigerada por lo menos 3 horas
¼ de cucharadita de canela
¼ de cucharadita de sal de mar
Stevia, al gusto (opcional)

Para la ensalada de frutas
1 taza de zarzamoras

1 taza de fresas sin rabo, cortadas a la mitad

1 taza de moras azules

½ piña pequeña, cortada en trozos pequeños

1 limón pequeño

Saca la capa de crema de la leche de coco enlatada y pásala a un tazón mediano. Guarda la leche para utilizarla con otras recetas. Añade canela, sal y stevia (si lo deseas) a la crema y bátela con un batidor de globo o una batidora eléctrica hasta que se espese.

Lava las zarzamoras, las fresas, las moras azules y la piña, y revuélvelas en un plato de cristal. Ralla la cáscara del limón y luego córtalo en rebanadas delgadas. Esparce ralladura de limón sobre la fruta y agrega las rebanadas de limón como guarnición. Sirve con la crema de coco.

🍴 Macarrones de coco y limón con rocío de chocolate amargo

20 macarrones

¡Son deliciosos! Son la solución perfecta cuando sientes la necesidad de un postre "con carbohidratos". Yo utilizo una cuchara para galletas redonda (tamaño 50, que equivale a 1 cucharada más o menos) para hacer los macarrones. Toma una porción con la cuchara y luego aprieta el mecanismo para empujar fuera los macarrones. También puedes utilizar una cuchara redonda y empujar la mezcla con tu dedo.

Para los macarrones

2 tazas de coco rallado sin endulzar

5 dátiles sin hueso, troceados

1 cucharadita de vainilla

¼ de cucharadita de sal de mar

¼ de taza de jugo de limón

1 cucharadita de ralladura de limón
2 cucharadas de leche de coco entera

Para el rocío de chocolate
2 cucharadas de cacao en polvo
2 cucharadas de aceite de coco
1 pizca de sal de mar

Muele el coco rallado, los dátiles, la vainilla, la sal, el jugo de limón, la ralladura de limón y la leche de coco en un procesador de alimentos durante algunos minutos. Pasa la mezcla a un tazón mediano. Saca porciones de mezcla con una cuchara y sírvelas sobre una charola para galletas.

Para el rocío de chocolate, calienta el cacao, el aceite de coco y la sal en una olla pequeña sobre fuego bajo, moviendo constantemente. Ya mezclados, rocía el chocolate sobre los macarrones. Refrigéralos al menos 20 minutos antes de servir y guárdalos en un contenedor hermético en refrigeración.

Recursos

Doctora Amy Myers, en línea

Contáctame por internet para más información y consejos que puedan ayudarte.

Página web: www.amymyersmd.com

Comunidad del método Myers: www.amymyersmd.com/community

Podcast del método Myers: www.amymyersmd.com/category/podcast

Facebook: www.facebook.com/amymyersmd

Twitter: @amymyersmd

Instagram: @amymyersmd

Pinterest: www.pinterest.com/amymyersmd

Libros, conferencias y programas de la doctora Myers

Puedes encontrar estos recursos en mi página web, <www.amymyersmd.com>:

The Autoimmune Solution (libro)

Conferencia sobre la solución autoinmune

Conferencia sobre la conexión con la tiroides

Programa de la solución autoinmune del método Myers

Programa completo de la dieta de eliminación del método Myers

Guía del programa intestinal del método Myers

Programa de control de *Candida* del método Myers

Herramienta para planear comidas del método Myers

Guías y recursos de la conexión con la tiroides que puedes descargar

He juntado toneladas de guías útiles, libros electrónicos y otros recursos para apoyarte durante y después de tu plan de conexión con la tiroides. Puedes encontrarlos en <www.thethyroidconnection.com>.

La guía de conexión con la tiroides para trabajar con tu médico

Una versión que puedes descargar e imprimir de la carta para tu médico y la lista de qué preguntas hacer y qué análisis pedir. (Ve el apéndice A.)

La guía del poder de los alimentos

Fuentes y ligas para comprar productos orgánicos y alimentos libres de OGM en internet, además de consejos para comprar mejor en tus tiendas locales.

La guía para controlar tus toxinas

Una guía que te lleva cuarto por cuarto para eliminar los químicos y materiales tóxicos de tu casa, con recomendaciones de marcas libres de toxinas para objetos del hogar, maquillaje y productos de cuidado personal. Esta guía incluye también todas las herramientas, guías y listas mencionadas en este libro.

La guía de solución para el estrés

Ejercicios para desestresarte, un diario de estrés, consejos para una relajación rejuvenecedora y recursos para aprender más sobre manejar el estrés, incluyendo dónde encontrar HeartMath, sonidos binaurales y todas las técnicas para liberar el estrés que recomiendo en este libro.

La lista de compras de la conexión con la tiroides

Listas de compras semanales, detalladas por tipo de alimento para todas las comidas durante el plan de 28 días.

La herramienta del método Myers para planear comidas
Entra al plan de comidas del plan de 28 días de conexión con la tiroides con una herramienta interactiva que te permite ajustar los tamaños de tus porciones, quitar y añadir platillos y colaciones, y luego autogenerar una lista de compras actualizada.

El registro de síntomas de la conexión con la tiroides
Una herramienta para registrar tus síntomas y tu inflamación durante el plan de 28 días y las semanas posteriores, cuando estés reintroduciendo alimentos.

Los suplementos de la conexión con la tiroides
Una lista de todos los suplementos recomendados en el plan, acompañada de fuentes y ligas confiables, de alta calidad, donde puedes comprarlos.

Libro electrónico de recetas para reintroducir alimentos
Recetas para reintroducir alimentos después de completar el plan de 28 días.

Conferencia de la conexión con la tiroides
Entrevisté personalmente a 35 líderes sobre las causas de la disfunción tiroidea para "La conferencia de conexión con la tiroides" (24 de octubre de 2016), que puedes adquirir en <www.thyroidconnection summit.com>.

Trabajar con un médico funcional
Los practicantes de medicina funcional son un gran recurso para identificar y atender la causa de raíz de tu disfunción tiroidea.

Austin UltraHealth
Los médicos, enfermeras y nutriólogos registrados en mi clínica de medicina funcional tratan a pacientes de todo el mundo que están

lidiando con una enfermedad tiroidea, una enfermedad autoinmune, infecciones intestinales y otras condiciones crónicas de salud.

5656 Bee Caves Rd., suite D-203

Austin, Texas 78746

(512) 3835343

info@amymyersmd.com

www.amymyersmd.com/become-a-patient

El Instituto de Medicina Funcional

Realicé mi entrenamiento de medicina funcional en este instituto. Si no estás dispuesto a hacer una cita con nosotros en Austin UltraHealth, te sugiero que revises la página web del instituto para localizar un practicante en tu área. La medicina funcional atiende las causas subyacentes de la enfermedad al utilizar un acercamiento orientado a los sistemas, así como un vínculo terapéutico entre paciente y practicante. Es una evolución en la práctica de la medicina que atiende mejor las necesidades de salud en el siglo XXI. Visita la página <www.functio nalmedicine.org>.

Academia Americana de Medicina Ambiental

La misión de esta academia es "promover la salud óptima por medio de la prevención y de tratar segura y eficientemente las causas de la enfermedad al apoyar a los médicos y otros profesionales que sirven al público, por medio de educación sobre la interacción entre los humanos y su medio ambiente". La academia es una organización internacional que representa a médicos especializados en medicina ambiental, un tipo de medicina enfocada en las causas medioambientales de la mala salud. Visita la página <www.aaemonline.org>.

Recursos y apoyo tiroideo

La comunidad del método Myers: www.amymyersmd.com/com munity

Conciencia sobre la enfermedad de Hashimoto: www.hashimoto saware ness.org

Cambio tiroideo: www.thyroidchange.org

Academia Nacional de Hipotiroidismo: www.nahypothyroidism.org

Asociación Americana de la Tiroides: www.thyroid.org

Fundación de la Enfermedad de Graves y la Tiroides: www.gdatf. org

Grupo de intolerancia al gluten: www.gluten.net

Organismos genéticamente modificados (OGM)

Instituto de Tecnología Responsable

El instituto es un recurso completo para la investigación de los OGM que también ofrece consejos prácticos para tomar decisiones informadas sobre los OGM. Visita la página <www.responsibletechnology.org>.

Grupo de Trabajo Ambiental

Ofrece una amplia gama de reportes, recursos y herramientas para ayudarte a minimizar tu exposición a las toxinas. En su página web puedes encontrar las listas de los alimentos más sucios y más limpios, lineamientos para evitar alimentos con OGM, listas de pescados bajos en mercurio, su aplicación Skin Deep para saber si tus productos de belleza son seguros y mucho más. Visita la página <www.ewg.org>.

Just Label It *(Etiquétalo)*

Desde que los OGM entraron en el mercado hace 20 años, nos han mantenido en la oscuridad sobre qué alimentos que le damos a nuestra familia contienen OGM. Esta organización trabaja para que las etiquetas completas de todos los OGM sean obligatorias. Visita la página <www.justlabelit.org>.

Toxinas

Consejo de Defensa de Recursos Naturales

Su página ofrece guías y consejos para evitar el mercurio en tu aire, agua, comida y hogar. Visita la página <www.nrdc.org/health/effects/mercury/guide.asp>.

Manejo de estrés

Comisión Nacional de Certificación de Acupuntura y Medicina Oriental

Encuentra un acupunturista certificado en tu área. Visita la página <www.nccaom.org>.

Sociedad Internacional de Neurorretroalimentación e Investigación

Aprende más sobre la neurorretroalimentación y encuentra un practicante en tu área que pueda ofrecer esta magnífica terapia. Visita la página <www.isnr.org>.

Agradecimientos

Mientras escribía este libro estuve muy expuesta al moho. Si has seguido mi historia, sabes que soy genéticamente susceptible a que el moho provoque un caos en mi salud, y ésta no fue mi primera exposición. Hay un dicho en la comunidad del moho: "te enfermas más y más rápidamente" entre más te expones a él. Soy testigo de ello. A la mitad de este libro, mi mundo y mi salud se pusieron de cabeza. Escribir un libro y recuperar tu salud no son actos menores, y conquistarlos simultáneamente parecía imposible. Realmente se necesitó toda una comunidad para que yo pudiera terminar este libro, reacomodar mi vida y recuperar mi salud. Por medio del amor, la dedicación, la fuerza y el apoyo de las siguientes personas, pude hacerlo. Honestamente, no habría podido lograrlo sin ustedes. Gracias, desde el fondo de mi corazón, por ser parte de mi comunidad.

Mi comunidad del libro

Rachel Kranz, contigo a mi lado, somos un dúo dinámico. Aprecio mucho tu extraordinaria rapidez, tu increíble organización y tu mente creativa. Gracias por hacer que todo siguiera funcionando durante el tiempo que debí poner mi salud primero.

Brianne Williams, nutrióloga registrada, eres un regalo del cielo. Nuestros pacientes y yo hemos sido bendecidos por tenerte en nuestras vidas. Estoy muy emocionada por tu siguiente aventura, ¡la maternidad! Serás una mamá increíble y Rowan será un bebé muy bien alimentado.

Tracy Behar, gracias por creer en mí y ayudar a llevar mi mensaje al mundo. ¡Tu edición es sorprendente y tus correcciones fueron magníficas!

Stephanie Tade, eres mucho más que una agente, eres una confidente, una porrista y una consejera, pero sobre todo eres mi amiga. Gracias por todos tus consejos y por recordarme que sólo debía respirar.

Gracias a todo el equipo de Little, Brown por su apoyo ¡y por tener el libro listo tan rápido!

Mi comunidad en Austin UltraHealth

Mi increíble equipo en mi clínica, Austin UltraHealth, es por ustedes que los pacientes están tan bien cuidados, que la clínica funciona tan bien y que soy capaz de realizar todas las demás cosas que hago fuera de ella. Gracias, Kathryn Arenz, Seth Osgood, Christine Maren, Taylor Morgan, Taylor Hohmann, Caroline Balter, Stephanie Wallace y el resto del equipo.

A mis pacientes, un agradecimiento profundo por darme su fe y su confianza. Aprecio la dedicación de cada uno al programa del método Myers para recuperar su salud. Son lo que hace que me levante en las mañanas. He sido bendecida por ser capaz de trabajar con cada uno de ustedes. Estoy muy agradecida por su flexibilidad y su comprensión durante los últimos meses que me dediqué a mi salud y a este libro.

Mi comunidad en AMMD, LLC

Mi absolutamente magnífico equipo de marketing y tienda en línea en AMMD, LLC, es por ustedes que somos capaces de ayudar a gente de todo el mundo en su camino hacia la salud, ya sea mediante nuestros recursos gratis en internet, la comunidad en línea, las conferencias, los blogs, la revista digital, los programas en línea, las redes sociales, los suplementos de alta calidad, las llamadas o los correos personalizados.

Gracias a Jordyn Davenport, Susan Scambray, Ali Fine (quien también creó las ilustraciones de este libro) y el resto del equipo por todo lo que han hecho por mí y por nuestra comunidad. ¡Son lo máximo, señoras!

A todos los que aún no he conocido, pero que siguen el método Myers y lo comparten con sus familiares, amigos y cualquiera que escuche, son el movimiento básico que ayudará a cambiar el rostro de la medicina. Me quito el sombrero y le dejo mi agradecimiento a cada uno.

Mi comunidad de salud

No estaría aquí si no fuera por la comunidad de médicos funcionales, practicantes alternativos y consultores que me ayudaron a recuperar mi salud durante este difícil tiempo en mi vida. Estaré por siempre agradecida con los doctores Darin Ingles, David Haase, John Bandy, Richie Shoemaker y Robert Thoreson, así como con Kimberly Patterson, Cassandra Bradford, Tony Hoffman, Eric Althouse, Walter y Sandy Hayhurst y Connie Zack en Sunlighten Sauna.

Muy pocas personas pueden comprender realmente cómo se siente estar tan afectado por el moho que debes deshacerte de todo lo que posees. A mi comunidad de guerreros contra el moho, quienes genuinamente comprendieron por lo que estaba pasando, gracias por su generosidad, por las constantes llamadas, por el apoyo y los consejos, y por ayudarme a recuperar el aliento un día a la vez: gracias, Susanne, Ann, Sophia, Ryen, Margaret, Carla y Adam.

Mi comunidad del Instituto de Medicina Funcional

Les agradezco a todos los que recorrieron el camino antes que yo, quienes compartieron su sabiduría conmigo y me enseñaron. Gracias por su apoyo constante y su generosidad, doctores Mark Myman, David Perlmutter, Jeff Bland, Sidney Baker y Frank Lipman.

A cada uno en nuestro club académico, por su genialidad y dedicación en el campo. ¡Soy muy afortunada de poderlos llamar colegas y amigos! Gracias, doctores Kara Fitzgerald, Todd Lepine, David Brady, Patrick Hanaway, Bethany Hays, Michael Stone y Tom Schultz.

Mi comunidad en casa

Cresta, Kaylee, Kenzie y Eric Foster, gracias por amar a Mocha con todo su corazón y por siempre ayudar en los tiempos difíciles. Les agradezco mucho todo lo que hacen por nosotros.

Gracias por su amor y apoyo incondicional, papá, Chris, Janie, gran Xave y a toda nuestra familia. Christian, gracias por ayudarme con la bibliografía.

Mi dulce ángel guardián, mi madre, me enseñó que nunca debo aceptar el *statu quo*, que debo ser curiosa y cuestionar, tomar el camino menos transitado, ser auténtica y nunca tener miedo de ser diferente o defender lo que creo. A mi madre le debo la mujer y la doctora que soy ahora.

Sobre todo, quiero agradecer a mi querido y dulce esposo, mi alma gemela, Xavier. El primer año de nuestro matrimonio ha sido un torbellino. Experimentamos más altas y bajas en un año, que muchos matrimonios en toda una vida. Este hombre literalmente dejó todo lo que poseía y me ayudó a recuperar mi salud. Xavier, eres todo para mí y eres todo lo que necesito. ¡Te amo más!

Apéndice A

Una carta a tu médico

Puedes compartir esta carta con tu médico como parte de tu estrategia para recibir un cuidado más completo.

Querido colega:

Soy la autora de *La clave está en la tiroides* (*The Thyroid Connection*, Little, Brown, 2017), y una doctora que ha tratado a varios miles de pacientes con una gran variedad de condiciones tiroideas, incluyendo hipotiroidismo e hipertiroidismo autoinmunes o no, enfermedad de Hashimoto y enfermedad de Graves. En un espíritu de compañerismo y compromiso con el paciente, quiero compartir contigo cierta información que me parece útil, con la esperanza de que también lo sea para ti.

Como sabes, un gran número de factores pueden cruzarse para producir una disfunción tiroidea, factores que suelen descuidarse en nuestro entrenamiento médico, pero que se documentan ampliamente en la literatura. Por ejemplo, la disfunción tiroidea está profundamente afectada por la inflamación crónica, y tanto la disfunción tiroidea como la inflamación empeoran por un mal funcionamiento intestinal. Cuando un desorden autoinmune está involucrado, tenemos el principio de un círculo vicioso. Añade una disfunción suprarrenal —que, como parte del sistema endocrino, está íntimamente vinculada al funcionamiento tiroideo— y los problemas empeoran. Además, los xenoestrógenos que resultan de los químicos industriales y las toxinas contribuyen todavía más a la disfunción tiroidea, y crean una presión adicional para el sistema inmunológico.

Otro aspecto clave del funcionamiento tiroideo involucra la nutrición, particularmente tener suficientes niveles de yodo y tirosina para la formación de hormona tiroidea, así como suficiente selenio, yodo y zinc para facilitar la conversión de T4 en T3. Las vitaminas D y A también son cruciales para el sistema inmunológico, para permitir que la T3 entre en las células.

Aún más, la literatura, así como mi experiencia clínica, sugiere que muchas personas con hipotiroidismo no están siendo diagnosticadas o son subestimadas. Si no se hace un perfil tiroideo completo de análisis de sangre —por ejemplo, si los médicos analizan sólo la TSH o sólo la TSH y la T4 libre—, muchas personas que podrían beneficiarse del cuidado médico no lo reciben. De la misma forma, si se utilizan rangos de referencia estándares, muchas personas que entren dentro de esos rangos seguirán sufriendo de una disfunción tiroidea subóptima. Como sin duda sabes, en 2002 la Asociación Americana de Endocrinólogos Clínicos recomendó el uso de rangos de referencia más restringidos, dado que los que existen ahora se desarrollaron basándose en la inclusión de muchas personas con hipotiroidismo. He descubierto que rangos óptimos todavía más estrechos me permiten tratar todo un espectro de pacientes que necesita ayuda médica.

Finalmente, he descubierto que analizar los anticuerpos tiroideos es de vital importancia porque muchas veces suelen predecir el inicio de una enfermedad autoinmune hasta por cinco años. Si un paciente sabe que tiene anticuerpos, esa persona puede ayudarse con los cambios de dieta y estilo de vida que recomiendo en *La clave está en la tiroides* y mi primer libro, *The Autoimmune Solution* (HarperOne, 2015).

Para tales fines, recomendé en mi libro un perfil tiroideo completo y un análisis de nutrientes, así como un rango de referencia más estricto.

Anexo ambos a esta carta. Te invito a que realices estos análisis y los revises basándote en estos nuevos rangos de referencia para que el paciente pueda tener el mejor cuidado médico posible. Puedes encontrar más información en mi página web, <www.amymyersmd.com>.

Con gratitud por tu tiempo y atención,
DRA. AMY MYERS

Análisis de sangre recomendados y rangos de referencia
Para hormonas tiroideas

- TSH: 1-2 µUI/ml o menor (T4/T3 disecadas o compuesto T3, pues la T3 puede suprimir artificialmente la TSH)
- T4 libre: >1.1 ng/dl
- T3 libre: >3.2 pg/ml
- T3 inversa: menor a la proporción 10 a 1 de T3 inversa a T3 libre
- Peroxidasa tiroidea (TPO): <9 UI/ml o negativo
- Tiroglobulina (Tg): <4 UI/ml o negativo
- Anticuerpos receptores de TSH: 1.75 UI/l o negativo
- Inmunoglobulina estimulante de la tiroides (TSI): <1.3 índice TSI

Para los nutrientes necesarios para un funcionamiento
tiroideo óptimo

- Hierro/ferritina (suero): normal 12-150 ng/ml; óptimo 75/100 ng/ml
- Vitamina D (suero): normal 30-100 ng/ml; óptimo 50-70 ng/ml
- Vitamina A (suero): normal 0.3-1.2 mg/l; óptimo 0.8-1 mg/l
- Homocisteína (suero): normal 4-15 mmol/l; óptimo 7-8 mmol/l
- Selenio (eritrocitos): normal 120-300 mcg/l; óptimo 200-250 mcg/l
- Zinc (eritrocitos): normal 790-1 500 mcg/dl; óptimo 1 000-1 200 mcg/dl
- Magnesio (eritrocitos): normal 1.5-3.1 mmol/l; óptimo 2.5-3 mmol/l

Apéndice B

Desintoxicación del hogar

En el capítulo 8 leíste mi primera línea de defensa contra las toxinas que nos rodean y que están en nuestra casa. Si quieres hacer más, te recomiendo lo siguiente por orden de importancia.

Elige productos de limpieza ecológicos
Los productos de limpieza del hogar contienen retardantes bromados y químicos perfluorinados que alteran el funcionamiento tiroideo. Tu sistema inmunológico no está muy contento con ellos.

Consigue un colchón ecológico
Si crees que esos colchones convencionales están libres de toxinas, piénsalo de nuevo. Si consideramos que te desintoxicas cuando duermes y que pasas horas cada día en tu colchón, tener un colchón limpio es absolutamente crucial para proteger tu funcionamiento tiroideo y tu salud inmunológica. ¿Quieres una exposición nocturna continua a químicos industriales y retardantes? ¡No lo creo! Una mejor opción sería un colchón cien por ciento natural de látex y con una cubierta de lana orgánica.

Limpia tus almohadas y blancos
Esos retardantes también se encuentran en tus blancos comerciales, junto con pesticidas, blanqueadores y colorantes. Busca sábanas, colchas y almohadas orgánicas, sin tratar.

Elige un sillón orgánico
Probablemente también pasas horas en tu sillón. Los retardantes y los químicos industriales utilizados para protegerlo no necesariamente lo vuelven menos inflamable, pero sí más tóxico. Los tapices también pueden contener espumas de poliuretano derivadas del petróleo, que a su vez contienen retardantes y toxinas industriales. El aglomerado aumenta lo anterior al emitir formaldehídos. Busca mejor un sillón cuya etiqueta diga "No contiene químicos retardantes", y busca muebles hechos con madera sólida, espuma natural de látex, acolchonado de lana y telas orgánicas.

Elige tapetes o alfombras seguras
Puedes estar expuesto a 120 químicos dañinos de los materiales sintéticos, derivados del petróleo, utilizados en las alfombras. Las viejas alfombras resistentes a las manchas contienen ácido perfluorooctanóico, el cual, como ya vimos, altera tu tiroides mientras que te pone en riesgo de desarrollar cáncer. Las nuevas alfombras son tratadas con otro tipo de químicos, sustancias perfluoralquiladas, las cuales se han vinculado con defectos de nacimiento y cáncer también. Finalmente, los acolchonamientos de goma y los adhesivos pueden contribuir aún más al asma, las alergias, los problemas neurológicos y el cáncer. Te sentirás mejor con fragmentos de alfombras recicladas (sin adhesivos) o con tapetes de lana, algodón o henequén orgánicos, o sin tapetes.

Elige pinturas seguras
Muchas pinturas contienen compuestos orgánicos volátiles, pero puedes encontrar pinturas sin ellos. Sólo verifica que realmente *no sean* tóxicas. Algunas veces, una pintura puede venderse como libre de

compuestos orgánicos volátiles y sólo puede implicar la base de pintura blanca. El color añadido la vuelve tóxica otra vez, así que investiga un poco para asegurarte.

Elige cortinas seguras

Ya ahora no te sorprenderá saber que los retardantes, los pesticidas, los blanqueadores y los colorantes se utilizan rutinariamente para tratar las cortinas. Busca cortinas orgánicas, sin ningún tratamiento, de algodón o lino, o usa persianas de bambú, ¡y problema resuelto!

…Una última cosa

Los geles para manos no son una buena idea para empezar porque matan las bacterias beneficiosas que necesitas para un microbioma sano. Para hacerlo peor, el ingrediente triclosán se ha vinculado con el cáncer de hígado en ratones. Un sustituto que muchos fabricantes utilizan es cloruro de benzalconio, el cual puede exacerbar el asma. Si te gustan los geles para manos cuando te encuentras de viaje y no puedes lavarte, encuentra uno que tenga alcohol etílico como base.

Apéndice C

Odontología biológica

No son sólo las amalgamas de mercurio lo que puede causar problemas en nuestra boca. Las endodoncias, la extracción de las muelas del juicio, los brackets, los retenedores, las resinas, las coronas y los puentes pueden provocar inflamación, lo que presionará a tu sistema inmunológico y alterará tu funcionamiento tiroideo. Recomiendo por encima de todo que vayas con un dentista biológico, alguien que comprenda los problemas de la odontología convencional y pueda asegurarse de que tengas sólo materiales biocompatibles en tu boca.

Recuerda, tu boca es parte de tu cuerpo, así que lo que se queda ahí queda expuesto a tu sistema inmunológico. No quieres un precursor permanente dentro de tu cuerpo.

Tu dentista biológico puede hacer análisis de sangre para saber qué materiales odontológicos te funcionarán y cuáles pueden ser tus reacciones. También puedes pedir productos hechos por voco, una compañía alemana que casi siempre es biocompatible.

Tu prioridad es sacar todas las amalgamas de tu boca porque contienen una mezcla de mercurio, plata, estaño y cobre. Un video creado por la Academia Internacional de Medicina Oral y Toxicología muestra vapores de mercurio que salen de un diente con amalgama (www.youtube.com/watch?v=9ylnQ-T7oiA). Sé que es difícil de creer que la práctica estándar de la odontología convencional sea tan mortal para nuestra salud, pero créeme, lo es.

Además de la toxicidad del mercurio, el estaño también es tóxico. Cuando se añadió el cobre, los investigadores descubrieron que elevaba la exposición al mercurio por un factor de 50. Si te han puesto una corona sobre una amalgama, exacerbará el efecto del mercurio, en parte al crear potencialmente una corriente galvánica, una corriente eléctrica en contra de las corrientes naturales de tu cuerpo.

Así que, por favor, trabaja con un dentista biológico y *no* permitas que un dentista convencional cambie tus amalgamas. Simplemente no saben cómo hacerlo con seguridad y tanto tú como ellos pueden estar expuestos a vapores de mercurio durante el proceso.

Las endodoncias también pueden provocar inflamación. Una endodoncia mata el nervio de un diente, pero deja el diente en tu boca, donde las bacterias tóxicas pueden proliferar libremente. En una parte viva de tu cuerpo la sangre fluye, llevando con ella factores inmunológicos y químicos asesinos para neutralizar estas bacterias, sin embargo, una endodoncia produce un diente muerto, cuyas bacterias no pueden eliminarse ni siquiera con antibióticos. Si tienes una disfunción tiroidea autoinmune en particular, te aconsejo darle a ese diente un tratamiento de ozono o hacer que lo extraigan.

Una tercera preocupación son las *cavidades óseas*, hoyos o espacios dentro del hueso, más comúnmente en la mandíbula. Digamos que te extrajeron las muelas del juicio. Tu encía crece sobre el área abierta y el hueso también, pero las bacterias tóxicas permanecen dentro de la cavidad. Tu sistema inmunológico confronta estas bacterias a diario y si estás luchando con otros retos inmunológicos, esto puede empeorarlos.

Un dentista biológico se asegurará de hacer una pequeña incisión quirúrgica, irrigar el área y atacar las bacterias con ozono. Tu sistema inmunológico te lo agradecerá enormemente.

Finalmente, los brackets y los retenedores frecuentemente contienen níquel y titanio. Sí, son parte del acero inoxidable que te dijeron que era seguro. El titanio puede ser que sí, pero el níquel es algo a lo que no quieres estar expuesto. Trabaja con un dentista biológico para limpiar el problema.

Puedes encontrar un dentista biológico por medio de la página web de la academia (www.iaomt.org), con de tu médico funcional o investigando en internet. Puedes revisar con tu dentista si es seguro al preguntar si utiliza una barrera de plástico para proteger a los pacientes cuando quita amalgamas. También puedes preguntar cómo se protegen los dentistas y sus ayudantes; es una buena manera de averiguar si están conscientes de lo peligroso que puede ser el mercurio. Finalmente, puedes preguntar a los dentistas si tienen un *separador de amalgamas*, el cual previene que el mercurio termine en el drenaje local.

Si quieres leer más sobre los peligros de la odontología, puedo recomendarte dos libros excelentes: *It's All in your Head: The Link between Mercury Amalgams and Illnes* (Avery, 1993), de Hal A. Huggins, y *Uninformed Consent: The Hidden Dangers in Dental Care* (Hampton Roads, 1999), de Hal A. Huggins y Thomas E. Levy.

Apéndice D

¿Necesitas quelación?

Como viste en el capítulo 8, los metales pesados pueden ser dañinos para tu tiroides, tu sistema inmunológico y tu salud en general. Si no has visto la mejoría que esperabas después de tres meses siguiendo el plan de conexión con la tiroides, los metales pesados pueden ser parte del problema, especialmente si cumples con uno o más de los siguientes factores de riesgo:

- Bebes o te bañas regularmente con agua sin filtrar.
- Tienes o tuviste amalgamas.
- Comes atún más de una vez a la semana (el atún está muy cargado de mercurio en la actualidad).
- Tienes sobrecrecimiento de levadura recurrente (algunas veces se produce levadura para protegerte del mercurio).
- Vives cerca de una planta de carbón, la cual emite mercurio.
- Has pasado tiempo en China, donde queman mucho carbón, el cual emite mercurio.
- Tienes uno o más SNP del gen MTHFR (ve la página 219).

Si crees que los metales pesados son un factor en tu condición, busca un médico funcional para que haga los análisis pertinentes. Seguramente será alguno de los siguientes:

- Un análisis de glóbulos rojos, el cual mide tu exposición a los metales pesados los tres meses anteriores (el lapso de vida de un eritrocito).
- Una prueba de reacción, la cual mide los metales acumulados en tu cuerpo. Esto involucra una muestra de orina y que luego tragues una solución de ácido 2.3-dimercapto-1-propanosulfónico, la cual ayudará a tu cuerpo a filtrar los metales pesados de donde los tenga almacenados, principalmente de tus huesos. La orina se recolectará durante las siguientes seis horas, para que el laboratorio pueda medir qué tantos metales pesados has guardado.

Si tu médico funcional considera que la necesitas, puedes hacer la *quelación*, un proceso de filtrado de metales pesados de tu sistema. El cilantro y otras sustancias naturales pueden ser todo lo que necesites. Grandes concentraciones de metales pesados necesitan ácido dimercaptosuccínico, el cual se ha aprobado para la quelación de plomo, aunque también se utiliza para quelar otros metales pesados. Necesitarás tomarlo varias veces al día durante una cierta cantidad de días, luego dejarlo. Todo el proceso puede tomar entre tres y siete meses, usualmente con análisis de seguimiento cada tres meses. Puedes apoyar tus secuencias de desintoxicación con muchos minerales y glutatión.

¡Asegúrate de que hayas sanado tu intestino totalmente y apoyado tus secuencias de desintoxicación antes de que siquiera empieces a pensar en la quelación! Ésta saca las toxinas de tus huesos y hacia tu sistema para que puedas excretarlas por medio de la orina. Si tienes permeabilidad intestinal y tus secuencias de desintoxicación no funcionan debidamente, puedes reabsorber enormes cantidades de toxinas hacia tu sistema. Asegúrate de que estés trabajando en conjunto con tu médico para prevenir esto.

Apéndice E

Lidiar con el moho tóxico

El moho es un problema de salud para las personas vulnerables a él. Es la razón de que les pregunte a mis pacientes sobre la posibilidad de una exposición al moho tóxico. Por supuesto, siempre empiezo atendiendo la dieta, el intestino, las toxinas, las infecciones y el estrés. Pero si has probado esos acercamientos clave y todavía tienes que soportar tus síntomas tiroideos, tu *Candida* recurrente, tu sobrecrecimiento de levadura o una condición autoinmune que se desarrolló repentinamente y casi de la nada, entonces el moho es el siguiente lugar donde busco.

Recuerda que muchas personas *no* son vulnerables al moho, y eso puede significar que tu familia, tus compañeros de casa o de trabajo no lo sean, pero sólo porque tú eres el único en la casa o en el trabajo que se enferma, *no* significa que el moho no sea un problema.

Éstos son algunos de los tipos de moho más comunes que expelen micotoxinas, es decir, gases conocidos como compuestos orgánicos volátiles:

- *Aspergillus*
- *Fusarium*
- *Paecilomyces*

- *Penicillium*
- *Stachybotrys*
- *Trichoderma*

Síntomas de exposición al moho incluyen los siguientes:

* Trastorno de déficit de atención/trastorno de déficit de atención e hiperactividad
* Ansiedad
* Autoinmunidad
* Síndrome de fatiga crónica
* Depresión
* Fatiga
* Fibromialgia
* Dolores de cabeza
* Insomnio
* Erupciones cutáneas de todo tipo, incluyendo eczema
* Disfunción neurológica

Empiezo a pensar que el moho puede ser un problema cuando escucho sobre los siguientes factores de riesgo:

* Casas antiguas
* Casas con goteras
* Casas con semisótanos y áticos
* Casas con sótanos
* Casas construidas en colinas
* Casas con techos planos
* Climas húmedos

De la misma forma, si vives en un complejo de departamentos grande, trabajas en un edificio grande de oficinas o pasas tiempo en un hotel o una escuela, tienes un mayor riesgo de estar expuesto al moho. Ten cuidado especialmente con las casas y las oficinas que tengan un sistema de ventilación, calefacción y aire acondicionado compartido porque pueden transmitir las toxinas de un espacio mohoso a uno que parezca seco.

Prueba de moho tóxico

No te interesa la calidad del aire ni las esporas, que es lo que la mayoría de las pruebas busca. Sólo te interesan los tipos específicos de moho que liberan micotoxinas o compuestos orgánicos volátiles. Puedes buscar una compañía que haga un análisis del índice relativo de moho en el ambiente, pero no tienes que empezar con tu casa. Puedes analizarte tú primero.

Un análisis de orina puede detectar cuatro micotoxinas específicas, pero no te dirá nada sobre las otras. Una solución más efectiva, si puedes hacerlo, es quedarte en alguna otra parte durante dos semanas (la casa de un amigo, un motel, donde sea que pienses que esté libre de moho), llevándote lo menos posible contigo (nada de almohadas, peluches o cualquier cosa que pueda recoger cantidades microscópicas de moho). Si te sientes mejor cuando dejas tu casa y peor cuando regresas, el moho puede ser el culpable.

Ahora, ¿cómo saber si estás reaccionando al moho en tu casa o en tu trabajo? Siempre puedes analizar a otros en tu casa. Si resultan positivos para micotoxinas, están expuestos al moho, incluso si no muestran ningún síntoma. Si resultan negativos, el moho está probablemente en otra parte donde pasas mucho tiempo, ya sea el trabajo o la escuela.

Resuelve el problema

Primero, tienes que aislarte permanentemente del ambiente (por ejemplo, buscar otro lugar dónde vivir o dónde trabajar) o arreglar el ambiente (por ejemplo, eliminar todos los rastros de moho del ambiente). Luego necesitarás desintoxicarte, atrapando las micotoxinas para que puedas excretarlas de tu cuerpo. Éste es el protocolo que recomiendo:

- Contrata a un profesional certificado para eliminar el moho. Necesitarás permanecer lejos de tu casa hasta que termine el trabajo.

- Toma 300 mg de glutatión hasta tres veces al día, lo que ayudará a desintoxicar tu cuerpo.
- Toma entre 1.5 y 3 gramos de glucomanano al día, el cual atrapará las toxinas para que puedas excretarlas sin problemas. Otra opción es tomar 4 gramos de colestiramina tres veces al día, pero necesitarás una prescripción.

Busca un médico funcional que pueda prescribir medicamentos antifúngicos y pedir análisis de sangre para ayudarte a identificar la fuente y ayudarte a restaurar tu salud.

Bibliografía selecta

Capítulo 1: La crisis de la tiroides

About Your Thyroid, *AACE Thyroid Awareness*. Consultado en <http://www.thyroidawareness.com/about-your-thyroid>.

Bahn, R., H. Burch, D. Cooper *et al.*, "Hyperthyroidism and Other Causes of Thyrotoxicosis: Management Guidelines of the American Thyroid Association and American Association of Clinical Endocrinologists", *Endocrine Practice*, vol. 17, núm. 3, 2011, pp. 456-520. DOI: 10.4158/ep.17.3.456.

Blackwell, J., "Evaluation and Treatment of Hyperthyroidism and Hypothyroidism", *Journal of the American Academy of Nurse Practitioners*, vol. 16, núm. 10, 2004, pp. 422-425.

Blum, M. R., L. W. Wijsman, V. S. Virgini *et al.*, "Subclinical Thyroid Dysfunction and Depressive Symptoms among Elderly: A Prospective Cohort Study", *Neuroendocrinology*, 2015.

Cappola, A. R., y D. S. Cooper, "Screening and Treating Subclinical Thyroid Disease: Getting Past the Impasse", *Annals of Internal Medicine*, vol. 162, núm. 9, 2015, p. 664. DOI: 10.7326/m15-0640.

Garber, J. R., R. H. Cobin, H. Gharib *et al.*, "Clinical Practice Guidelines for Hypothyroidism in Adults: Cosponsored by the American Association of Clinical Endocrinologists and the American Thyroid Association", *Thyroid*, vol. 22, núm. 12, 2012, pp. 1200-1235.

General Information/Press Room, American Thyroid Association, 2016. Consultado en <http://www.thyroid.org/media-main/about-hypothyroidism/>.

"Hashimoto's Disease", National Institute of Diabetes and Digestive and Kidney Diseases, 2014. Consultado en <http://www.niddk.nih.gov/health-information/health-topics/endocrine/hashimotos-disease/Pages/fact-sheet.aspx>.

"Hypothyroidism", National Institute of Diabetes and Digestive and Kidney Diseases, 2013. Consultado en <http://www.niddk.nih.gov/health-information/health-topics/endocrine/hypothyroidism/Pages/fact-sheet.aspx>.

Ittermann, T., H. Völzke, S. E. Baumeister, K. Appel y H. J. Grabe, "Diagnosed Thyroid Disorders Are Associated with Depression and Anxiety", *Social Psychiatry and Psychiatric Epidemiology*, vol. 50, núm. 9, 2015, pp. 1417-1425.

Krysiak, R., A. Drosdzol-Cop, V. Skrzypulec-Plinta y B. Okopien, "Sexual Function and Depressive Symptoms in Young Women with Thyroid Autoimmunity and Subclinical Hypothyroidism", *Clinical Endocrinology*, vol. 84, núm. 6, 2015, pp. 925-931.

Lefevre, M. L., "Screening for Thyroid Dysfunction: US Preventive Services Task Force Recommendation Statement", *Annals of Internal Medicine*, vol. 162, núm. 9, 2015, p. 641. DOI: 10.7326/m15-0483.

Marino, M., F. Latrofa, F. Menconi, L. Chiovato y P. Vitti, "Role of Genetic and Non-Genetic Factors in the Etiology of Graves' Disease", *Journal of Endocrinological Investigation*, vol. 38, núm. 3, 2014, pp. 283-294.

Massoudi, M. S., *et al.*, "Prevalence of Thyroid Antibodies among Healthy Middle-Aged Women. Findings from the Thyroid Study in Healthy Women", *Annals of Epidemiology*, vol. 5, núm. 3, 1995, pp. 229-233.

Mayo Clinic, "Hyperthyroidism Symptoms", 2015. Consultado en <http://www.mayoclinic.org/diseases-conditions/hyperthyroidism/basics/symptoms/con-20020986>.

_____, "Hypothyroidism (Underactive Thyroid): Symptoms and Causes", 2015. Consultado en <http://www.mayoclinic.org/diseases-conditions/hypothyroidism/symptoms-causes/dxc-20155382>.

Najafi, L., M. Malek, A. Hadian, A. E. Valojerdi, M. E. Khamseh y R. Aghili, "Depressive Symptoms in Patients with Subclinical Hypothyroidism — The Effect of Treatment with Levothyroxine: A Double-Blind Randomized Clinical Trial", *Endocrine Research*, vol. 40, núm. 3, 2015, pp. 121-126.

Orth, D. N., R. C. Shelton, W. E. Nicholson *et al.*, "Serum Thyrotropin Concentrations and Bioactivity During Sleep Deprivation in Depression", *Archives of General Psychiatry*, vol. 58, núm. 1, 2001, p. 77.

Patil, A., "Link between Hypothyroidism and Small Intestinal Bacterial Overgrowth", *Indian Journal of Endocrinology and Metabolism*, vol. 18, núm. 3, 2014, p. 307.

Saran, S., B. Gupta, R. Philip *et al.*, "Effect of Hypothyroidism on Female Reproductive Hormones", *Indian Journal of Endocrinology and Metabolism*, vol. 20, núm. 1, 2016, p. 108.

Schindler, A. E., "Thyroid Function and Postmenopause", *Gynecological Endocrinology*, vol. 17, núm. 1, 2003, pp. 79-85.

Stagnaro-Green, A., M. Abalovich, E. Alexander *et al.*, "Guidelines of the American Thyroid Association for the Diagnosis and Management of Thyroid Disease During Pregnancy and Postpartum", *Thyroid*, vol. 21, núm. 10, 2011, pp. 1081-1125.

Stockigt, J. R., y L. E. Braverman, "Update on the Sick Euthyroid Syndrome", en *Diseases of the Thyroid*, Nueva Jersey, Humana Press, 1997, pp. 49-68.

"Thyroid Disease: Know the Facts", Thyroid Foundation of Canada, 2016. Consultado en <http://www.thyroid.ca/know_the_facts.php>.

"Thyroid Disease and Menopause: Symptoms, Causes, Treatments", *WebMD*, 2015. Consultado en <http://www.webmd.com/menopause/guide/symptoms-thyroid-vs-menopause>.

"The Thyroid and You: Coping with a Common Condition", *NIH Medline Plus*, 2012, pp. 22-23.

"Treatment Options", Graves' Disease and Thyroid Foundation. Consultado en <http://www.gdatf.org/about/about-graves-disease/treatment-options>.

Yeung, S., "Graves' Disease", *Medscape*, mayo de 2014. Consultado en <http://emedicine.medscape.com/article/120619-overview>.

Capítulo 2: *Sí puedo* ayudarte

Arem, R., *The Thyroid Solution: A Mind-Body Program for Beating Depression and Regaining Your Emotional and Physical Health*, Nueva York, Ballantine Books, 1999.

Davis, W., *Wheat Belly: Lose the Wheat, Lose the Weight, and Find Your Path Back to Health*, Pensilvania, Rodale, 2011.

Kimura, H., y P. Caturegli, "Chemokine Orchestration of Autoimmune Thyroiditis", *Thyroid*, vol. 17, núm. 10, 2007, pp. 1005-1011.

Ruggeri, R. M., T. M. Vicchio, M. Cristani *et al.*, "Oxidative Stress and Advanced Glycation End Products in Hashimoto's Thyroiditis", *Thyroid*, vol. 26, núm. 4, 2016, pp. 504-511.

Shomon, M. J., *Living Well with Hypothyroidism: What Your Doctor Doesn't Tell You... That You Need to Know*, Nueva York, Harper Collins, 2002.

Wu, H., G. Gu, W. Zhou, Y. Wu, K. Jiang y S. Yu, "Relationship between Occupational Stressors and Serum Levels of Thyroid Hormones in Policemen", *Zhonghua Lao Dong Wei Sheng Zhi Ye Bing Za Zhi*, vol. 33, núm. 10, 2015, pp. 727-730.

Capítulo 3: ¿Qué es la tiroides?

Abdullatif, H. D., y A. P. Ashraf, "Reversible Subclinical Hypothyroidism in the Presence of Adrenal Insufficiency", *Endocrine Practice*, vol. 12, núm. 5, 2006, pp. 572-575.

Andersson, M., B. Takkouche, I. Egli *et al.*, "Current Global Iodine Status and Progress Over the Last Decade Towards the Elimination of Iodine Deficiency", *Bulletin of the World Health Organization*, núm. 83, 2005, pp. 518-525.

Canaris, G. J., T. G. Tape y R. S. Wigton, "Thyroid Disease Awareness is Associated with High Rates of Identifying Subjects with Previously Undiagnosed Thyroid Dysfunction", *BMC Public Health*, vol. 13, núm. 1, 2013, p. 351.

Chen, K., B. Yan, F. Wang *et al.*, "Type 1 5'-Deiodinase Activity Is Inhibited by Oxidative Stress and Restored by Alpha-Lipoic Acid in HepG2 Cells", *Biochemical and Biophysical Research Communications*, vol. 472, núm. 3, 2016, pp. 496-501.

Devdhar, M., Y. H. Ousman y K. D. Burman, "Hypothyroidism", *Endocrinology and Metabolism Clinics of North America*, núm. 36, 2007, pp. 595-615.

Flores-Rebollar, A., L. Moreno-Castañeda, N. S. Vega-Servín, G. López-Carrasco y A. Ruiz-Juvera, "Prevalence of Autoimmune Thyroiditis and Thyroid Dysfunction in Healthy Adult Mexicans with a Slightly Excessive Iodine Intake", *Nutrición hospitalaria*, vol. 32, núm. 2, 2015, pp. 918-924.

Fukao, A., J. Takamatsu, A. Miyauchi y T. Hanafusa, *Stress and Thyroid Disease. Endocrine Diseases*, iConcept Press, 2015.

Hanaway, P., *Thyroid Dysfunction: The Role of Nutrients, Toxins and Stress*, 2012. Consultado en <https://www.gdx.net/presentations/webinars/thyroid-dysfunction-the-role-of-nutrients-toxins-stress.pdf>.

Hernández, A., L. Quignodon, M. E. Martínez, F. Flamant y D. L. S. Germain, "Type 3 Deiodinase Deficiency Causes Spatial and Temporal Alterations in Brain T3 Signaling that Are Dissociated from Serum Thyroid Hormone Levels", *Endocrinology*, vol. 151, núm. 11, 2010, pp. 5550-5558.

"How Does the Thyroid Work?", *PubMed Health*, 2015. Consultado en <http://www.ncbi.nlm.nih.gov/pubmedhealth/pmh0072572>.

Kawicka, A., B. Regulska-Ilow y B. Regulska-Ilow, "Metabolic Disorders and Nutritional Status in Autoimmune Thyroid Diseases", en *Postepy Hig Med Dosw Postępy Higieny i Medycyny Doświadczalnej*.

Kellman, R., "Low Thyroid in Men: Not Just a Woman's Issue", *US News and World Report Health*, 2015. Consultado en <http://health.usnews.com/

health-news/patient-advice/articles/2015/07/21/low-thyroid-in-men-not-just-a-womans-issue>.

Kimura, H., y P. Caturegli, "Chemokine Orchestration of Autoimmune Thyroiditis", *Thyroid*, vol. 17, núm. 10, 2007, pp. 1005-1011.

Lazarus, J. H., "The Importance of Iodine in Public Health", *Environmental Geochemistry and Health*, vol. 37, núm. 4, 2015, pp. 605-618.

Liu, L., D. Wang, P. Liu *et al.*, "The Relationship Between Iodine Nutrition and Thyroid Disease in Lactating Women with Different Iodine Intakes", *British Journal of Nutrition*, vol. 114, núm. 9, 2015, pp. 1487-1495.

Mizokami, T., A. W. Li, S. El-Kaissi y J. R. Wall, "Stress and Thyroid Autoimmunity", *Thyroid*, vol. 14, núm. 12, 2004, pp. 1047-1055.

Patrick, L., "Thyroid Disruption: Mechanism and Clinical Implications in Human Health", *Alternative Medicine Review*, vol. 14, núm. 4, diciembre de 2009, pp. 326-346. Fe de erratas en *Alternative Medicine Review*, vol. 15, núm. 1, abril de 2010, p. 58.

Shivaraj, G., B. D. Prakash, V. Sonal *et al.*, "Thyroid Function Tests: A Review", *European Review for Medical and Pharmacological Sciences*, núm. 13, 2009, pp. 341-349.

Sikic, D., G. Lüdecke, V. Lieb y B. Keck, "Side Effect Management of Tyrosine Kinase Inhibitors in Urology: Fatigue and Hypothyroidism", en *Urologe A*, 2016.

Stone, M. B., y R. B. Wallace, "Pathophysiology and Diagnosis of Thyroid Disease", en *Medicare Coverage of Routine Screening for Thyroid Dysfunction*, Washington, DC, National Academies Press, 2003, pp. 14-20.

"Thyroid Function Tests", American Thyroid Association. Consultado en <http://www.thyroid.org/thyroid-function-tests>.

Vanderpump, M. P., "The Epidemiology of Thyroid Diseases", en L. E. Braverman y R. D. Utiger (eds.), *The Thyroid: A Fundamental and Clinical Text*, Filadelfia, Lippincott, Williams & Wilkins, 2004, pp. 398-406.

Warrell, D. A., T. M. Cox, J. D. Firth y A. P. Weetman, "The Thyroid Gland and Disorders of Thyroid Function", en *Oxford Textbook of Medicine*, Oxford, Oxford University Press, 2012. Consultado en <http://oxfordindex.oup.com/view/10.1093/med/9780199204854.003.1304_update_002#fulltextlinks>.

Wu, Q., M. P. Rayman, H. Lv *et al.*, "Low Population Selenium Status Is Associated with Increased Prevalence of Thyroid Disease", *Journal of Clinical Endocrinology and Metabolism*, vol. 100, núm. 11, 2015, pp. 4037-4047.

Capítulo 4: La conexión autoinmune

Abu-Shakra *et al.*, "The Mosaic of Autoimmunity: Hormonal and Environmental Factors Involved in Autoimmune Diseases — 2008", *Israel Medical Association Journal*, vol. 10, núm. 1, 2008, pp. 8-12.

Ashraf, R., y N. P. Shah, "Immune System Stimulation by Probiotic Microorganisms", *Critical Reviews in Food Science and Nutrition*, vol. 54, núm. 7, 2014, pp. 938-956.

Bahn, R., "Immunogenetics, Epigenetics and Environmental Triggers of Autoimmune Thyroid Disorders", artículo presentado en la junta de primavera de la American Thyroid Association, *Thyroid Disorders in the Era of Personalized Medicine*, Minneapolis, 2010.

Bonds, R. S., T. Midoro-Horiuti y R. Goldblum, "A Structural Basis for Food Allergy: The Role of Cross-Reactivity", *Current Opinion in Allergy and Clinical Immunology*, vol. 8, núm. 1, 2008, pp. 82-86.

Brandtzaeg, P., "Gatekeeper Function of the Intestinal Epithelium", *Beneficial Microbes*, vol. 4, núm. 1, 2013, pp. 67-82.

Brown, K., D. DeCoffe, E. Molcan y D. L. Gibson, "Corrections to Article: Diet-Induced Dysbiosis of the Intestinal Microbiota and the Effects on Immunity and Disease", *Nutrients*, vol. 4, núm. 11, 2012, pp. 1552-1553.

_____, "Diet-Induced Dysbiosis of the Intestinal Microbiota and the Effects on Immunity and Disease", *Nutrients*, vol. 4, núm. 8, 2012, pp. 1095-1119.

Catassi, C., J. Bai, B. Bonaz *et al.*, "Non-Celiac Gluten Sensitivity: The New Frontier of Gluten Related Disorders", *Nutrients*, vol. 5, núm. 10, 2013, pp. 3839-3853.

Chen, J., X. He y J. Huang, "Diet Effects in Gut Microbiome and Obesity", *Journal of Food Science*, vol. 79, núm. 4, 2014, pp. R442-451.

Cordain, L., L. Toohey, M. J. Smith y M. S. Hickey, "Modulation of Immune Function by Dietary Lectins in Rheumatoid Arthritis", *British Journal of Nutrition*, vol. 83, núm. 3, 2000, pp. 207-217.

Crook, W. G., *The Yeast Connection: A Medical Breakthrough*, Nueva York, Vintage, 1986.

Decker, E., G. Engelmann, A. Findeisen *et al.*, "Cesarean Delivery Is Associated with Celiac Disease but Not Inflammatory Bowel Disease in Children", *Pediatrics*, vol. 125, núm. 6, 2010.

Dieterich, W., "Cross Linking to Tissue Transglutaminase and Collagen Favours Gliadin Toxicity in Coeliac Disease", *Gut*, vol. 55, núm. 4, 2006, pp. 478-484.

Doe, W. F., "The Intestinal Immune System", *Gut*, núm. 30, 1989, pp. 1679-1685.

Drago, S., R. E. Asmar, M. D. Pierro *et al.*, "Gliadin, Zonulin and Gut Permeability: Effects on Celiac and Non-Celiac Intestinal Mucosa and Intestinal Cell Lines", *Scandinavian Journal of Gastroenterology*, vol. 41, núm. 4, 2006, pp. 408-419.

Eberl, G., "A New Vision of Immunity: Homeostasis of the Superorganism", *Mucosal Immunology*, vol. 3, núm. 5, 2010, pp. 450-460.

Eswaran, S., J. Tack y W. D. Chey, "Food: The Forgotten Factor in the Irritable Bowel Syndrome", *Gastroenterological Clinics of North America*, vol. 40, núm. 1, 2011, pp. 141-162.

Farrell, R. J., y C. P. Kelly, "Celiac Sprue", *New England Journal of Medicine*, vol. 346, núm. 3, 2002, pp. 180-188.

Fasano, A., "Celiac Disease Insights: Clues to Solving Autoimmunity", *Scientific American*, 2009.

_____, "Leaky Gut and Autoimmune Diseases", *Clinical Reviews in Allergy and Immunology*, vol. 42, núm. 1, 2012, pp. 71-78.

_____, "Physiological, Pathological, and Therapeutic Implications of Zonulin-Mediated Intestinal Barrier Modulation: Living Life on the Edge of the Wall", *American Journal of Pathology*, vol. 173, núm. 5, 2008, pp. 1243-1252.

_____, "Zonulin and Its Regulation of Intestinal Barrier Function: The Biological Door to Inflammation, Autoimmunity, and Cancer", *Physiological Reviews*, vol. 91, núm. 1, 2011, pp. 151-175.

_____, "Zonulin, Regulation of Tight Junctions, and Autoimmune Diseases", *Annals of the New York Academy of Sciences*, vol. 1258, núm. 1, 2012, pp. 25-33.

Fasano, A., y T. Shea-Donohue, "Mechanisms of Disease: The Role of Intestinal Barrier Function in the Pathogenesis of Gastrointestinal Autoimmune Diseases", *Nature Clinical Practice: Gastroenterology and Hepatology*, vol. 2, núm. 9, 2005, pp. 416-422.

Fleiner, H. F., T. Bjoro, K. Midthjell, V. Grill y B. O. Asvold, "Prevalence of Thyroid Dysfunction in Autoimmune and Type 2 Diabetes: The Population-Based HUNT Study in Norway", *Journal of Clinical Endocrinology and Metabolism*, vol. 101, núm. 2, 2016, pp. 669-677.

Hardy, H., J. Harris, E. Lyon, J. Beal y A. Foey, "Probiotics, Prebiotics and Immunomodulation of Gut Mucosal Defences: Homeostasis and Immunopathology", *Nutrients*, vol. 5, núm. 6, 2013, pp. 1869-1912.

Hausch, F., L. Shan, N. A. Santiago, G. M. Gray y C. Khosla, "Intestinal Digestive Resistance of Immunodominant Gliadin Peptides", *American Journal of Physiology — Gastrointestinal and Liver Physiology*, vol. 283, núm. 4, 2002.

Hawrelak, J. A., y S. P. Myers, "The Causes of Intestinal Dysbiosis: A Review", *Alternative Medicine Review*, vol. 9, núm. 2, 2004, pp. 180-197.

Hering, N. A., y J. D. Schulzke, "Therapeutic Options to Modulate Barrier Defects in Inflammatory Bowel Disease", *Digestive Diseases*, vol. 27, núm. 4, 2009, pp. 450-454.

Hybenova, M., P. Hrda, J. Procházková, V. Stejskal e I. Sterzl, "The Role of Environmental Factors in Autoimmune Thyroiditis", *Neuro Endocrinology Letters*, vol. 31, núm. 3, 2010, pp. 283-289.

Institute for Functional Medicine, *Advanced Practice GI Module*.

_____, *Textbook of Functional Medicine*, 2010.

Institute for Responsible Technology, *Health Risks*. Consultado en <www.responsibletecnology.org/health-risks>.

Ji, S., *The Dark Side of Wheat: A Critical Appraisal of the Role of Wheat in Human Disease*. Consultado en <http://curezone.com/upload/PDF/Articles/jurplesman/DarkSideWheat_GreenMedInfo.pdf>.

Junker, Y., S. Zeissig, S. J. Kim *et al.*, "Wheat Amylase Trypsin Inhibitors Drive Intestinal Inflammation Via Activation of Toll-Like Receptor 4", *Journal of Experimental Medicine*, vol. 209, núm. 13, 2012, pp. 2395-2408.

Kagnoff, M. F., "Celiac Disease: Pathogenesis of a Model Immunogenetic Disease", *Journal of Clinical Investigation*, vol. 117, núm. 1, 2007, pp. 41-49.

Kharrazian, D., *The Gluten, Leaky Gut, Autoimmune Connection Seminar*, Apex Semina, 2013.

Kitano, H., y K. Oda, "Robustness Trade-Offs and Host-Microbial Symbiosis in the Immune System", *Molecular Systems Biology*, núm. 2, 2006, p. 22.

Kumar, V., M. Jarzabek-Chorzelska, J. Sulej, K. Karnewska, T. Farrell y S. Jablonska, "Celiac Disease and Immunoglobulin a Deficiency: How Effective Are the Serological Methods of Diagnosis?", *Clinical and Vaccine Immunology*, vol. 9, núm. 6, 2002, pp. 1295-1300.

Lammers, K. M., R. Lu, J. Brownley *et al.*, "Gliadin Induces an Increase in Intestinal Permeability and Zonulin Release by Binding to the Chemokine Receptor CXCR3", *Gastroenterology*, vol. 135, núm. 1, 2008.

Lankelma, J. M., M. Nieuwdorp, W. M. de Vos y W. J. Wiersinga, "The Gut Microbiota in Sickness and Health", *Nederlands Tijdschrift voor Geneeskunde*, núm. 157, 2014, p. A5901.

McDermott, A. J., y G. B. Huffnagle, "The Microbiome and Regulation of Mucosal Immunity", *Immunology*, vol. 142, núm. 1, 2014, pp. 24-31.

Myers, A., *The Autoimmune Solution: Prevent and Reverse the Full Spectrum of Inflammatory Symptoms and Diseases*, Nueva York, HarperOne, 2015.

Pellegrina, C. D., O. Perbellini, M. T. Scupoli *et al.*, "Effects of Wheat Germ Agglutinin on Human Gastrointestinal Epithelium: Insights from an Experimental Model of Immune/Epithelial Cell Interaction", *Toxicology and Applied Pharmacology*, vol. 237, núm. 2, 2009, pp. 146-153.

Pizzorno, J. E., y M. T. Murray, *Textbook of Natural Medicine*, Londres, Churchill Livingstone, 2012.

Proal, A. D., P. J. Albert y T. G. Marshall, "The Human Microbiome and Autoimmunity", *Current Opinion in Rheumatology*, vol. 25, núm. 2, 2013, pp. 234-240.

Rescigno, M., "Intestinal Microbiota and Its Effects on the Immune System", *Cellular Microbiology*, 2014.

Rogier, E. W., A. L. Frantz, M. E. C. Bruno *et al.*, "Secretory Antibodies in Breast Milk Promote Long-Term Intestinal Homeostasis by Regulating the Gut Microbiota and Host Gene Expression", *Proceedings of the National Academy of Sciences*, vol. 111, núm. 8, 2014, pp. 3074-3079.

Sapone, A., K. M. Lammers, V. Casolaro *et al.*, "Divergence of Gut Permeability and Mucosal Immune Gene Expression in Two Gluten-Associated Conditions: Celiac Disease and Gluten Sensitivity", *BMC Medicine*, vol. 9, núm. 1, 2011, p. 23.

Sapone, A., K. M. Lammers, G. Mazzarella *et al.*, "Differential Mucosal IL-17 Expression in Two Gliadin-Induced Disorders: Gluten ensitivity and the Autoimmune Enteropathy Celiac Disease", *International Archives of Allergy and Immunology*, vol. 152, núm. 1, 2010, pp. 75-80.

Sapone, A., L. D. Magistris, M. Pietzak *et al.*, "Zonulin Upregulation Is Associated with Increased Gut Permeability in Subjects with Type 1 Diabetes and Their Relatives", *Diabetes*, vol. 55, núm. 5, 2006, pp. 1443-1449.

Sathyabama, S., N. Khan y J. N. Agrewala, "Friendly Pathogens: Prevent or Provoke Autoimmunity", *Critical Reviews in Microbiology*, vol. 40, núm. 3, 2013, pp. 273-280.

Shaoul, R., y A. Lerner, "Associated Autoantibodies in Celiac Disease", *Autoimmunity Reviews*, vol. 6, núm. 8, 2007, pp. 559-565.

Shoaie, S., y J. Nielsen, "Elucidating the Interactions Between the Human Gut Microbiota and Its Host Through Metabolic Modeling", *Front Genet Frontiers in Genetics*, núm. 5, 2014.

Shor, D. B. A., O. Barzilai, M. Ram *et al.*, "Gluten Sensitivity in Multiple Sclerosis", *Annals of the New York Academy of Sciences*, vol. 1173, núm. 1, 2009, pp. 343-349.

Sollid, L. M. y B. Jabri, "Triggers and Drivers of Autoimmunity: Lessons from Coeliac Disease", *Nature Reviews: Immunology*, vol. 13, núm. 4, 2013, pp. 294-302.

Thompson, T., A. R. Lee y T. Grace, "Gluten Contamination of Grains, Seeds, and Flours in the United States: A Pilot Study", *Journal of the American Dietetic Association*, vol. 110, núm. 6, 2010, pp. 937-940.

Togami, K., Y. Hayashi, S. Chono y K. Morimoto, "Involvement of Intestinal Permeability in The Oral Absorption of Clarithromycin and Telithromycin", *Biopharmaceutics and Drug Disposition*, vol. 35, núm. 6, 2014, pp. 321-329.

Tripathi, A., K. M. Lammers, S. Goldblum *et al.*, "Identification of Human Zonulin, a Physiological Modulator of Tight Junctions, as Prehaptoglobin-2", *Proceedings of the National Academy of Sciences*, vol. 106, núm. 39, 2009, pp. 16799-16804.

Vieira, S., O. Pagovich y M. Kriegel, "Diet, Microbiota and Autoimmune Diseases", *Lupus*, vol. 23, núm. 6, 2014, pp. 518-526.

Vojdani, A., e I. Tarash, "Cross-Reaction Between Gliadin and Different Food and Tissue Antigens", *Food and Nutrition Sciences*, vol. 4, núm. 1, 2013, pp. 20-32.

West, C. E., M. C. Jenmalm y S. L. Prescott, "The Gut Microbiota and Its Role in the Development of Allergic Disease: A Wider Perspective", *Clinical and Experimental Allergy*, vol. 45, núm. 1, 2014, pp. 43-53.

Yu, L. C. H., "Host-Microbial Interactions and Regulation of Intestinal Epithelial Barrier Function: From Physiology to Pathology", *World Journal of Gastrointestinal Pathophysiology*, vol. 3, núm. 1, 2012, p. 27.

Capítulo 5: Por qué tu médico se equivoca

AACE, "Medical Guidelines for Clinical Practice for the Evaluation and Treatment of Hyperthyroidism and Hypothyroidism", *Endocrine Practice*, vol. 8, núm. 6, 2002.

Anjana, Y., O. P. Tandon, N. Vaney y S. V. Madhu, "Cognitive Status in Hypothyroid Female Patients: Event-Related Evoked Potential Study", *Neuroendocrinology*, vol. 88, núm. 1, 2008, pp. 59-66.

Bahn, R. S., H. B. Burch, D. S. Cooper *et al.*, "Hyperthyroidism and Other Causes of Thyrotoxicosis: Management Guidelines of the American Thyroid Association and American Association of Clinical Endocrinologists", *Thyroid*, vol. 21, núm. 6, 2011, pp. 593-646.

Christenson, R. H., S. H. Duh, D. E. Clarisse y N. Zorn, "Thyroid Function Testing Evaluated on Three Immunoassay Systems", *Journal of Clinical Laboratory Analysis*, vol. 9, núm. 3, 1995, pp. 178-183.

Cordova, R. A., y G. Vignola, "The Utility of FT4 Serum in Newborns at Risk for Congenital Hypothyroidism (CH)", *Southeastern Asian Journal of Tropical Medicine Public Health*", vol. 34, núm. 3, 2003, pp. 152-153.

Duntas, L. H., y B. Biondi, "New Insights into Subclinical Hypothyroidism and Cardiovascular Risk", *Semin Thromb Hemost*, vol. 37, núm. 1, 2011, pp. 27-34.

Ehrenkranz, J., P. R. Bach, G. L. Snow *et al.*, "Circadian and Circannual Rhythms in Thyroid Hormones: Determining the TSH and Free T4 Reference Intervals Based Upon Time of Day, Age, and Sex", *Thyroid*, vol. 25, núm. 8, 2015, pp. 954-961.

Faix, J. D., "Principles and Pitfalls of Free Hormone Measurements", *Best Practice and Research Clinical Endocrinology and Metabolism*, vol. 27, núm. 5, 2013, pp. 631-645.

Fatourechi, V., G. G. Klee, S. K. Grebe *et al.*, "Effects of Reducing the Upper Limit of Normal TSH Values", *Journal of the American Medical Association*, núm. 290, 2003, pp. 3195-3196.

Friedberg, R. C., R. Souers, E. A. Wagar, A. K. Stankovic y P. N. Valenstein, "The Origin of Reference Intervals: College of American Pathologists", *Archives of Pathology and Laboratory Medicine*, vol. 131, núm. 3, 2007, pp. 348-357.

Fröhlich, E., y R. Wahl, "Mechanisms in Endocrinology: Impact of Isolated TSH Levels in and out of Normal Range on Different Tissues", *European Journal of Endocrinology*, vol. 174, núm. 2, 2015.

Garber, J. R., R. H. Cobin, H. Gharib *et al.*, "Clinical Practice Guidelines for Hypothyroidism in Adults: Cosponsored by the American Association of Clinical Endocrinologists and the American Thyroid Association", *Thyroid*, vol. 22, núm. 12, 2012, pp. 1200-1235.

Garber, J., "New Campaign Urges People to 'Think Thyroid' at Critical Life Stages and Get Tested. Hypothyroidism — Talking Points 2006", *US Endocrine Disease 2006*, 2006.

Gharib, H., R. Cobin y J. Baskin, "Subclinical Thyroid Disease", American Association of Clinical Endocrinologists. Consultado en <https://www.aace.com/files/position-statements/subclinical.pdf>.

Hennessey, J. V., y R. Espaillat, "Diagnosis and Management of Subclinical Hypothyroidism in Elderly Adults: A Review of the Literature", *Journal of the American Geriatrics Society*, vol. 63, núm. 8, 2015, pp. 1663-1673.

Hogervorst, E., F. Huppert, F. E. Matthews y C. Brayne, "Thyroid Function and Cognitive Decline in the MRC Cognitive Function and Ageing Study", *Psychoneuroendocrinology*, vol. 33, núm. 7, 2008, pp. 1013-1022.

Kritz-Silverstein, D., S. T. Schultz, L. A. Palinska, D. L. Wingard y E. Barrett-Connor, "The Association of Thyroid Stimulating Hormone Levels with Cognitive Function and Depressed Mood: The Rancho Bernardo Study", *Journal of Nutrition, Health, and Aging*, vol. 13, núm. 4, 2009, pp. 317-321.

Kvetny, J., P. E. Heldgaard, E. M. Bladbjerg y J. Gram, "Subclinical Hypothyroidism Is Associated with a Low-Grade Inflammation, Increased Triglyceride Levels and Predicts Cardiovascular Disease in Males Below 50 Years", *Clinical Endocrinology (Oxford)*, vol. 61, núm. 2, 2004, pp. 232-238.

Pasqualetti, G., G. Pagano, G. Rengo, N. Ferrara y F. Monzani, "Subclinical Hypothyroidism and Cognitive Impairment: Systematic Review and Meta-Analysis", *Journal of Clinical Endocrinology and Metabolism*, vol. 100, núm. 11, 2015, pp. 4240-4248.

Ray, R. A., P. J. Howanitz y J. H. Howanitz, "Controversies in Thyroid Function Testing", *Clinics in Laboratory Medicine*, vol. 4, núm. 4, 1984, pp. 671-682.

Samuels, M. H., K. G. Schuff, N. E. Carlson *et al.*, "Health Status, Mood, and Cognition in Experimentally Induced Subclinical Hypothyroidism",

Journal of Clinical Endocrinology and Metabolism, vol. 92, núm. 7, 2007, pp. 2545-2551.

Surks, M. I., E. Ortiz, G. H. Daniels *et al.*, "Subclinical Thyroid Disease", *Journal of the American Medical Association*, vol. 291, núm. 2, 2004, p. 228.

Temizkan, S., B. Balaforlou, A. Ozderya *et al.*, "Effects of Thyrotropin, Thyroid Hormones, and Thyroid Antibodies on Metabolic Parameters in a Euthyroid Population with Obesity", *Clinical Endocrinology*, 2016.

Thienpont, L. M., K. V. Uytfanghe y S. V. Houcke, "Standardization Activities in the Field of Thyroid Function Tests: A Status Report", *Clinical Chemistry and Laboratory Medicine*, vol. 48, núm. 11, 2010.

Volpé, R., y J. Ginsberg, "Rational Use of Thyroid Function Tests", *Critical Reviews in Clinical Laboratory Sciences*, vol. 34, núm. 5, 1997, pp. 405-438.

Wang, Z. G., y L. T. Hu, "Internal Quality Control Practice of Thyroid Disease Related Tests and Imprecision Analysis in China", *Clinical Laboratory*, vol. 60, núm. 2, 2014, pp. 301-308.

Witte, T., T. Ittermann, M. Thamm, N. B. V. Riblet y H. Völzke, "Association Between Serum Thyroid-Stimulating Hormone Levels and Serum Lipids in Children and Adolescents: A Population-Based Study of German Youth", *Journal of Clinical Endocrinology and Metabolism*, vol. 100, núm. 5, 2015, pp. 2090-2097.

Capítulo 6: Cómo pedirle más a tu médico

"Armour Thyroid", 2016. Consultado en <http://www.armourthyroid.com>.

Azezli, A. D., T. Bayraktaroglu e Y. Orhan, "The Use of Konjac Glucomannan to Lower Serum Thyroid Hormones in Hyperthyroidism", *Journal of the American College of Nutrition*, vol. 26, núm. 6, 2007, pp. 663-668.

Bastemir, M., R. Emral, G. Erdogan y S. Gullu, "High Prevalence of Thyroid Dysfunction and Autoimmune Thyroiditis in Adolescents after Elimination of Iodine Deficiency in the Eastern Black Sea Region of Turkey", *Thyroid*, vol. 16, núm. 12, 2006, pp. 1265-1271.

Benvenga, S., M. Lakshmanan y F. Trimarchi, "Carnitine Is a Naturally Occurring Inhibitor of Thyroid Hormone Nuclear Uptake", *Thyroid*, vol. 10, núm. 12, 2000, pp. 1043-1050.

Benvenga, S., R. M. Ruggeri, A. Russo, D. Lapa, A. Campenni y F. Trimarchi, "Usefulness of l-Carnitine, a Naturally Occurring Peripheral Antagonist of Thyroid Hormone Action, in Iatrogenic Hyperthyroidism: A Randomized, Double-Blind, Placebo-Controlled Clinical Trial", *Journal of Clinical Endocrinology and Metabolism*, vol. 86, núm. 8, 2001, pp. 3579-3594.

Bernatoniene, J., D. Kopustinskiene, V. Jakstas *et al.*, "The Effect of *Leonurus cardiaca* Herb Extract and Some of Its Flavonoids on Mitochondrial Oxidative Phosphorylation in the Heart", *Planta Medica*, vol. 80, núm. 7, 2014, pp. 525- 532.

Bischoff-Ferrari, H. A., "Optimal Serum 25-Hydroxyvitamin D Levels for Multiple Health Outcomes", en *Sunlight, Vitamin D and Skin Cancer Advances in Experimental Medicine and Biology*, pp. 55-71.

Bolk, N., T. J. Visser, J. Nijman *et al.*, "Effects of Evening vs. Morning Levothyroxine Intake: A Randomized Double-Blind Crossover Trial", *Archives of Internal Medicine*, vol. 170, núm. 22, 2010, pp. 1996-2003.

"Bugleweed: How It Works", University of Michigan Health System, 2015. Consultado en <http://www.uofmhealth.org/health-library/hn-2055003#hn-2055003-how-it-works>.

Bunevicius, R., G. Kazanavicius, R. Zalinkevicius *et al.*, "Effects of Thyroxine as Compared with Thyroxine Plus Triiodothyronine in Patients with Hypothyroidism", *New England Journal of Medicine*, núm. 340, 1999, pp. 424-429.

Catargi, B., F. Parrot-Roulaud, C. Cochet, D. Ducassou, P. Roger y A. Tabarin, "Homocysteine, Hypothyroidism, and Effect of Thyroid Hormone Replacement", *Thyroid*, vol. 9, núm. 12, 1999, pp. 1163-1166.

Cellini, M., M. G. Santaguida, I. Gatto, C. Virili, S. C. del Duca, N. Brusca, S. Capriello, L. Gargano y M. Centanni, "Systematic Appraisal of Lactose Intolerance as Cause of Increased Need for Oral Thyroxine", *National Center for Biotechnology Information*, United States National Library of Medicine, vol. 99, núm. 8, 2014, pp. E1454-1458.

Clyde, P. W., A. E. Harari, E. J. Getka *et al.*, "Combined Levothyroxine Plus Liothyronine Compared with Levothyroxine Alone in Primary Hypothyroidism: A Randomized Controlled Trial", *Journal of the American Medical Association*, núm. 290, 2003, pp. 2952-2958.

"Cytomel — FDA Prescribing Information, Side Effects and Uses", Drugs. com, 2014. Consultado en http://www.drugs.com/pro/cytomel.html>.

Doi, S. A., N. J. Woodhouse, L. Thalib y A. Onitilo, "Ablation of the Thyroid Remnant and I-131 Dose in Differentiated Thyroid Cancer: A Meta-Analysis Revisited", *Clinical Medicine and Research*, vol. 5, núm. 2, 2007, pp. 87-90.

Eiling, R., V. Weiland y M. Niestroj, "Improvement of Symptoms in Mild Hyperthyroidism with an Extract of *Lycopus europaeus* (*Thyreogutt mono*)", *Wiener Medizinische Wochenschrift*, vol. 163, núms. 3-4, 2013, pp. 95-101.

"Fact Sheet: Guidelines for Patients Receiving Radioiodine I-131 Treatment", *Society of Nuclear Medicine and Molecular Imaging*. Consultado en <http://www.snmmi.org/aboutsnmmi/content.aspx?itemnumber=5609>.

Farhangi, M. A., S. A. Keshavarz, M. Eshraghian, A. Ostadrahimi y A. A. Saboor-Yaraghi, "The Effect of Vitamin A Supplementation on Thyroid Function in Premenopausal Women", *Journal of the American College of Nutrition*, vol. 31, núm. 4, 2012, pp. 268-274.

Food and Agriculture Organization, World Health Organization, "Iron", en *Human Vitamin and Mineral Requirements*, Roma, WHO, 2002.

Gaby, A. R., "Sub-Laboratory Hypothyroidism and the Empirical Use of Armour Thyroid", *Alternative Medicine Review*, núm. 9, 2004, pp. 157-179.

Gharib, H., E. Papini, J. R. Garber *et al.*, "American Association of Clinical Endocrinologists, American College of Endocrinology, and Associazione Medici Endocrinologi Medical Guidelines for Clinical Practice for the Diagnosis and Management of Thyroid Nodules — 2016 Update", *Endocrine Practice*, vol. 22, núm. 5, 2016, pp. 622-639.

Grozinsky-Glasberg, S., A. Fraser, E. Nahshoni *et al.*, "Thyroxine-Triiodothyronine Combination Therapy Versus Thyroxine Monotherapy for Clinical Hypothyroidism: Meta-Analysis of Randomized Controlled Trials", *Journal of Clinical Endocrinology and Metabolism*, núm. 91, 2006, pp. 2592-2599.

Goyal, N., y D. Goldenberg, "Thyroidectomy", *Medscape*, 2016. Consultado en <http://emedicine.medscape.com/article/1891109-overview>.

Jabbar, A., A. Yawar, S. Waseem *et al.*, "Vitamin B12 Deficiency Common in Primary Hypothyroidism", *Journal of the Pakistan Medical Association*, vol. 58, núm. 5, 2008, pp. 258-261.

Jones, D. S., *Textbook of Functional Medicine*, Gig Harbor, Washington, Institute for Functional Medicine, 2010.

"Lemon Balm", University of Maryland Medical Center, 2016. Consultado en <https://umm.edu/health/medical/altmed/herb/lemon-balm>.

"Levothyroxine: MedlinePlus Drug Information", *Medline Plus*. Consultado en <https://www.nlm.nih.gov/medlineplus/druginfo/meds/a682461.html>.

"Liothyronine: MedlinePlus Drug Information", *Medline Plus*, 2010. Consultado en <https://www.nlm.nih.gov/medlineplus/druginfo/meds/a682462.html>.

"Look into Levoxyl", 2015. Consultado en <http://www.levoxyl.com>.

"Low-Dose Naltrexone (LDN) Fact Sheet 2015", 2015. Consultado en <http://www.ldnresearchtrust.org/sites/default/files/ldninformationpack(1)_0.pdf>.

"Low-Dose Naltrexone", Low-Dose Naltrexone. Consultado en <http://www.lowdosenaltrexone.org>.

Mackawy, A. M. H., B. M. Al-Ayed y B. M. Al-Rashidi, "Vitamin D Deficiency and Its Association with Thyroid Disease", *International Journal of Health Sciences*, vol. 7, núm. 3, 2013, pp. 267-275.

Mancini, A., G. M. Corbo, A. Gaballo *et al.*, "Relationships Between Plasma CoQ10 Levels and Thyroid Hormones in Chronic Obstructive Pulmonary Disease", *Bio-Factors*, vol. 25, núms. 1-4, 2005, pp. 201-204.

Menke, T., P. Niklowitz, T. Reinehr, G. J. D. Sousa y W. Andler, "Plasma Levels of Coenzyme Q10 in Children with Hyperthyroidism", *Hormone Research*, vol. 61, núm. 4, 2004, pp. 153-158.

"Methimazole: MedlinePlus Drug Information", *Medline Plus*, 2010. Consultado en <https://www.nlm.nih.gov/medlineplus/druginfo/meds/a682464.html>.

Morley, J. E., R. M. Russell, A. Reed, E. A. Carney y J. M. Hershman, "The Interrelationship of Thyroid Hormones with Vitamin A and Zinc Nutritional Status in Patients with Chronic Hepatic and Gastrointestinal Disorders", *American Journal of Clinical Nutrition*, vol. 34, núm. 8, 1981, pp. 1489-1495.

Nedrebø, B., U. B. Ericsson, O. Nygard *et al.*, "Plasma Total Homocysteine Levels in Hyperthyroid and Hypothyroid Patients", *Metabolism*, vol. 47, núm. 1, 1998, pp. 89-93.

Nygaard, B., E. W. Jensen, J. Kvetny *et al.*, "Effect of Combination Therapy with Thyroxine (T4) and 3,5,3'-Triiodothyronin versus T4 Monotherapy in Patients with Hypothyroidism, a Double-Blind, Randomized Cross-Over Study", *European Journal of Endocrinology*, vol. 161, núm. 6, 2009, pp. 895-902.

Oba, K., y S. Kimura, "Effects of Vitamin A Deficiency on Thyroid Function and Serum Thyroxine Levels in the Rat", *Journal of Nutritional Science and Vitaminology*, vol. 26, núm. 4, 1980, pp. 327-334.

Office of Dietary Supplements, "Vitamin D — Health Professional Fact Sheet", 2016. Consultado en <https://ods.od.nih.gov/factsheets/vitamind-healthprofessional>.

Owecki, M., J. Dorszewska, N. Sawicka-Gutaj *et al.*, "Serum Homocysteine Levels Are Decreased in Levothyroxine-Treated Women with Autoimmune Thyroiditis", *Endocrine Abstracts*, 2014.

Pandolfi, C., D. Ferrari, I. Stanic y L. Pellegrini, "Circulating Levels of CoQ10 in Hypo- and Hyperthyroidism", *Minerva Endocrinologica*, vol. 19, núm. 3, 1994, pp. 139-142.

Patient and Physician Hypothyroidism Information, "Tirosint", 2015. Consultado en <http://www.tirosint.com>.

"Propylthiouracil: MedlinePlus Drug Information", *Medline Plus*, 2011. Consultado en <https://www.nlm.nih.gov/medlineplus/druginfo/meds/a682465.html>.

"Propylthiouracil Oral: Uses, Side Effects, Interactions, Pictures, Warnings and Dosing", WebMD. Consultado en <http://www.webmd.com/drugs/2/drug-8883/propylthiouracil-oral/details>.

"Radioactive Iodine", American Thyroid Association. Consultado en <http://www.thyroid.org/radioactive-iodine/>.

Same, D., "Effects of the Environment, Chemicals and Drugs on Thyroid Function", Thyroidmanager.org, 2010. Consultado en <http://www.ncbi.nlm.nih.gov/pubmed/25905415>.

Santini, F., P. Vitti, G. Ceccarini *et al.*, "In Vitro Assay of Thyroid Disruptors Affecting TSH-Stimulated Adenylate Cyclase Activity", *Journal of Endocrinological Investigation*, vol. 26, núm. 10, 2003, pp. 950-955.

Saravanan, P., T. J. Visser y C. M. Dayan, "Psychological Well-Being Correlates with Free Thyroxine but Not Free 3,5,3'-Triiodothyronine Levels in Patients on Thyroid Hormone Replacement", *Journal of Clinical Endocrinology and Metabolism*, vol. 91, núm. 9, 2006, pp. 3389-3393.

Shikov, A. N., O. N. Pozharitskaya, V. G. Makarov, D. V. Demchenko, E. V. Shikh, "Effect of *Leonurus cardiaca* Oil Extract in Patients with Arterial Hypertension Accompanied by Anxiety and Sleep Disorders", *Phytotherapy Research*, vol. 25, núm. 4, 2010, pp. 540-543.

Silberstein, E. B., A. Alavi, H. R. Balon, S. E. Clarke, C. Divgi, M. J. Gelfand, S. J. Goldsmith, H. Jadvar, C. S. Marcus, W. H. Martin y J. A. Parker, "The SNMMI Practice Guideline for Therapy of Thyroid Disease with 131I 3.0", *Journal of Nuclear Medicine*, vol. 53, núm. 10, 1° de octubre de 2012, pp. 1633-1651.

"Synthroid (Levothyroxine Sodium Tablets, USP)". Consultado en <https://www.synthroid.com>.

Thomson, C. D., "Assessment of Requirements for Selenium and Adequacy of Selenium Status: A Review", *European Journal of Clinical Nutrition*, vol. 58, núm. 3, 2004, pp. 391-402.

"Therapy That Works on Every Level", Unithroid, 2014. Consultado en <http://www.unithroid.com>.

"Thyroid Gland Removal", *Medline Plus*, 2014. Consultado en <https://www.nlm.nih.gov/medlineplus/ency/article/002933.htm>.

"Thyroid Hormone Treatment", American Thyroid Association, 2016. Consultado en <http://www.thyroid.org/thyroid-hormone-treatment>.

"Thyroiditis", University of Maryland Medical Center, 2014. Consultado en <http://umm.edu/health/medical-reference-guide/complementary-and-alternative-medicine-guide/condition/thyroiditis>.

Valizadeh, M., M. R. Seyyed-Majidi, H. Hajibeigloo *et al.*, "Efficacy of Combined Levothyroxine and Liothyronine as Compared with Levothyroxine Monotherapy in Primary Hypothyroidism: A Randomized Controlled Trial", *Endocrine Research*, vol. 34, núm. 3, 2009, pp. 80-89.

Verdon, F., "Iron Supplementation for Unexplained Fatigue in Non-Anaemic Women: Double Blind Randomised Placebo Controlled Trial", *British Medical Journal*, vol. 326, núm. 7399, 2003, p. 1124.

Waldner, C., J. Campbell, G. K. Jim, P. T. Guichon y C. Booker, "Comparison of 3 Methods of Selenium Assessment in Cattle", *Canadian Veterinary Journal*, vol. 39, núm. 4, 1998, pp. 225-231.

"Why Get Real", *GET REAL About Hyperthyroidism*. Consultado en <http://getrealthyroid.com/why-get-real>.

Wojtyniak, K., M. Szymański e I. Matławska, "*Leonurus cardiaca* L. (Motherwort): A Review of its Phytochemistry and Pharmacology", *Phytotherapy Research*, vol. 27, núm. 8, 2012, pp. 1115-1120.

Xue, H., W. Wang, Y. Li *et al.*, "Selenium Upregulates CD4 CD25 Regulatory T Cells in Iodine-Induced Autoimmune Thyroiditis Model of NOD.H-2h4 Mice", *Endocrine Journal*, vol. 57, núm. 7, 2010, pp. 595-601.

Yarnell, E., y K. Abascal, "Botanical Medicine for Thyroid Regulation", *Alternative and Complementary Therapies*, vol. 12, núm. 3, 2006, pp. 107-112.

Yokusoglu, M., O. Nevruz, O. Baysan *et al.*, "The Altered Autonomic Nervous System Activity in Iron Deficiency Anemia", *Tohoku Journal of Experimental Medicine*, vol. 212, núm. 4, 2007, pp. 397-402.

Younger, J., L. Parkitny y D. Mclain, "The Use of Low-Dose Naltrexone (LDN) as a Novel Anti-Inflammatory Treatment for Chronic Pain", *Clinical Rheumatology*, vol. 33, núm. 4, 2014, pp. 451-459.

Zeng, X., Y. Yuan, T. Wu, L. Yan y H. Su, "Chinese Herbal Medicines for Hyperthyroidism", *Protocols Cochrane Database of Systematic Reviews*, 2007.

Capítulo 7: El poder de los alimentos

Abraham, G. E., "The History of Iodine in Medicine Part III: Thyroid Fixation and Medical Iodophobia", *The Original Internist*, núm. 13, 2006, pp. 71-78.

Abraham, G., y D. Brownstein, "Validation of the Orthoiodosupplementation Program: A Rebuttal of Dr. Gaby's Editorial on Iodine". Consultado en <http://www.optimox.com/pics/Iodine/IOD-12/IOD_12.htm>.

Alissa, E. M., K. Alshali y G. A. Ferns, "Iodine Deficiency Among Hypothyroid Patients Living in Jeddah", *Biological Trace Element Research*, vol. 130, núm. 3, 2009, pp. 193-203.

Allah, E. A., A. Gomaa y M. Sayed, "The Effect of Omega-3 on Cognition in Hypothyroid Adult Male Rats", *Acta Physiologica Hungarica*, vol. 101, núm. 3, 2014, pp. 362-376.

Ballantyne, S., *The Paleo Approach: Reverse Autoimmune Disease and Heal Your Body*, Las Vegas, Victory Belt, 2013.

Benvenga, S., M. T. Vigo, D. Metro, R. Granese, R. Vita y M. L. Donne, "Type of Fish Consumed and Thyroid Autoimmunity in Pregnancy and Postpartum", *Endocrine*, vol. 52, núm. 1, 2015, pp. 120-129.

Breese Mccoy, S. J., "Coincidence of Remission of Postpartum Graves' Disease and Use of Omega-3 Fatty Acid Supplements", *Thyroid Research*, vol. 4, núm. 1, 2011, p. 16.

Brown, T., "The 10 Most-Prescribed and Top-Selling Medications", *WebMD*, 2015.

Chandra, A. K., D. Ghosh, S. Mukhopadhyay y S. Tripathy, "Effect of Bamboo Shoot, *Bambusa arundinacea* (Retz.) Willd. on Thyroid Status under Conditions of Varying Iodine Intake in Rats", *Indian Journal of Experimental Biology*, vol. 42, núm. 8, 2004, pp. 781-786.

Chandra, A. K., C. Mondal, S. Sinha, A. Chakraborty y E. N. Pearce, "Synergic Actions of Polyphenols and Cyanogens of Peanut Seed Coat (*Arachis hypogaea*) on Cytological, Biochemical and Functional Changes in Thyroid", *Indian Journal of Experimental Biology*, vol. 53, núm. 3, 2015, pp. 143-151.

Cinemre, H., C. Bilir, F. Gokosmanoglu y T. Bahcebasi, "Hematologic Effects of Levothyroxine in Iron-Deficient Subclinical Hypothyroid Patients: A Randomized, Double-Blind, Controlled Study", *Journal of Clinical Endocrinology and Metabolism*, vol. 94, núm. 1, 2009, pp. 151-156.

Danby, F. W., "Acne, Dairy, and Cancer", *Dermato-Endocrinology*, vol. 1, núm. 1, 2009, pp. 12-16.

"Dietary Guidance 2011", National Agricultural Library, United States Department of Agriculture. Consultado en <http://fnic.nal.usda.gov/nal_display/index.php?info_center=4&tax_level=1&tax_subject=256>.

Dillman, E., C. Gale, W. Green, D. G. Johnson, B. Mackler y C. Finch, "Hypothermia in Iron Deficiency Due to Altered Triiodothyronine Metabolism", *American Journal of Physiology — Regulatory, Integrative and Comparative Physiology*, vol. 239, núm. 5, 1980, pp. R377-R381.

Drutel, A., F. Archambeaud y P. Caron, "Selenium and the Thyroid Gland", *Clinical Endocrinology*, vol. 78, núm. 2, 2013, pp. 155-164.

Fisher, D. A., y F. Delange, "Thyroid Hormone and Iodine Requirements in Man During Brain Development", en J. B. Stanbury *et al.* (eds.), *Iodine in Pregnancy*, Nueva Delhi, Oxford University Press, 1998, pp. 1-33.

Freed, D. L. J., "Do Dietary Lectins Cause Disease?", *British Medical Journal*, núm. 318, 1999, p. 1023.

Gaitán, E., "Goitrogens", *Baillieres Clin Endocrinol Metab*, vol. 2, núm. 3, 1988, pp. 683-702.

Gärtner, R., B. C. Gasnier, J. W. Dietrich, B. Krebs y M. W. Angstwurm, "Selenium Supplementation in Patients with Autoimmune Thyroiditis Decreases Thyroid Peroxidase Antibodies Concentrations", *Journal of Clinical Endocrinology and Metabolism*, vol. 87, núm. 4, 2002, pp. 1687-1691.

Goswami, R., R. K. Marwaha, N. Gupta *et al.*, "Prevalence of Vitamin D Deficiency and Its Relationship with Thyroid Autoimmunity in Asian Indians: A Community Based Survey", *British Journal of Nutrition*, vol. 102, núm. 3, 2009, pp. 382-386.

Han, T. S., G. R. Williams y M. P. Vanderpump, *Benzofuran Derivatives and the Thyroid*, Hampstead, Londres, Department of Endocrinology, Royal Free and University College Medical School-Royal Free Hospital.

Haq, M. R. U., R. Kapila, R. Sharma, V. Saliganti y S. Kapila, "Comparative Evaluation of cow β-Casein Variants (A1/A2) Consumption on Th2-Mediated Inflammatory Response in Mouse Gut", *European Journal of Nutrition*, vol. 53, núm. 4, 2013, pp. 1039-1049.

Hinz, K. M., K. Meyer, A. Kinne, R. Schülein, J. Köhrle y G. Krause, "Structural Insights into Thyroid Hormone Transport Mechanisms of the L-Type Amino Acid Transporter 2", *Molecular Endocrinology*, vol. 29, núm. 6, 2015, pp. 933-942.

Ingenbleek, Y., y K. S. McCully, "Vegetarianism Produces Subclinical Malnutrition, Hyperhomocysteinemia, and Atherogenesis", *Nutrition*, vol. 28, núm. 2, 2012, pp. 148-153.

Jönsson, T., S. Olsson, B. Ahrén *et al.*, "Agrarian Diet and Diseases of Affluence — Do Evolutionary Novel Dietary Lectins Cause Leptin Resistance?", *BMC Endocrine Disorders*, núm. 5, 2005, p. 10.

Köhrle, J., "The Trace Element Selenium and The Thyroid Gland", *Biochimie*, vol. 81, núm. 5, 1999, pp. 527-533.

Köhrle, J., y R. Gärtner, "Selenium and Thyroid", *Best Practice and Research Clinical Endocrinology and Metabolism*, vol. 23, núm. 6, 2009, pp. 815-827.

König, F., M. Andersson, K. Hotz, I. Aeberli y M. B. Zimmermann, "Ten Repeat Collections for Urinary Iodine from Spot Samples or 24-Hour Samples Are Needed to Reliably Estimate Individual Iodine Status in Women", *Journal of Nutrition*, vol. 141, núm. 11, 2011, pp. 2049-2054.

Konno, N., H. Makita, K. Yuri, N. Iizuka y K. Kawasaki, "Association Between Dietary Iodine Intake and Prevalence of Subclinical Hypothyroidism in The Coastal Regions of Japan", *Journal of Clinical Endocrinology and Metabolism*, vol. 78, núm. 2, 1994, pp. 393-397.

Kralik, A., K. Eder y M. Kirchgessner, "Influence of Zinc and Selenium Deficiency on Parameters Relating to Thyroid Hormone Metabolism", *Hormones and Metabolic Research*, vol. 28, núm. 5, 1996, pp. 223-226.

Kucharzewski, M., J. Braziewicz, U. Majewska y S. Góźdź, "Concentration of Selenium in the Whole Blood and the Thyroid Tissue of Patients with Various Thyroid Diseases", *Biological Trace Element Research*, vol. 88, núm. 1, 2002, pp. 25-30.

Lamberg, B. A., "Endemic Goitre — Iodine Deficiency Disorders", *Annals of Medicine*, vol. 23, núm. 4, 1991, pp. 367-372.

Laney, N., J. Meza, E. Lyden, J. Erickson, K. Treude y W. Goldner, "The Prevalence of Vitamin D Deficiency Is Similar Between Thyroid Nodule and Thyroid Cancer Patients", *International Journal of Endocrinology*, artículo 805716, 2010.

Maret, W., y H. H. Sandstead, "Zinc Requirements and the Risks and Benefits of Zinc Supplementation", *Journal of Trace Elements in Medicine and Biology*, vol. 20, núm. 1, 2006, pp. 3-18.

Mazokopakis, E. E., y V. Chatzipavlidou, "Hashimoto's Thyroiditis and the Role of Selenium. Current Concepts", *Hellenic Journal of Nuclear Medicine*, vol. 10, núm. 1, 2007, pp. 6-8.

Mehran, S., E. Meilahn, T. Orchard, T. P. Foley *et al.*, "Prevalence of Thyroid Antibodies Among Healthy Middle-Aged Women: Findings from the Thyroid Study in Healthy Women", *Annals of Epidemiology*, vol. 5, núm. 3, 1995, pp. 229-233.

Melnik, B. C., "Evidence for Acne-Promoting Effects of Milk and Other Insulinotropic Dairy Products", *Nestlé Nutrition Institute Workshop Series: Pediatric Program*, núm. 67, 2001, pp. 131-145.

Nachbar, M. S., y J. D. Oppenheim, "Lectins in the United States Diet: A Survey of Lectins in Commonly Consumed Foods and a Review of the Literature", *American Journal of Clinical Nutrition*, vol. 33, núm. 11, 1980, pp. 2338-2245.

Neri, D. F., D. Wiegmann, R. R. Stanny *et al.*, "The Effects of Tyrosine on Cognitive Performance During Extended Wakefulness", *Aviation, Space, and Environmental Medicine*, núm. 66, 1995, pp. 313-319.

Nishiyama, S., Y. Futagoishi-Suginohara, M. Matsukura *et al.*, "Zinc Supplementation Alters Thyroid Hormone Metabolism in Disabled Patients with Zinc Deficiency", *Journal of the American College of Nutrition*, vol. 13, núm. 1, 1994, pp. 62-67.

Pal, A., V. Mohan, D. R. Modi *et al.*, "Iodine Plus n-3 Fatty Acid Supplementation Augments Rescue of Postnatal Neuronal Abnormalities in Iodine-Deficient Rat Cerebellum", *British Journal of Nutrition*, vol. 110, núm. 4, 2013, pp. 659-670.

Pedersen, I., N. Knudsen, H. Jorgenson *et al.*, "Large Differences in Incidences of Overt Hyper- and Hypothyroidism Associated with a Small Difference in Iodine Intake: A Prospective Comparative Register-Based Population Survey", *Journal of Clinical Endocrinology and Metabolism*, vol. 87, núm. 10, 2002, pp. 4462-4469.

Pehowich, D. J., "Thyroid Hormone Status and Membrane n-3 Fatty Acid Content Influence Mitochondrial Proton Leak", *Biochimica et Biophysica Acta (BBA) — Bioenergetics*, vol. 1411, núm. 1, 1999, pp. 192-200.

Perlmutter, D., *Cerebro de pan*, México, Grijalbo, 2014.

Rayman, M. P., "The Importance of Selenium to Human Health", *Lancet*, vol. 356, núm. 9225, 2000, pp. 233-241.

Reinhardt, W., M. Luster, K. H. Rudorff, "Effect of Small Doses of Iodine on Thyroid Function in Patients with Hashimoto's Thyroiditis Residing in an Area of Mild Iodine Deficiency", *European Journal of Endocrinology*, núm. 139, 1998, pp. 23-28.

Ristic-Medic, D., Z. Piskackova, L. Hooper *et al.*, "Methods of Assessment of Iodine Status in Humans: A Systematic Review", *American Journal of Clinical Nutrition*, núm. 89, 2009, pp. 2052S-2069S.

Roti, E., y G. Vagenakis, "Effect of Excess Iodide: Clinical Aspects", en L. E. Braverman y R. D. Utiger (eds.), *The Thyroid: A Fundamental and Clinical Text*, Filadelfia, Lippincott, Williams & Wilkins, 2000, pp. 316-329.

Sebastiano, V., M. D. Francesco, V. Alessandro y V. Mattia, "Environmental Iodine Deficiency: A Challenge to the Evolution of Terrestrial Life?", *Thyroid*, vol. 10, núm. 8, 2000, pp. 727-729.

Simonart, T., "Acne and Whey Protein Supplementation Among Bodybuilders", *Dermatology*, vol. 225, núm. 3, 2012, pp. 256-258.

Souza, L. L., M. O. Nunes, G. S. Paula *et al.*, "Effects of Dietary Fish Oil on Thyroid Hormone Signaling in the Liver", *Journal of Nutritional Biochemistry*, vol. 21, núm. 10, 2010, pp. 935-940.

Teschemacher, H., y G. Koch, "Opioids in the Milk", *Endocrine Regulations*, vol. 25, núm. 3, 1991, pp. 147-150.

Thilly, C. H., J. B. Vanderpas, N. Bebe *et al.*, "Iodine Deficiency, Other Trace Elements, and Goitrogenic Factors in the Etiopathogeny of Iodine Deficiency Disorders (IDD)", *Biological Trace Element Research*, vol. 32, núms. 1-3, 1992, pp. 229-243.

Tóth, G., y B. Noszái, "Thyroid Hormones and Their Precursors. II. Species-Specific Properties", *Acta Pharm Hung*, vol. 84, núm. 1, 2014, pp. 21-37.

Toulis, K. A., A. D. Anastasilakis, T. G. Tzellos *et al.*, "Selenium Supplementation in the Treatment of Hashimoto's Thyroiditis: A Systematic Review and a Meta-Analysis", *Thyroid*, núm. 20, 2010, pp. 1163-1173.

"Toxicological Profile for Iodine", Agency for Toxic Substances and Disease Registry. Consultado en <http://www.atsdr.cdc.gov/toxprofiles/tp158.html>.

Triggiani, V., E. Tafaro, V. A. Giagulli *et al.*, "Role of Iodine, Selenium and Other Micronutrients in Thyroid Function and Disorders", *Endocrine, Metabolic, and Immune Disorders — Drug Targets*, núm. 3, 2009, pp. 277-294.

Trumbo, P., A. Yates, S. Schlicker y M. Poos, "Dietary Reference Intakes: Vitamin A, Vitamin K, Arsenic, Boron, Chromium, Copper, Iodine, Iron, Manganese, Molybdenum, Nickel, Silicon, Vanadium, and Zinc", *Journal of the American Dietetic Association*, vol. 101, núm. 3, 2001, pp. 294-301.

Urbano, G., M. López-Jurado, P. Aranda *et al.*, "The Role of Phytic Acid in Legumes: Antinutrient or Beneficial Function?", *Journal of Physiology and Biochemistry*, vol. 56, núm. 3, 2000, pp. 283-294.

Van Spronsen, F. J., M. van Rijn y J. Bekhof, "Phenylketonuria: Tyrosine Supplementation in Phenylalanine-Restricted Diets", *American Journal of Clinical Nutrition*, núm. 73, 2001, pp. 153-157.

Verdu, E. F., D. Armstrong y J. A. Murray, "Between Celiac Disease and Irritable Bowel Syndrome: The 'No Man's Land' of Gluten Sensitivity", *American Journal of Gastroenterology*, núm. 104, 2009, pp. 1587-1594.

Vojdani, A., "The Characterization of the Repertoire of Wheat Antigens and Peptides Involved in the Humoral Immune Responses in Patients with Gluten Sensitivity and Crohn's Disease", *ISRN Allergy*, 2011, pp. 1-12.

Vought, R., W. London, F. Brown *et al.*, "Iodine Intake and Excretion in Healthy Non-Hospitalized Subjects", *American Journal of Clinical Nutrition*, núm. 15, 1964, pp. 124-132.

Zimmermann, M. B., "Interactions of Vitamin A and Iodine Deficiencies: Effects on the Pituitary-Thyroid Axis", *International Journal for Vitamin and Nutrition Research*, núm. 3, 2007, pp. 236-240.

Zimmermann, M. B., P. Adou, T. Torresani *et al.*, "Persistence of Goitre Despite Oral Iodine Supplementation in Goitrous Children with Iron Deficiency Anemia in Côte d'Ivoire", *American Journal of Clinical Nutrition*, núm. 71, 2000, pp. 88-93.

Zimmermann, M. B., y J. Köhrle, "The Impact of Iron and Selenium Deficiencies on Iodine and Thyroid Metabolism: Biochemistry and Relevance to Public Health", *Thyroid*, vol. 12, núm. 10, 2002, pp. 867-878.

Capítulo 8: Controla las toxinas

Abdelouahab, N., M. F. Langlois, L. Lavoie, F. Corbin, J. C. Pasquier y L. Takser, "Maternal and Cord-Blood Thyroid Hormone Levels and Exposure to Polybrominated Diphenyl Ethers and Polychlorinated Biphenyls During Early Pregnancy", *American Journal of Epidemiology*, vol. 178, núm. 5, 2013, pp. 701-713.

Abdelouahab, N., D. Mergler, L. Takser *et al.*, "Gender Differences in the Effects of Organochlorines, Mercury, and Lead on Thyroid Hormone Levels in Lakeside Communities of Quebec (Canada)", *Environmental Research*, vol. 107, núm. 3, 2008, pp. 380-392.

American Thoracic Society, "HEPA Filters Reduce Cardiovascular Health Risks Associated with Air Pollution, Study Finds", *Science Daily*, 2011. Consultado en <www.sciencedaily.com/releases/2011/01/110121144009.htm>.

Antoniou, M., C. Robinson y J. Fagan, "GMO Myths and Truths: An Evidence-Based Examination of the Claims Made for the Safety and Efficacy of Genetically Modified Crops and Foods", *Earth Open Source*, 2012. Consultado en <http://earthopensource.org/files/pdfs/GMO_Myths_and_Truths/GMO_Myths_and_Truths_1.3.pdf>.

Bergmans, H., C. Logie, K. V. Maanen, H. Hermsen, M. Meredyth y C. V. D. Vlugt, "Identification of Potentially Hazardous Human Gene Products in GMO Risk Assessment", *Environmental Biosafety Research*, vol. 7, núm. 1, 2008, pp. 1-9.

"Biomonitoring Summary", National Biomonitoring Program, 2013. <http://www.cdc.gov/biomonitoring/perchlorate_biomonitoringsummary.html>.

Björkman, L., B. F. Lundekvam, T. Lagreid *et al.*, "Mercury in Human Brain, Blood, Muscle and Toenails in Relation to Exposure: An Autopsy Study", *Environmental Health*, vol. 6, núm. 1, 2007, p. 30.

Boas, M., U. Feldt-Rasmussen, N. E. Skakkebaek y K. M. Main, "Environmental Chemicals and Thyroid Function", *European Journal of Endocrinology*, vol. 154, núm. 5, 2006, pp. 599-611. Reseña.

Boas, M., K. M. Main y U. Feldt-Rasmussen, "Environmental Chemicals and Thyroid Function: An Update", *Current Opinion in Endocrinology, Diabetes, and Obesity*, vol. 16, núm. 5, 2009, pp. 385-391. Reseña.

Burazor, I., y A. Vojdani, "Chronic Exposure to Oral Pathogens and Autoimmune Reactivity in Acute Coronary Atherothrombosis", *Autoimmune Diseases*, núm. 2014, 2014, pp. 1-8.

Carvalho, A. N., J. L. Lim, P. G. Nijland, M. E. Witte y J. V. Horssen, "Glutathione in Multiple Sclerosis: More Than Just an Antioxidant?", *Multiple Sclerosis Journal*, vol. 20, núm. 11, 2014, pp. 1425-1431.

Centers for Disease Control and Prevention, "Community Water Fluoridation". Consultado en <www.cdc.gov/fluoridation/faqs>.

_____, "Fourth National Report on Human Exposure to Environmental Chemicals", 2009. Consultado en <www.cdc.gov/exposurereport/pdf/FourthReport.pdf>. (El cuarto reporte presenta información sobre 212 químicos e incluye los hallazgos de muestras nacionales representativas de 1999-2004.)

_____, "Fourth National Report on Human Exposure to Environmental Chemicals. Updated Tables", julio de 2014. Consultado en <www.cdc.gov/exposurereport/pdf/FourthReport_UpdatedTables_Jul2014.pdf>.

Chen, H. X., M. H. Ding, Q. Liu y K. L. Peng, "Change of Iodine Load and Thyroid Homeostasis Induced by Ammonium Perchlorate in Rats", *Journal of Huazhong University of Science and Technology* [ciencias médicas], vol. 34, núm. 5, 2014, pp. 672-678.

Christensen, K. L. Y., "Metals in Blood and Urine, and Thyroid Function Among Adults in the United States 2007-2008", *International Journal of Hygiene and Environmental Health*, vol. 216, núm. 6, 2013, pp. 624-632.

Clauw, D. J., "Fibromyalgia: A Clinical Review", *Journal of the American Medical Association*, artículo 311915, 2014, pp. 1547-1555.

Connett, P., "50 Reasons to Oppose Fluoridation", Fluoride Action Network, 2012. Consultado en <http://fluoridealert.org/articles/50-reasons>.

Corre, L. L., P. Besnard y M. C. Chagnon, "BPA, an Energy Balance Disruptor", *Critical Reviews in Food Science and Nutrition*, vol. 55, núm. 6, 2015, pp. 769-777.

Council on Environmental Health, W. J. Rogan, J. A. Paulson, C. Baum *et al.*, "Iodine Deficiency, Pollutant Chemicals, and the Thyroid: New Information on an Old Problem", *Pediatrics*, vol. 133, núm. 6, 2014, pp. 1163-1166.

Crinnion, W., *Clean, Green, and Lean*, Nueva York, John Wiley & Sons, 2010.
_____, "Sauna as a Valuable Clinical Tool for Cardiovascular, Autoimmune, Toxicant-Induced and other Chronic Health Problems", *Alternative Medicine Review: Environmental Medicine*, vol. 16, núm. 3, pp. 215-225.

Darbre, P. D., y P. W. Harvey, "Paraben Esters: Review of Recent Studies of Endocrine Toxicity, Absorption, Esterase, and Human Exposure, and Discussion of Potential Human Health Risks", *Journal of Applied Toxicology*, vol. 28, núm. 5, 2008, pp. 561-578.

Desailloud, R., y J. L. Wemeau, "Should we Fear the Perchlorate Ion in the Environment?", *Presse Médicale*, vol. 45, núm. 1, 2016, pp. 107-116.

Diesendorf, M., J. Colquhoun, B. J. Spittle, D. N. Everingham y F. W. Clutterbuck, "New Evidence on Fluoridation", *Australia and New Zealand Journal of Public Health*, vol. 21, núm. 2, 1997, pp. 187-190.

Di Pietro, A., B. Baluce, G. Visalli, S. L. Maestra, R. Micale y A. Izzotti, "Ex Vivo Study for the Assessment of Behavioral Factor and Gene Polymorphisms in Individual Susceptibility to Oxidative DNA Damage Metals-Induced", *International Journal of Hygiene and Environmental Health*, vol. 214, núm. 3, 2011, pp. 210-218.

Dr. Ben Lynch Network Sites, MTHFR.Net. Consultado en <http://MTHFR.net>.

Ellingsen, D. G., J. Efskind, E. Haug, Y. Thomassen, I. Martinsen y P. I. Gaarder, "Effects of Low Mercury Vapour Exposure on the Thyroid Function in Chloralkali Workers", *Journal of Applied Toxicology*, vol. 20, núm. 6, 2000, pp. 483-489.

Environmental Working Group y Commonweal, "PFOA (Perfluorooctanoic Acid). Human Toxome Project". Consultado en <www.ewg.org/sites/humantoxome/chemicals/chemical.php?chemid=100307>.

Environmental Working Group, "EPA Proposes to Phase Out Fluoride Pesticide", 2011. Consultado en <www.ewg.org/news/testimony-official-correspondence/epa-proposes-phase-out-fluoride-pesticide>.

_____, "EWG's 2014 Shopper's Guide to Pesticides in Produce", 2014. Consultado en <www.ewg.org/foodnews>.

_____, "EWG's Healthy Home Tips for Parents", 2008. Consultado en <http://static.ewg.org/reports/2008/EWGguide_goinggreen.pdf>.

_____, "EWG's Skin Deep Cosmetics Database". Consultado en <www.ewg.org/skindeep>.

_____, "FDA Should Adopt EPA Tap Water Health Goals as Enforceable Limits for Bottled Water", 2008. Consultado en <www.ewg.org/news/testimony-official-correspondence/fda-should-adopt-epa-tap-water-health-goals-enforceable>.

_____, "Is Your Bottled Water Worth It?: Bottle Vs. Tap — Double Standard", 2009. Consultado en <www.ewg.org/research/your-bottled-water-worth-it/bottle-vs-tap-double-standard>.

_____, "Over 300 Pollutants in US Tap Water", 2009. Consultado en <www.ewg.org/tapwater>.

_____, "Pollution in People: Cord Blood Contaminants in Minority Newborns", 2009. <http://static.ewg.org/reports/2009/minority_cord_blood/2009-Minority-Cord-Blood-Report.pdf>.

Erdemgil, Y., T. Gözet, Ö. Can, I. Ünsal y A. Özpınar, "Perchlorate Levels Found in Tap Water Collected from Several Cities in Turkey", *Environmental Monitoring and Assessment*, vol. 188, núm. 3, 2016.

Faber, S., y T. Cluderay, "1 000 Chemicals", *EnviroBlog*, Environmental Working Group, 2014. Consultado en <www.ewg.org/enviroblog/2014/05/1000-chemicals>.

Fujinami, R. S., M. G. V. Herrath, U. Christen y J. L. Whitton, "Molecular Mimicry, Bystander Activation, or Viral Persistence: Infections and Autoimmune Disease", *Clinical Microbiology Reviews*, vol. 19, núm. 1, 2006, pp. 80-94.

Gallagher, C. M., y J. R. Meliker, "Mercury and Thyroid Autoantibodies in US Women, NHANES 2007-2008", *Environment International*, núm. 40, 2012, pp. 39-43.

Gasnier, C., C. Dumont, N. Benachour, E. Clair, M. C. Chagnon y G. E. Séralini, "Glyphosate-Based Herbicides Are Toxic and Endocrine Disruptors in Human Cell Lines", *Toxicology*, vol. 262, núm. 3, 2009, pp. 184-191.

Geens, T., A. C. Dirtu, E. Dirinck *et al.*, "Daily Intake of Bisphenol A and Triclosan and Their Association with Anthropometric Data, Thyroid Hormones and Weight Loss in Overweight and Obese Individuals", *Environment International*, núm. 76, 2015, pp. 98-105.

Genetics Home Reference, "What Are Single Nucleotide Polymorphisms (SNPs)?". Consultado en <http://ghr.nlm.nih.gov/handbook/genomicresearch/snp>.

Ghosh, H., y S. Bhattacharya, "Thyrotoxicity of the Chlorides of Cadmium and Mercury in Rabbit", *Biomedical and Environmental Sciences*, vol. 5, núm. 3, 1992, pp. 236-240.

Gill, R. F., M J. McCabe y A. J. Rosenspire, "Elements of the B Cell Signalosome Are Differentially Affected by Mercury Intoxication", *Autoimmune Diseases*, núm. 2014, 2014, pp. 1-10.

Guilford, F. T., y J. Hope, "Deficient Glutathione in the Pathophysiology of Mycotoxin-Related Illness", *Toxins*, vol. 6, núm. 2, 2014, pp. 608-623.

Horton, M. K., B. C. Blount, L. Valentin-Blasini *et al.*, "Co-Occurring Exposure to Perchlorate, Nitrate and Thiocyanate Alters Thyroid Function in Healthy Pregnant Women", *Environmental Research*, núm. 143, 2015, pp. 1-9.

Houlihan, J., R. Wiles, K. Thayer y S. Gray, "Body Burden: The Pollution in People", Environmental Working Group, 2003.

Huggins, H. A.; *Uninformed Consent: The Hidden Dangers in Dental Care*, Massachusetts, Hampton Roads Publishing, 1999.

Hybenova, M., P. Hrda, J. Procházková, V. D. Stejskal e I. Sterzl, "The Role of Environmental Factors in Autoimmune Thyroiditis", *Neuro Endocrinology Letters*, vol. 31, núm. 3, 2010, pp. 283-289.

Institute for Functional Medicine, "Advanced Practice Detoxification Modules". Consultado en www.functionalmedicine.org/conference.aspx?id=2744&cid=35&section=t324>.

Jain, R. B., e Y. S. Choi, "Interacting Effects of Selected Trace and Toxic Metals on Thyroid Function", *International Journal of Environmental Health Research*, vol. 26, núm. 1, 2016, pp. 75-91.

Jiang, Y., X. Guo, Q. Sun, Z. Shan y W. Teng, "Effects of Excess Fluoride and Iodide on Thyroid Function and Morphology", *Biological Trace Element Research*, vol. 170, núm. 2, 2016, pp. 382-389.

Jianjie, C., X. Wenjuan, C. Jinling, S. Jie, J. Ruhui y L. Meiyan, "Fluoride Caused Thyroid Endocrine Disruption in Male Zebrafish (*Danio rerio*)", *Aquatic Toxicology*, núm. 171, 2016, pp. 48-58.

Kaur, S., S. White y P. M Bartold, "Periodontal Disease and Rheumatoid Arthritis: A Systematic Review", *Journal of Dental Research*, vol. 92, núm. 5, 2013, pp. 399-408.

Kharrazian, D., "The Potential Roles of Bisphenol A (BPA) Pathogenesis in Autoimmunity", *Autoimmune Diseases*, núm. 2014, 2014, pp. 1-12.

Kinch, C. D., D. M. Kurrasch y H. R. Habibi, "Adverse Morphological Development in Embryonic Zebrafish Exposed to Environmental Concentrations of Contaminants Individually and in Mixture", *Aquatic Toxicology*, núm. 175, 2016, pp. 286-298.

Knott, K. K., P. Schenk, S. Beyerlein, D. Boyd, G. M. Ylitalo y T. M. O'Hara, "Blood-Based Biomarkers of Selenium and Thyroid Status Indicate

Possible Adverse Biological Effects of Mercury and Polychlorinated Biphenyls in Southern Beaufort Sea Polar Bears", *Environmental Research*, vol. 111, núm. 8, 2011 pp. 1124-1136.

Kumarathilaka, P., C. Oze, S. Indraratne y M. Vithanage, "Perchlorate as an Emerging Contaminant in Soil, Water and Food", *Chemosphere*, núm. 150, 2016, pp. 667-677.

Leung, A. M., E. N. Pearce y L. E. Braverman, "Environmental Perchlorate Exposure", *Current Opinion in Endocrinology and Diabetes and Obesity*, vol. 21, núm. 5, 2014, pp. 372-376.

Li, J., Y. Liu, D. Kong, S. Ren y N. Li, "T-Screen and Yeast Assay for the Detection of the Thyroid-Disrupting Activities of Cadmium, Mercury, and Zinc", *Environmental Science and Pollution Research*, vol. 23, núm. 10, 2016, pp. 9843-9851.

Liang, S., Y. Zhou, H. Wang, Y. Qian, D. Ma, W. Tian, V. Persaud-Sharma et al., "The Effect of Multiple Single Nucleotide Polymorphisms in the Folic Acid Pathway Genes on Homocysteine Metabolism", *BioMed Research International*, 2014.

Liu, Q., M. H. Ding, R. Zhang, H. X. Chen et al., "Study on Mechanism of Thyroid Cytotoxicity of Ammonium Perchlorate", *Zhonghua Lao Dong Wei Sheng Zhi Ye Bing Za Zhi*, vol. 31, núm. 6, 2013, pp. 418-421.

Llop, S., M. J. López-Espinosa, M. Murcia et al., "Synergism Between Exposure to Mercury and Use of Iodine Supplements on Thyroid Hormones in Pregnant Women", *Environmental Research*, núm. 138, 2015, pp. 298-305.

Lunder, S., "Flame Retardants Are Everywhere in Homes, New Studies Find", *EnviroBlog*, Environmental Working Group, 2012. Consultado en <www.ewg.org/enviroblog/2012/12/toxic-fire-retardants-are-everywhere-homes-new-studies-find>.

Maffini, M. V., L. Trasande y T. G. Neltner, "Perchlorate and Diet: Human Exposures, Risks, and Mitigation Strategies", *Current Environmental Health Reports*, vol. 3, núm. 2, 2016, pp. 107-117.

Mervish, N. A., A. Pajak, S. L. Teitelbaum et al., "Thyroid Antagonists (Perchlorate, Thiocyanate, and Nitrate) and Childhood Growth in a Longitudinal Study of US Girls", *EHP Environmental Health Perspectives*, vol. 124, núm. 4, 2015.

Mesnage, R., S. Gress, N. Defarge y G. E. Séralini, "Human Cell Toxicity of Pesticides Associated to Wide Scale Agricultural GMOs", *Theorie in der Ökologie*, núm. 17, 2013, pp. 118-120.

Meyer, E., C. A. Eagles-Smith, D. Sparling y S. Blumenshine, "Mercury Exposure Associated with Altered Plasma Thyroid Hormones in the Declining Western Pond Turtle (*Emys marmorata*) from California Mountain

Streams", *Environmental Science and Technology*, vol. 48, núm. 5, 2014, pp. 2989-2996.

Minoia, C., A. Ronchi, P. Pigatto y G. Guzzi, "Effects of Mercury on the Endocrine System", *Critical Reviews in Toxicology*, vol. 39, núm. 6, 2009, pp. 538-538.

Myers, A., "Episode 11: Chemical-Free and Gluten-Free Skin Care with Bob Root",*The Myers Way*, 2013. Consultado en <http://www.amymyersmd.com/2013/07/tmw-episode-11-chemical-free-gluten-free-skin-care-with-bob-root>.

_____, "Episode 12: Biological Dentistry with Stuart Nunnally, DDS", *The Myers Way*, 2013. Consultado en <http://www.amymyersmd.com/2013/07/tmw-episode-12-biological-dentistry-with-stuart-nunnally-dds>.

_____, "Episode 17: Green Beauty with W3LL People", *The Myers Way*, 2013. Consultado en <http://www.amymyersmd.com/2013/08/tmw-episode-17-green-beauty-with-w3ll-people>.

Nakazawa, D. J., *The Autoimmune Epidemic: Bodies Gone Haywire in a World out of Balance and the Cutting Edge Science That Promises Hope*, Nueva York, Simon & Schuster, 2008.

Null, G., "Fluoride: Killing Us Softly", *Global Research*, 2013. Consultado en <www.globalresearch.ca/fluoride-killing-us-softly/5360397>.

Nuttall, S. L., U. Martin, A. J. Sinclair y M. J. Kendall, "Glutathione: In Sickness and in Health", *Lancet*, vol. 351, núm. 9103, 1998, pp. 645-646.

Ong, J., E. Erdei, R. L. Rubin, C. Miller, C. Ducheneaux, M. O'Leary, B. Pacheco *et al.*, "Mercury, Autoimmunity, and Environmental Factors on Cheyenne River Sioux Tribal Lands", *Autoimmune Diseases*, 2014, artículo 325461.

Patrick, L., "Thyroid Disruption: Mechanism and Clinical Implications in Human Health", *Alternative Medicine Review*, vol. 14, núm. 4, diciembre de 2009, pp. 326-346. Reseña. Fe de erratas en *Alternative Medicine Review*, vol. 15, núm. 1, 2010, p. 58.

Pinhel, M. A. D. S., C. L. Sado, G. D. S. Longo *et al.*, "Nullity of GSTT1/GSTM1 Related to Pesticides Is Associated with Parkinson's Disease", *Arq Neuro-Psiquiatr Arquivos de Neuro-Psiquiatria*, vol. 71, núm. 8, 2013, pp. 527-532.

Porreca, I., L. U. Severino, F. D'Angelo *et al.*, " 'Stockpile' of Slight Transcriptomic Changes Determines the Indirect Genotoxicity of Low-Dose BPA in Thyroid Cells", *PLoS ONE*, vol. 11, núm. 3, 2016.

Procházková, J., I. Sterzl, H. Kucerova, J. Bartova y V. D. Stejskal, "The Beneficial Effect of Amalgam Replacement on Health in Patients with Autoimmunity", *Neuro Endocrinology Letters*, vol. 25, núm. 3, 2004, pp. 211-218.

Reisman, R. E., P. M. Mauriello, G. B. Davis, J. W. Georgitis y J. M. DeMasi, "A Double-Blind Study of the Effectiveness of a High-Efficiency Particulate Air (HEPA) Filter in the Treatment of Patients with Perennial Allergic Rhinitis and Asthma", *Journal of Allergy and Clinical Immunology*, vol. 85, núm. 6, 1990, pp. 1050-1057.

Richard, S., S. Moslemi, H. Sipahutar, N. Benachour y G. E. Seralini, "Differential Effects of Glyphosate and Roundup on Human Placental Cells and Aromatase", *Environmental Health Perspectives*, vol. 113, núm. 6, 2005, pp. 716-720.

Rogers, J. A., L. Metz y V. W. Yong, "Review: Endocrine Disrupting Chemicals and Immune Responses: A Focus on Bisphenol-A and Its Potential Mechanisms", *Molecular Immunology*, vol. 53, núm. 4, 2013, pp. 421-430.

Romano, M. E, G. M. Webster, A. M. Vuong *et al.*, "Gestational Urinary Bisphenol A and Maternal and Newborn Thyroid Hormone Concentrations: The HOME Study", *Environmental Research*, núm. 138, 2015, pp. 453-460.

Root, B., *Chemical-Free Skin Health*, M42 Publishing, 2010.

Samsel, A., y S. Seneff, "Glyphosate, Pathways to Modern Diseases II: Celiac Sprue and Gluten Intolerance", *Interdisciplinary Toxicology*, vol. 6, núm. 4, 2013, pp. 159-184.

_____, "Glyphosate's Suppression of Cytochrome P450 Enzymes and Amino Acid Biosynthesis by the Gut Microbiome: Pathways to Modern Diseases", *Entropy*, núm. 15, 2013, pp. 1416-1463.

Sarkar, C., y S. Pal, "Ameliorative Effect of Resveratrol Against Fluoride-Induced Alteration of Thyroid Function in Male Wistar Rats", *Biological Trace Element Research*, vol. 162, núms. 1-3, 2014, pp. 278-287.

Schaller, J., *Mold Illness and Mold Remediation Made Simple: Removing Mold Toxins from Bodies and Sick Buildings*, Florida, Hope Academic Press, 2005.

Schell, L. M., y M. V. Gallo, "Relationships of Putative Endocrine Disruptors to Human Sexual Maturation and Thyroid Activity in Youth", *Physiology and Behavior*, vol. 99, núm. 2, 2010, pp. 246-253.

Schell, L. M., M. V. Gallo, M. Denham, J. Ravenscroft, A. P. Decaprio y D. O. Carpenter, "Relationship of Thyroid Hormone Levels to Levels of Polychlorinated Biphenyls, Lead, p,p'-DDE, and Other Toxicants in Akwesasne Mohawk Youth", *Environmental Health Perspectives*, vol. 116, núm. 6, 2008, pp. 806-813.

Seymour, G. J., J. Ford, M. P. Cullinan, S. Leishman y K. Yamazaki, "Relationship Between Periodontal Infections and Systemic Disease", *Clinical Microbiology and Infection*, vol. 13, núm. 4, 2007, pp. 3-10.

Shoemaker, R. C., *Mold Warriors: Fighting America's Hidden Health Threat*, Baltimore, Gateway Press, 2005.

_____, *Surviving Mold: Life in the Era of Dangerous Buildings*, Baltimore, Otter Bay Books, 2010.

Sigurdson, T., y S. Fellow, "Exposing the Cosmetics Cover-Up: True Horror Stories of Cosmetic Dangers", Environmental Working Group, 2013. Consultado en <www.ewg.org/research/exposing-cosmetics-cover/true-horror-stories-of-cosmetic-dangers>.

Singh, N., K. Verma, P. Verma, G. Sidhu y S. Sachdeva, "A Comparative Study of Fluoride Ingestion Levels, Serum Thyroid Hormone and TSH Level Derangements, Dental Fluorosis Status Among School Children from Endemic and Non-Endemic Fluorosis Areas", *SpringerPlus*, vol. 3, núm. 1, 2014, p. 7.

Sirota, M., M. A. Schaub, S. Batzoglou, W. H. Robinson y A. J. Butte, "Autoimmune Disease Classification by Inverse Association with SNP Alleles", *PLoS Genetics*, vol. 5, núm. 12, 2009, artículo e1000792.

Smith, J. M., "Genetically Engineered Foods May Cause Rising Food Allergies — Genetically Engineered Corn", en Institute for Responsible Technology, *Spilling the Beans*, 2007.

_____, "Genetic Roulette", Institute for Responsible Technology, 2012. Consultado en <http://geneticroulettemovie.com>.

Song, G. G., S. C. Bae e Y. H. Lee, "Association of the MTHFR C677T and A1298C Polymorphisms with Methotrexate Toxicity in Rheumatoid Arthritis: A Meta-Analysis", *Clinical Rheumatology*, 2014.

Steinmaus, C. M., "Perchlorate in Water Supplies: Sources, Exposures, and Health Effects", *Current Environmental Health Reports*, vol. 3, núm. 2, 2016, pp. 136-143.

Steinmaus, C., M. Pearl, M. Kharrazi *et al.*, "Thyroid Hormones and Moderate Exposure to Perchlorate during Pregnancy in Women in Southern California", *EHP Environmental Health Perspectives*, 2015.

Stejskal, J., y V. D. Stejskal, "The Role of Metals in Autoimmunity and the Link to Neuroendocrinology", *Neuro Endocrinology Letters*, vol. 20, núm. 6, 1999, pp. 351-364.

Surviving Mold. Consultado en <www.survivingmold.com>.

Tan, S. W., J. C. Meiller y K. R. Mahaffey, "The Endocrine Effects of Mercury in Humans and Wildlife", *Critical Reviews in Toxicology*, vol. 39, núm. 3, 2009, pp. 228-269.

Teens Turning Green, "Sustainable Food Resources: Dirty Thirty". Consultado en <http://www.teensturninggreen.org/wordpress/wp-content/uploads/2013/03/dirtythirty-10-11-10.pdf>.

Tiwari, V., y L. Bhattacharya, "Adverse Effects of Mercuric Chloride on Thyroid of Mice, *Musculus albinus*, and Pattern of Recovery of the Damaged Activity", *Journal of Environmental Biology*, vol. 25, núm. 1, 2004, pp. 109-111.

US Environmental Protection Agency, "Ground Water and Drinking Water". Consultado en <http://water.epa.gov/drink>.

_____, "Indoor Air Quality (IAQ)". Consultado en <www.epa.gov/iaq>.

_____, "Perfluorooctanoic Acid (PFOA) and Fluorinated Telomers". Consultado en <www.epa.gov/oppt/pfoa/pubs/pfoainfo.html>.

_____, "Targeting Indoor Air Pollutants: EPA's Approach and Progress", marzo de 1993. Consultado en <http://nepis.epa.gov>.

_____, "TSCA Chemical Substance Inventory". Consultado en <www.epa.gov/oppt/existingchemicals/pubs/tscainventory/basic.html>.

Wada, H., D. A. Cristol, F. A. Mcnabb y W. A. Hopkins, "Suppressed Adrenocortical Responses and Thyroid Hormone Levels in Birds near a Mercury-Contaminated River", *Environmental Science and Technology*, vol. 43, núm. 15, 2009, pp. 6031-6038.

Wang, N., Y. Zhou, C. Fu *et al.*, "Influence of Bisphenol A on Thyroid Volume and Structure Independent of Iodine in School Children", *PLoS ONE*, vol. 10, núm. 10, 2015.

Williams, R. H., H. Jaffe, J. A. Taylor, "Effect of Halides, Thiocyanate and Propylthiouracil upon the Distribution of Radioiodine in the Thyroid Gland, Blood and Urine", *American Journal of the Medical Sciences*, vol. 219, núm. 1, 1950, pp. 7-15.

Wu, Y., F. A. Beland y J. L. Fang, "Effect of Triclosan, Triclocarban, 2,2', 4, 4'-Tetrabromodiphenyl Ether, and Bisphenol A on the Iodide Uptake, Thyroid Peroxidase Activity, and Expression of Genes Involved in Thyroid Hormone Synthesis", *Toxicology in Vitro*, núm. 32, 2016, pp. 310-319.

Yang, H., R. Xing, S. Liu, H. Yu y P. Li, "γ-Aminobutyric Acid Ameliorates Fluoride-Induced Hypothyroidism in Male Kunming Mice", *Life Sciences*, núm. 146, 2016, pp. 1-7.

Yang, J., y K. M. Chan, "Evaluation of the Toxic Effects of Brominated Compounds (BDE-47, 99, 209, TBBPA) and Bisphenol A (BPA) Using a Zebrafish Liver Cell Line, ZFL", *Aquatic Toxicology*, núm. 159, 2015, pp. 138-147.

Zeng, Q., Y. S. Cui, L. Zhang *et al.*, "Studies of Fluoride on the Thyroid Cell Apoptosis and Mechanism", *Zhonghua Yu Fang Yi Xue Za Zhi*, vol. 46, núm. 3, 2012, pp. 233-236.

Zhao, H., L. Chai y H. Wang, "Effects of Fluoride on Metamorphosis, Thyroid and Skeletal Development in Bufo Gargarizans Tadpoles", *Ecotoxicology*, vol. 22, núm. 7, 2013, pp. 1123-1132.

Zoeller, R. T., "Environmental Chemicals Impacting the Thyroid: Targets and Consequences", *Thyroid*, vol. 17, núm. 9, 2007, pp. 811-817.

_____, "Environmental Chemicals Targeting Thyroid", *Hormones (Athens)*, vol. 9, núm. 1, 2010, pp. 28-40.

Zoeller, R. T., y J. Rovet, "Timing of Thyroid Hormone Action in the Deve-loping Brain: Clinical Observations and Experimental Findings", *Journal of Neuroendocrinology*, vol. 16, núm. 10, 2004, pp. 809-818.

Capítulo 9: La conexión con las infecciones

Alam, J., Y. C. Kim e Y. Choi, "Potential Role of Bacterial Infection in Au-toimmune Diseases: A New Aspect of Molecular Mimicry", *Immune Network*, vol. 14, núm. 1, 2014, pp. 7-13.

Allen, K., B. E. Shykoff y J. L. Izzo, Jr., "Pet Ownership, but Not ACE Inhi-bitor Therapy, Blunts Home Blood Pressure Responses to Mental Stress", *Hypertension*, núm. 38, 2001, pp. 815-820.

American College of Rheumatology, "Study Provides Greater Understanding of Lyme Disease-Causing Bacteria", conferencia de prensa, 2009.

Bach, J. F., "The Effect of Infections on Susceptibility to Autoimmune and Allergic Diseases", *New England Journal of Medicine*, núm. 347, 2002, pp. 911-920.

Brady, D. M. "Molecular Mimicry, the Hygiene Hypothesis, Stealth Infec-tions, and Other Examples of Disconnect Between Medical Research and the Practice of Clinical Medicine in Autoimmune Disease", *Open Journal of Rheumatology and Autoimmune Diseases*, núm. 3, 2013, pp. 33-39.

Broccolo, F., L. Fusetti y L. Ceccherini-Nelli, "Possible Role of Human Her-pesvirus 6 as a Trigger of Autoimmune Disease", *Scientific World Journal*, núm. 2013, 2013, pp. 1-7.

Brucker-Davis, F., S. Hiéronimus y P. Fénichel, "Thyroid and the Environ-ment", *Presse Médicale*, vol. 45, núm. 1, 2016, pp. 78-87.

Casiraghi, C., y M. S. Horwitz, "Epstein-Barr Virus and Autoimmunity: The Role of a Latent Viral Infection in Multiple Sclerosis and Systemic Lu-pus Erythematosus Pathogenesis", *Future Virology*, vol. 8, núm. 2, 2013, pp. 173-182.

Chastain, E. M. L., y S. D. Miller, "Molecular Mimicry as an Inducing Trigger for CNS Autoimmune Demyelinating Disease", *Immunological Reviews*, vol. 245, núm. 1, 2012, pp. 227-238.

Collingwood, J., "The Power of Music to Reduce Stress", *Psych Central*. Con-sultado en <http://psychcentral.com/lib/the-power-of-music-to-reduce-stress/000930?all=1>.

Cusick, M. F., J. E. Libbey y R. S. Fujinami, "Molecular Mimicry as a Mecha-nism of Autoimmune Disease", *Clinical Reviews in Allergy and Immuno-logy*, vol. 42, núm. 1, 2012, pp. 102-111.

Davis, S. L., "Environmental Modulation of the Immune System via the Endocrine System", *Domestic Animal Endocrinology*, vol. 15, núm. 5, 1998, pp. 283-289.

Delogu, L. G., S. Deidda, G. Delitala y R. Manetti, "Infectious Diseases and Autoimmunity", *Journal of Infection in Developing Countries*, vol. 5, núm. 10, 2001, pp. 679-687.

Desailloud, R., y D. Hober, "Viruses and Thyroiditis: An Update", *Virology Journal*, vol. 6, núm. 1, 2009, p. 5.

Draborg, A. H., K. Duus y G. Houen, "Epstein-Barr Virus in Systemic Autoimmune Diseases", *Clinical and Developmental Immunology*, núm. 2013, 2013, pp. 1-9.

Ercolini, A. M., y S. D. Miller, "The Role of Infections in Autoimmune Disease", *Clinical and Experimental Immunology*, vol. 155, núm. 1, 2009, pp. 1-15.

Getts, D. R., E. M. L. Chastain, R. L. Terry y S. D. Miller, "Virus Infection, Antiviral Immunity, and Autoimmunity", *Immunological Reviews*, vol. 255, núm. 1, 2013, pp. 197-209.

Institute for Functional Medicine, "The Challenge of Emerging Infections in the 21st Century: Terrain, Tolerance, and Susceptibility", *Annual International Conference*, Washington, 2011.

Janegova, A., P. Janega, B. Rychly, K. Kuracinova y P. Babal, "The Role of Epstein-Barr Virus Infection in the Development of Autoimmune Thyroid Diseases", *Endokrynologia Polska*, vol. 66, núm. 2, 2015, pp. 132-136.

Kaňková, Š., L. Procházková, J. Flegr, P. Calda, D. Springer y E. Potluková, "Effects of Latent Toxoplasmosis on Autoimmune Thyroid Diseases in Pregnancy", *PLoS ONE*, vol. 9, núm. 10, 2014.

Patil, A. D., "Link Between Hypothyroidism and Small Intestinal Bacterial Overgrowth", *Indian Journal of Endocrinology and Metabolism*, vol. 18, núm. 3, 2014, pp. 307-309.

Pender, M. P., "CD8+ T-Cell Deficiency, Epstein-Barr Virus Infection, Vitamin D Deficiency, and Steps to Autoimmunity: A Unifying Hypothesis", *Autoimmune Diseases*, núm. 2012, 2012, pp. 1-16.

Rajič, B., J. Arapović, K. Raguž, S. M. Babić y S. Maslać, "Eradication of Blastocystis Hominis Prevents the Development of Symptomatic Hashimoto's Thyroiditis: A Case Report", *National Center for Biotechnology Information*, US National Library of Medicine, vol. 9, núm. 7, 2015, pp. 788-791.

Rashid, T., y A. Ebringer, "Autoimmunity in Rheumatic Diseases Is Induced by Microbial Infections via Crossreactivity or Molecular Mimicry", *Autoimmune Diseases*, núm. 2012, 2012, pp. 1-9.

Sfriso, P., A. Ghirardello, C. Botsios *et al.*, "Infections and Autoimmunity: The Multifaceted Relationship, *Journal of Leukocyte Biology*, vol. 87, núm. 3, 2009, pp. 385-395.

477

Shapira, Y., N. Agmon-Levin, C. Selmi *et al.*, "Prevalence of Anti-Toxoplasma Antibodies in Patients with Autoimmune Diseases", *Journal of Autoimmunity*, vol. 39, núms. 1-2, 2012, pp. 112-116.

Smolders, J., "Vitamin D and Multiple Sclerosis: Correlation, Causality, and Controversy", *Autoimmune Diseases*, núm. 2011, 2011, pp. 1-3.

Szymula, A., J. Rosenthal, B. M. Szczerba, H. Bagavant, S. M. Fu y U. S. Deshmukh, "T Cell Epitope Mimicry Between Sjögren's Syndrome Antigen A (SSA)/Ro60 and Oral, Gut, Skin and Vaginal Bacteria", *Clinical Immunology*, vol. 152, núm. 1-2, 2014, pp. 1-9.

Tomer, Y., y T. F. Davies, "Infection, Thyroid Disease, and Autoimmunity", *National Center for Biotechnology Information*, US National Library of Medicine, vol. 14, núm. 1, 1993, pp. 107-120.

Tozzoli, R., O. Barzilai, M. Ram *et al.*, "Infections and Autoimmune Thyroid Diseases: Parallel Detection of Antibodies Against Pathogens with Proteomic Technology", *Autoimmunity Reviews*, vol. 8, núm. 2, 2008, pp. 112-115.

Uchakin, P. N., D. C. Parish, F. C. Dane *et al.*, "Fatigue in Medical Residents Leads to Reactivation of Herpes Virus Latency", *Interdisciplinary Perspectives on Infectious Diseases*, núm. 2011, 2011, pp. 1-7.

Vojdani, A., "A Potential Link Between Environmental Triggers and Autoimmunity", *Autoimmune Diseases*, núm. 2014, 2014, pp. 1-18.

Wasserman, E. E., K. Nelson, N. R. Rose *et al.*, "Infection and Thyroid Autoimmunity: A Seroepidemiologic Study of TPOaAb", *Autoimmunity*, vol. 42, núm. 5, 2009, pp. 439- 446.

Wucherpfennig, K. W., "Mechanisms for the Induction of Autoimmunity by Infectious Agents", *Journal of Clinical Investigation*, vol. 108, núm. 8, 2001, pp. 1097-1104.

_____, "Structural Basis of Molecular Mimicry", *Journal of Autoimmunity*, vol. 16, núm. 3, 2001, pp. 293-302.

Yang, C. Y., P. S. Leung, I. E. Adamopoulos y M. E. Gershwin, "The Implication of Vitamin D and Autoimmunity: A Comprehensive Review", *Clinical Reviews in Allergy and Immunology*, vol. 45, núm. 2, 2013, pp. 217-226.

Capítulo 10: Libera el estrés

Adrenal Fatigue. Consultado en <www.adrenalfatigue.org>.

Al-Massadi, O., M. Trujillo, R. Senaris *et al.*, "The Vagus Nerve as a Regulator of Growth Hormone Secretion", *Regulatory Peptides*, vol. 166, núms. 1-3, 2011, pp. 3-8.

Assaf, A. M., "Stress-Induced Immune-Related Diseases and Health Outcomes of Pharmacy Students: A Pilot Study", *Saudi Pharmaceutical Journal*, vol. 21, núm. 1, 2013, pp. 35-44.

Attia, A. M. M., F. A. A. Ibrahim, N. A. A. El-Latif *et al.*, "Therapeutic Antioxidant and Anti-Inflammatory Effects of Laser Acupuncture on Patients with Rheumatoid Arthritis", *Lasers in Surgery and Medicine*, 2016.

Blase, K. L., A. van Dijke, P. J. Cluitmans y E. Vermetten, "Efficacy of HRV-Biofeedback as Additional Treatment of Depression and PTSD", *Tijdschr Psychiatr*, vol. 58, núm. 4, 2016, pp. 292-300.

Burkhart, K., y J. R. Phelps, "Amber Lenses to Block Blue Light and Improve Sleep: A Randomized Trial", *Chronobiology International*, vol. 26, núm. 8, 2009, pp. 1602-1612.

Canadian Agency for Drugs and Technologies in Health, "Neurofeedback and Biofeedback for Mood and Anxiety Disorders: A Review of the Clinical Evidence and Guidelines — An Update", CADTH Rapid Response Reports, 2014. Consultado en <www.ncbi.nlm.nih.gov/pub med/25411662>.

Cheon, E. J., B. H. Koo y J. H. Choi, "The Efficacy of Neurofeedback in Patients with Major Depressive Disorder: An Open Labeled Prospective Study", *Applied Psychophysiology and Biofeedback*, vol. 41, núm. 1, 2015, pp. 103-110.

Fan, S., "Floating Away: The Science of Sensory Deprivation Therapy", *The Crux*, 2014. Consultado en <http://blogs.discovermagazine.com/crux/2014/04/04/floating-away-the-science-of-sensory-deprivation-therapy/#.vz58c2qriff>.

Ghosh, T., M. Jahan y A. Singh, "The Efficacy of Electroencephalogram Neurofeedback Training in Cognition, Anxiety, and Depression in Alcohol Dependence Syndrome: A Case Study", *Industrial Psychiatry Journal*, vol. 23, núm. 2, 2014, p. 166.

Godbout, J. P., y R. Glaser, "Stress-Induced Immune Dysregulation: Implications for Wound Healing, Infectious Disease, and Cancer", *Journal of Neuroimmune Pharmacology*, vol. 1, núm. 4, 2006, pp. 421-427.

Gómez-Merino, D., C. Drogou, M. Chennaoui, E. Tiollier, J. Mathieu y C. Y. Guezennec, "Effects of Combined Stress during Intense Training on Cellular Immunity, Hormones and Respiratory Infections", *Neuroimmunomodulation*, vol. 12, núm. 3, 2005, pp. 164-172.

Grossman, P., L. Niemann, S. Schmidt y H. Walach, "Mindfulness-Based Stress Reduction and Health Benefits: A Meta-Analysis", *Journal of Psychosomatic Research*, vol. 57, núm. 1, 2004, pp. 35-43.

Huang, W. Q., Q. Z. Zhou, X. G. Liu *et al.*, "Effects of Acupuncture Intervention on Levels of T Lymphocyte Subsets in Plasma and Thymus in Stress-induced Anxiety Rats", *Zhen Ci Yan Jiu*, vol. 40, núm. 4, 2015, pp. 265-269.

Innes, K. E., T. K. Selfe, D. S. Khalsa y S. Kandati, "Effects of Meditation Versus Music Listening on Perceived Stress, Mood, Sleep, and Quality of

Life in Adults with Early Memory Loss: A Pilot Randomized Controlled Trial", *Journal of Alzheimer's Disease*, 2016.

Irwin, M., M. Daniels, S. C. Risch, E. Bloom y H. Weiner, "Plasma Cortisol and Natural Killer Cell Activity During Bereavement", *Biological Psychiatry*, vol. 24, núm. 2, 1988, pp. 173-178.

Kabat-Zinn, J., A. O. Massion, J. Kristeller, L. G. Peterson, K. E. Fletcher, L. Pbert, W. R. Lenderking *et al.*, "Effectiveness of a Meditation-Based Stress Reduction Program in the Treatment of Anxiety Disorders", *American Journal of Psychiatry*, vol. 149, núm. 7, 1992, pp. 936-943.

Khansari, D. N., A. J. Murgo y R. E. Faith, "Effects of Stress on the Immune System", *Immunology Today*, núm. 11, 1990, pp. 170-175.

Kjellgren, A., U. Sundequist *et al.*, "Effects of Flotation- REST on Muscle Tension Pain", *Pain Research and Management*, vol. 6, núm. 4, 2001, pp. 181-189.

Kobayashi, I., J. Lavela, K. Bell, T. A. Mellman, "The Impact of Posttraumatic Stress Disorder Versus Resilience on Nocturnal Autonomic Nervous System Activity as Functions of Sleep Stage and Time of Sleep", *Physiology and Behavior*, 2016.

Kok, B. E., K. A. Coffey, M. A. Cohn *et al.*, "How Positive Emotions Build Physical Health: Perceived Positive Social Connections Account for the Upward Spiral Between Positive Emotions and Vagal Tone", *Psychological Science*, vol. 24, núm. 7, 2013, pp. 1123-1132.

Labrique-Walusis, F., K. J. Keister y A. C. Russell, "Massage Therapy for Stress Management: Implications for Nursing Practice", *Orthopedic Nursing*, vol. 29, núm. 4, 2010, pp. 254-257.

Lampert, R., K. Tuit, K. I. Hong, T. Donovan, F. Lee y R. Sinha, "Cumulative Stress and Autonomic Dysregulation in a Community Sample", *Stress*, 2016, pp. 1-11.

Le Scouamec, R. P., R. M. Poirier, J. E. Owens, J. Gauthier, A. G. Taylor y P. A. Foresman, "Use of Binaural Beat Tapes for Treatment of Anxiety: A Pilot Study of Tape Preference and Outcomes", *Alternative Therapies in Health and Medicine*, vol. 7, núm. 1, 2001, pp. 58-63.

Liu, Y., A. G. Wheaton, D. P. Chapman y J. B. Croft, "Sleep Duration and Chronic Diseases among US Adults Age 45 Years and Older: Evidence from the 2010 Behavioral Risk Factor Surveillance System", *Sleep*, vol. 36, núm. 10, 2013, pp. 1421-1427.

Lutz, B., "An Institutional Case Study: Emotion Regulation with HeartMath at Santa Cruz County Children's Mental Health", *Global Advances in Health and Medicine*, vol. 3, núm. 2, 2014, pp. 68-71.

Masuda, A., T. Kihara, T. Fukudome, T. Shinsato, S. Minagoe y C. Tei, "The Effects of Repeated Thermal Therapy for Two Patients with Chronic

Fatigue Syndrome", *Journal of Psychosomatic Research*, vol. 58, núm. 4, 2005, pp. 383-387.

Masuda, A., M. Miyata, T. Kihara, S. Minagoe y C. Tei, "Repeated Sauna Therapy Reduces Urinary 8-Epi-Prostaglandin F 2α", *Japanese Heart Journal*, vol. 45, núm. 2, 2004, pp. 297-303.

Masuda, A., M. Nakazato, T. Kihara, S. Minagoe y C. Tei, "Repeated Thermal Therapy Diminishes Appetite Loss and Subjective Complaints in Mildly Depressed Patients", *Psychosomatic Medicine*, vol. 67, núm. 4, 2005, pp. 643-647.

Mccraty, R., M. Atkinson, L. Lipsenthal y L. Argüelles, "New Hope for Correctional Officers: An Innovative Program for Reducing Stress and Health Risks", *Applied Psychophysiology and Biofeedback*, vol. 34, núm. 4, 2009, pp. 251-272.

Mccraty, R., y M. A. Zayas, "Cardiac Coherence, Self-Regulation, Autonomic Stability, and Psychosocial Well-Being", *Frontiers in Psychology*, 2014, p. 5.

_____, "Intuitive Intelligence, Self-Regulation, and Lifting Consciousness", *Global Advances in Health and Medicine*, vol. 3, núm. 2, 2014, pp. 56-65.

Moncayo, R., y H. Moncayo, "The WOMED Model of Benign Thyroid Disease: Acquired Magnesium Deficiency Due to Physical and Psychological Stressors Relates to Dysfunction of Oxidative Phosphorylation", *BBA Clinical*, núm. 3, 2015, pp. 44-64.

Mooventhan, A., G. Shetty y N. Anagha, "Effect of Electro-Acupuncture, Massage, Mud, and Sauna Therapies in Patient with Rheumatoid Arthritis", *Journal of Ayurveda and Integrative Medicine*, vol. 6, núm. 4, 2015, pp. 295-299.

Myers, A., "Episode 10: Sleep Expert Dan Pardi", *The Myers Way*, 2013. Consultado en <http://www.amymyersmd.com/2013/06/tmw-episode-10-sleep-expert-dan-pardi>.

Nasirinejad, F., y H. Hoomayoonfar, "Study on the Effects of Vagus Nerve in Controlling of Testosterone Secretion", *Razi Journal of Medical Sciences*, vol. 6, núm. 1, 1999, pp. 58-65.

O'Keane, V., T. G. Dinan, L. Scott y C. Corcoran, "Changes in Hypothalamic-Pituitary-Adrenal Axis Measures After Vagus Nerve Stimulation Therapy in Chronic Depression", *Biological Psychiatry*, vol. 58, núm. 12, 2005, pp. 963-968.

Padmanabhan, R., A. J. Hildreth y D. Laws, "A Prospective, Randomised, Controlled Study Examining Binaural Beat Audio and Pre-Operative Anxiety in Patients Undergoing General Anaesthesia for Day Case Surgery", *Anaesthesia*, vol. 60, núm. 9, 2005, pp. 874-877.

Panossian, A., y G. Wikman, "Evidence-Based Efficacy of Adaptogens in Fatigue, and Molecular Mechanisms Related to Their Stress-Protective

Activity", *Current Clinical Pharmacology*, vol. 4, núm. 3, septiembre de 2009, pp. 19-219.

Panossian, A., G. Wikman, P. Kaur y A. Asea, "Adaptogens Exert a Stress-Protective Effect by Modulation of Expression of Molecular Chaperones", *Phytomedicine*, vol. 16, núms. 6-7, junio de 2009, pp. 617-622.

Prasad, R., J. C. Kowalczyk, E. Meimaridou, H. L. Storr y L. A. Metherell, "Oxidative Stress and Adrenocortical Insufficiency", *Journal of Endocrinology*, vol. 221, núm. 3, 2014, pp. R63-R73.

Ravalier, J. M., P. Wegrzynek y S. Lawton, "Systematic Review: Complementary Therapies and Employee Well-Being", *Occupational Medicine (Londres)*, 2016.

Reyna-Garfias, R., E. Barbosa-Cabrera y M. E. Drago-Serrano, "Stress Modulates Intestinal Secretory Immunoglobulin A", *Frontiers in Integrative Neuroscience*, núm. 7, 2013, p. 86.

Ruotsalainen, J. H., J. H. Verbeek, A. Mariné y C. Serra, "Preventing Occupational Stress in Healthcare Workers", *Sao Paulo Medical Journal*, vol. 134, núm. 1, 2016, p. 92.

Sapolsky, R., *Why Zebras Don't Get Ulcers*, Nueva York, Holt, 2004.

Schoenberg, P. L. A., y A. S. David, "Biofeedback for Psychiatric Disorders: A Systematic Review", *Applied Psychophysiology and Biofeedback*, vol. 39, núm. 2, 2014, pp. 109-135.

Segerstrom, S. C., y G. E. Miller, "Psychological Stress and the Human Immune System: A Meta-Analytic Study of 30 Years of Inquiry", *Psychological Bulletin*, vol. 130, núm. 4, 2004, pp. 601-630.

Shaffer, F., R. McCraty y C. L. Zerr, "A Healthy Heart Is Not a Metronome: An Integrative Review of the Heart's Anatomy and Heart Rate Variability", *Frontiers in Psychology*, 2014, p. 5.

Sripongngam, T., W. Eungpinichpong, D. Sirivongs, J. Kanpittaya, K. Tangvoraphonkchai y S. Chanaboon, "Immediate Effects of Traditional Thai Massage on Psychological Stress as Indicated by Salivary Alpha-Amylase Levels in Healthy Persons", *Medical Science Monitor Basic Research*, núm. 21, 2015, pp. 216-221.

Summa, K. C., y F. W. Turek, "Chronobiology and Obesity: Interactions between Circadian Rhythms and Energy Regulation", *Advances in Nutrition: An International Review Journal*, vol. 5, núm. 3, 2014.

Talley, G., "About Floating Guide", Float Tank Solutions. Consultado en <http://www.floattanksolutions.com/product/free-guide-float-tanks-20-page-primer>.

Verkuil, B., J. F. Brosschot, M. S. Tollenaar, R. D. Lane y J. F. Thayer, "Prolonged Non-Metabolic Heart Rate Variability Reduction as a Physiological Marker of Psychological Stress in Daily Life", *Annals of Behavioral Medicine*, 2016.

Wahbeh, H., C. Calabrese y H. Zwickey, "Binaural Beat Technology in Humans: A Pilot Study to Assess Psychologic and Physiologic Effects", *Journal of Alternative and Complementary Medicine*, vol. 13, núm. 1, 2007, pp. 25-32.

Wang, Y., T. Kondo, Y. Suzukamo, Y. Oouchida y S. I. Izumi, "Vagal Nerve Regulation Is Essential for the Increase in Gastric Motility in Response to Mild Exercise", *Tohoku Journal of Experimental Medicine*, vol. 222, núm. 2, 2010, pp. 155-163.

Weiland, T. J., G. A. Jelinek, K. E. Macarow *et al.*, "Original Sound Compositions Reduce Anxiety in Emergency Department Patients: A Randomised Controlled Trial", *Medical Journal of Australia*, vol. 195, núm. 11, 2011, pp. 694-698.

Wilson, J., y J. V. Wright, *Adrenal Fatigue: The 21st Century Stress Syndrome*, Smart Publications, 2001.

Zubeldia, J. M., H. A. Nabi, M. J. del Río y J. Genovese, "Exploring New Applications for *Rhodiola rosea*: Can We Improve the Quality of Life of Patients with Short-Term Hypothyroidism Induced by Hormone Withdrawal?", *Journal of Medicinal Food*, vol. 13, núm. 6, diciembre de 2010, pp. 1287-1292.

Capítulo 11: El plan de conexión con la tiroides

Cordain, L., S. B., Eaton, A. Sebastian, N. Mann, S. Lindeberg, B. A. Watkins, J. H. O'Keefe *et al.*, "Origins and Evolution of the Western Diet: Health Implications for the 21st Century", *American Journal of Clinical Nutrition*, vol. 81, núm. 2, 2005, pp. 341-354.

García-Nino, W. R., y J. Pedraza-Chaverrí, "Protective Effect of Curcumin Against Heavy Metals-Induced Liver Damage", *Food and Chemical Toxicology*, núm. 69C, 2014, pp. 182-201.

Gleeson, M., "Nutritional Support to Maintain Proper Immune Status During Intense Training", *Nestlé Nutrition Institute Workshop Series*, núm. 75, 2013, pp. 85-97.

Harris, E., H. Macpherson y A. Pipingas, "Improved Blood Biomarkers but No Cognitive Effects from 16 Weeks of Multivitamin Supplementation in Healthy Older Adults", *Nutrients*, vol. 7, núm. 5, 2015, pp. 3796-3812.

Institute for Functional Medicine, *Clinical Nutrition: A Functional Approach Textbook*, 2ª ed., 2004.

_____, "Functional Perspectives on Food and Nutrition: The Ultimate Upstream Medicine", Annual International Conference, California, 29-31 de mayo de 2014. Consultado en <www.functionalmedicine.org/conference.aspx?id=2711&cid=35&section=t281>.

_____, *Textbook of Functional Medicine*, septiembre de 2010. Consultado en <www.functionalmedicine.org/listing_detail.aspx?id=2415&cid=34>.

Kazi, Y. F., S. Saleem y N. Kazi, "Investigation of Vaginal Microbiota in Sexually Active Women Using Hormonal Contraceptives in Pakistan", *BMC Urology*, vol. 18, núm. 12, 2012, p. 22.

Krause, R., E. Schwab, D. Bachhiesl, F. Daxböck, C. Wenisch, G. J. Krejs y E. C. Reisinger, "Role of *Candida* in Antibiotic-Associated Diarrhea", *Journal of Infectious Diseases*, vol. 184, núm. 8, 2001, pp. 1065-1069.

Lieberman, S., M. G. Enig y H. G. Preuss, "A Review of Monolaurin and Lauric Acid: Natural Virucidal and Bactericidal Agents", *Alternative and Complementary Therapies*, vol. 12, núm. 6, 2006, pp. 310-314.

Ludvigsson, J. F., M. Neovius y L. Hammarström, "Association Between IgA Deficiency and Other Autoimmune Conditions: A Population-Based Matched Cohort Study", *Journal of Clinical Immunology*, vol. 34, núm. 4, 2014, pp. 444-451.

Naglik, J. R., D. L. Moyes, B. Wächtler y B. Hube, "*Candida albicans* Interactions with Epithelial Cells and Mucosal Immunity", *Microbes and Infection*, vol. 13, núms. 12-13, 2011, pp. 963-976.

Nicholson, J. K., E. Holmes, J. Kinross, R. Burcelin, G. Gibson, W. Jia y S. Pettersson, "Host-Gut Microbiota Metabolic Interactions", *Science*, vol. 336, núm. 6086, 2012, pp. 1262-1267.

Ogbolu, D. O., A. A. Oni, O. A. Daini y A. P. Oloko, "In Vitro Antimicrobial Properties of Coconut Oil on *Candida* Species in Ibadan, Nigeria", *Journal of Medicinal Food*, vol. 10, núm. 2, 2007, pp. 384-387.

Özdemir, Ö., "Any Role for Probiotics in the Therapy or Prevention of Autoimmune Diseases? Up-to-Date Review", *Journal of Complementary and Integrative Medicine*, 2013, p. 10.

Patavino, T., y D. M. Brady, "Natural Medicine and Nutritional Therapy as an Alternative Treatment in Systemic Lupus Erythematosus", *Alternative Medicine Review*, vol. 6, núm. 5, 2001, pp. 460-471.

Scrimgeour, A. G., y M. L. Condlin, "Zinc and Micronutrient Combinations to Combat Gastrointestinal Inflammation", *Current Opinion in Clinical Nutrition and Metabolic Care*, vol. 12, núm. 6, 2009, pp. 653-660.

Spampinato, C., y D. Leonardi, "*Candida* Infections, Causes, Targets, and Resistance Mechanisms: Traditional and Alternative Antifungal Agents", *BioMed Research International*, 2013, artículo 204237.

Truss, C. O., "Metabolic Abnormalities in Patients with Chronic Candidiasis: The Acetaldehyde Hypothesis", *Journal of Orthomolecular Psychiatry*, vol. 13, núm. 2, 1984, pp. 66-93.

Van de Wijgert, J. H., M. C. Verwijs, A. N. Turner y C. S. Morrison, "Hormonal Contraception Decreases Bacterial Vaginosis but Oral Contraception

May Increase Candidiasis: Implications for HIV Transmission", *AIDS*, vol. 27, núm. 13, 2013, pp. 2141-2153.

Vojdani, A., P. Rahimian, H. Kalhor y E. Mordechai, "Immunological Cross-Reactivity Between *Candida albicans* and Human Tissue", *Journal of Clinical and Laboratory Immunology*, vol. 48, núm. 1, 1996, pp. 1-15.

Wang, G., J. Wang, H. Ma, G. Ansari y M. F. Khan, "N-Acetylcysteine Protects Against Trichloroethene-Mediated Autoimmunity by Attenuating Oxidative Stress", *Toxicology and Applied Pharmacology*, vol. 273, núm. 1, 2013, pp. 189-195.

Wilhelm, S. M., R. G. Rjater y P. B. Kale-Pradhan, "Perils and Pitfalls of Long-Term Effects of Proton Pump Inhibitors", *Expert Review of Clinical Pharmacology*, vol. 6, núm. 4, 2013, pp. 443-451.

Wright, J., y L. Lenard, *Why Stomach Acid Is Good for You: Natural Relief from Heartburn, Indigestion, Reflux, and GERD*, Nueva York, M. Evans, 2001.

Zakout, Y. M., M. M. Salih y H. G. Ahmed, "Frequency of *Candida* Species in Papanicolaou Smears Taken from Sudanese Oral Hormonal Contraceptives Users", *Biotech and Histochemistry*, vol. 87, núm. 2, 2012, pp. 95-97.

La clave está en la tiroides de Dra. Amy Myers
se terminó de imprimir en abril de 2023
en los talleres de Impresos Santiago S.A. de C.V.,
Trigo No. 80-B, Col. Granjas Esmeralda, C.P. 09810,
Alcaldía Iztapalapa, Ciudad de México, México.